U0252550

密闭环境作业人员
健康风险评估

许硕贵　王　川　王子莹　主编

清华大学出版社
北京

内 容 简 介

　　本文中详细介绍了密闭环境的基本概念、健康风险评估的发展历程、健康风险评估流程、密闭环境化学污染、物理污染和生物污染健康风险识别及评估方法，对国内外常用职业健康风险评估模型进行了阐述，重点介绍了密闭环境作业人员目前常用的疲劳与作业能力评估方法。本书首次系统阐述密闭作业环境健康风险评估相关技术知识体系，为密闭环境作业有害因素调查、开展环境健康风险评估工作、职业暴露标准制订修订、采取措施或出台控制环境政策提供了科学的依据。可指导环境卫生专业人员对密闭环境的危害开展健康风险评估，也可供职业卫生学、环境卫生学以及相关专业工作者参考使用。

图书在版编目（CIP）数据

密闭环境作业人员健康风险评估 / 许硕贵，王川，王子莹主编 . — 北京：清华大学出版社，2024.1
ISBN 978-7-302-64892-5

Ⅰ.①密… Ⅱ.①许…②王…③王… Ⅲ.①劳动卫生—风险评价 Ⅳ.① R13

中国国家版本馆CIP数据核字（2023）第215915号

责任编辑： 肖　　军
封面设计： 钟　　达
责任校对： 李建庄
责任印制： 沈　　露

出版发行： 清华大学出版社
　　　　网　　址： https://www.tup.com.cn，https://www.wqxuetang.com
　　　　地　　址： 北京清华大学学研大厦 A 座　　　　**邮　　编：** 100084
　　　　社 总 机： 010-83470000　　　　**邮　　购：** 010-62786544
　　　　投稿与读者服务： 010-62776969，c-service@tup.tsinghua.edu.cn
　　　　质量反馈： 010-62772015，zhiliang@tup.tsinghua.edu.cn
印 装 者： 三河市龙大印装有限公司
经　　销： 全国新华书店
开　　本： 185mm×260mm　　　　**印　　张：** 18.25　　　　**字　　数：** 341 千字
版　　次： 2024 年 1 月第 1 版　　　　**印　　次：** 2024 年 1 月第 1 次印刷
定　　价： 268.00 元

产品编号：103856-01

《密闭环境作业人员健康风险评估》
编写委员会

主　　编　　许硕贵　王　川　王子莹

副主编　　方晶晶　罗炎杰　孙　品　樊正球

　　　　　徐苏云　徐浩丹

编　　委　　（按姓氏笔画排序）

王　建　王　菲　王小军　王晓茜

卢东源　吕　薇　阮燕囡　孙嘉泃

杨　桦　吴廉巍　汪慧娟　宋　婷

宋晓勇　张梦雨　张皓宇　陈东宾

武光江　赵广宇　赵梦璐　高忠峰

唐　芮　黄鑫淼　屠志浩　程航涛

蔡博雅　谭　伟

主编简介

许硕贵

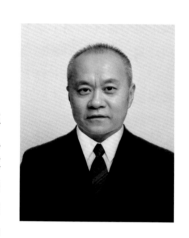

　　主任医师，教授，医学博士，博士和博士后导师。上海长海医院战创伤急救中心执行主任兼创伤骨科主任，急诊医学及创伤骨科学科带头人。全军科技领军人才、学科拔尖人才，上海市医学领军人才。负责的海军特殊作业环境人体效能增强技术创新团队入选"首批海军高端科技创新团队"。兼任中国医师协会急诊分会副会长、解放军急救专业委员会副主任委员、上海市医学会急诊专科分会副主任委员。长期从事急性伤病的临床诊疗与基础科研，以第1完成人获得国家科技进步二等奖1项（2016）、军队科技进步一等奖1项（2014）、上海市科技进步一等奖1项（2013）；主编专著4部，以第一作者和通讯作者共发表论文162篇，其中SCI论文77篇，授权专利101项，其中发明专利13项，转化后临床应用获CFDA批件9个（Ⅲ类证7个），2014年荣立个人二等功一次。

王川

博士，副研究员，硕士生导师。主要从事航海人因工程与特殊环境作业人员人体效能增强技术研究。现任分子神经生物学教育部重点实验室副主任，中国人类工效学学会理事兼生物力学专业委员会副主任委员，航海人因工程实验平台负责人。入选"首批海军高端科技创新团队"。海军特色医学中心"科技创新卓越人才"培养对象。主持国家自然科学基金、中央军委科技委、中央军委后勤保障部、海军参谋部、海 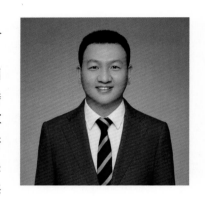 军后勤部、海军装备部、国家重大武器装备型号科研、军民融合等各类项目 20 余项。主持制定军用标准 4 项。授权国家发明专利 4 项、实用新型专利 5 项、软件著作权登记 9 项。主编《生物节律与神经认知》《航海作业中的环境行为学》《装备人因工程》等著作 6 部，发表 SCI 和 EI 论文 40 余篇。多次执行深海密闭空间水下长远航重大任务。先后组织完成多批次多人次"潜艇环境模拟舱大型人体封舱试验"，被央视（CCTV-7），央广网、央广军事、中国军事网、国防时空及《人民海军报》等多家权威媒体广泛报道。2022 年完成国内首次"潜艇环境模拟舱艇员生物节律紊乱调控干预大型人体试验"，被《科技日报》和《人民海军报》报道。

王子莹

博士，助理研究员，从事航海特殊环境人因优化与作业工效提升技术研究。航海人因工程研究团队核心骨干，入选"首批海军高端科技创新团队"。现任分子神经生物学教育部重点实验室核心骨干暨认知障碍干预研究方向负责人，中国人类工效学学会生物力学专业委员会委员，《装备环境工程》审稿人。主持上海市军民融合项目（省部级）1项、中央军委后勤保障部课题3项、教学成果培育重点项目分题1项。参与制定军用标准3项。参加中央军委及海军各类军事课题10余项。多次参加重大武器装备演习演训任务，撰写的决策咨询建议被海军机关采纳。以第一作者和通讯作者发表SCI论文8篇（其中2篇影响因子＞15分，1篇影响因子＞11分），EI论文5篇，核心期刊4篇。授权发明专利1项，实用新型专利2项、软件著作权登记6项；编写著作4部；获军队"四有"优秀文职表彰。

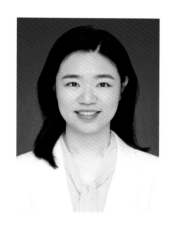

序 一

密闭环境作业健康风险评估是一种对封闭环境中工作的个体或群体进行健康风险评估的方法。密闭环境是指与外界空气隔离,内部可视为自成体系的一种封闭环境。密闭环境作业涉及行业众多、形式多样、作业环境复杂、有害因素多变,作业人员面临着与环境隔离、高压、高湿、高温、低温、低氧等特殊环境条件相关的健康风险。密闭环境作业中常见的健康风险因素,包括化学、物理、生物、心理及工效学等方面,通过分析风险因素、评估风险和定期监测,我们能够有效地管理潜在风险,提供有针对性的保护措施,以确保工作者的健康和安全。健康风险评估是指对环境中存在的物质或其他因素对人体健康的潜在危害进行评估和预测的过程。它是对人体暴露于环境中不同类型污染物质或其他因素所导致的潜在健康风险的评估和预测。该过程需要对影响健康的因素进行系统性的研究和分析,并提供科学依据和建议来规定和控制环境因素。因此,它是有效的风险管理和政策制定的重要工具。

自 20 世纪 40 年代至今,随着技术的进步和人们对环境和健康关系认识的不断深入,健康风险评估的发展历程已经经历了从单一物质评估到多因素评估的转变,从基础研究到实践应用的不断拓展,未来也将继续朝着更加全面、科学的方向发展。目前,健康风险评估方法已经从传统的"直接暴露 – 剂量 – 效应"模型,转变为"暴露 – 剂量 – 反应 – 效应"模型,同时还开始融合地理信息系统(GIS)、人工智能和大数据等新技术,以提高评估的精度和效率。此外,由于暴露参数在健康风险评价中有重要意义,而且暴露参数具有明显的地域和人种特征,世界各国在完善健康风险评价方面,将暴露参数的研究也作为主要工作来开展。随着国际合作和标准化程度的提高,国际上已经建立了很多与健康风险评估相关的组织和机构,如世界卫生组织、欧洲环境与健康部门、美国环境保护署等。同时,各国也相继开展了相关研究和实践,建立了一系列健康风险评估的评估体系和标准指南,以适应本国实际情况。实施环境健康风险评估需要技术体系支撑,以确保风险评估按照既定的准则和标准进行,进而保证风险评估结果的准确性和一致性,这对于环境管理和公共健康保护至关重要。为此不同国家针对环境调查、暴露评估、风险评估等出台了一系列技术规定,发布涉及环境与健康调查、环境污染物暴露评估等一系列标准。

该书主编许硕贵教授、王川副研究员和王子莹助理研究员来自海军特殊环境作业人体效能增强创新团队。该团队一直从事特殊环境作业人群人体效能增强技术研究，近年来主持承担多项国家科技部重点研发计划、国家自然科学基金面上项目、军委和海军人体效能增强研究领域重大、重点及专项课题研究任务，并多次深入基层一线部队调研和授课辅导。组织开展了多批次、多人次模拟深海密闭空间水下长远航人体试验等多项专题研究，熟练掌握深海密闭空间作业人员的作业任务、工作环境、空间布局、生活保障、昼夜节律、作业工效的变化特点和规律。2021 年以来，该团队在深海极端环境模拟舱开展人体封舱试验，累计 240 余昼夜，被中央电视台（CCTV-7）、央广军事、中国军视网、央广网、国防时空、人民海军报等多家权威媒体报道转载。2022 年组织并完成国内首次"潜艇环境模拟舱艇员生物节律紊乱调控干预大型人体试验"，该试验是国内首次利用 LED 光照技术开展潜艇艇员生物节律紊乱调控干预，开展"关联机制研究 – 关键技术突破 – 实际效应评估"的全系统和全链条研究，完成 LED 光谱生物节律干预样机研发和模拟试验验证，实现对潜艇艇员睡眠障碍等节律紊乱症状的精准干预，填补国内空白。2023 年该团队荣获首届海军高端科技创新团队。

近年来，伴随我国综合国力的提升和新形势下的国家发展需求，人民海军日益发展繁荣。海军舰艇执行长远航任务愈加频繁，官兵执行长远航任务期间，生理、心理、认知、体适能等人体效能因素均面临严峻挑战。特殊密闭环境中的环境因素、轮班制度、心理及情绪等都会导致官兵健康风险。全书内容翔实，贴合实际，理论高度与实践意义紧密结合、相得益彰，可为密闭环境作业人员及相关领域研究者提供重要参考。期待此书能在密闭环境作业人员人体效能增强研究进程中产生深刻而久远的影响。

中国工程院院士
国家重点学科、国家临床重点专科（烧伤外科）主任
2023 年 9 月于上海市

序 二

　　密闭环境指的是与外界空气隔离，内部可视为自成体系的一种封闭环境。密闭环境由于封闭和孤立的空间环境，与环境大气污染或一般的室内环境空气的环境暴露相比，有害物质浓度更高，对人体危害更大。因这类密闭环境自身的特点，作业人员在这种密闭环境作业，常常比开放环境面临更多种危险因素。尽管因作业地点和形式不同导致的危险因素不尽相同，但这些危险因素对人员的生命健康都有危险性。作业人员长时间在密闭环境中工作，因对其危险因素认识不足，忽视其危害严重性等，不仅会导致作业人员健康受损，严重时甚至危及生命，造成重大生产安全事故，严重影响社会的公共安全，给人民群众带来不必要的恐慌。

　　密闭环境作业安全不仅仅是我国安全生产管理的难点和痛点，也是全球性问题。西方发达国家在20世纪70年代开展的相关研究，并制定出密闭环境作业相关安全法规和标准。我国也于21世纪初先后出台了有关密闭空间职业危害防护的法规和标准。这些法规和标准对保障我国密闭环境作业人员的人身安全和健康起到积极作用。但近年来我国仍不断出现有关密闭空间作业安全事故的报道，表明除了完善有关密闭空间作业的法规和标准外，加强密闭空间作业安全健康方面的教育，开展密闭空间作业健康风险评估是有必要的。

　　本书首先介绍了密闭作业环境基础知识，并按危害性质，分别从化学性、物理性、生物性、社会心理以及工效学等五个方面对密闭作业环境中的危害因素及其对健康和安全的作用进行了综合介绍。回顾了密闭作业环境健康风险评估的发展历程，介绍健康风险评估的评估现状，并提供相关测量维度和评估流程。在此基础上，分别针对密闭环境化学污染、物理污染、生物污染等危害因素的健康风险识别及评估进行了详细说明。重点介绍了国内外最常用的职业健康风险评估模型以及疲劳与作业能力评估方法，以期为全面、准确地评估密闭环境作业人员健康风险提供科学的评估方法，再根据实际情况制订出有效的防控方法，同时加强作业人员对潜在健康风险的认识，从而保障作业安全和效率。全书内容翔实，实用性强。

　　本书作者许硕贵教授、王川副研究员和王子莹助理研究员组成的"海军特殊环境作业人体效能增强创新团队"刚刚获得首批海军高端科技创新团队，在航海作业环境人体效能研究领域具有丰富的研究经验。本书的问世将有助于用人单位管理人员和各类职业卫生专业人员掌握密闭环境作业的相关知识，提高对密闭环境作业危害的认识，并指导其进行密闭环境作业危害识别及职业健康风险的评估和控制，保障作业人员的安全和健康，提升社会的公共安全性。此外，本书可指导环境卫生专业人员对密闭环境的危害开展健康风险评估，也可作为职业卫生学、环境卫生学以及相关专业学者的参考书使用。

一级教授、海军专业技术少将
海军军医大学海洋生物医药研究中心主任

前　言

　　广义上讲，与外界空气不连通，内部为自成体系的环境叫作密闭环境。人员长期在密闭环境中工作，累积接触其中的化学、物理、生物、心理等方面危害因素，过量可引起生理、心理等方面的健康负面效应，甚至导致生命危险。密闭环境涉及行业众多、形式多样、作业环境复杂、有害因素多变，作业人员进入密闭环境空间实施施工、维修、保养、清除、清理、巡检等作业活动，一旦发生事故则救援难度大，危险系数大；缺乏安全防范措施或人员疏忽大意极易对作业人员的身心健康乃至生命安全造成严重后果。加强对密闭环境作业安全风险的认识和管理，积极采用有效的防控措施，保障并促进密闭环境作业人员的人身安全和身心健康是密闭环境作业体系的重中之重。

　　除密闭环境作业中化学、物理、生物、心理等方面的危险因素外，由于密闭环境作业空间为密闭或半密闭状态，若存在传染性致病微生物可导致局部疫情暴发；长时间在密闭环境中作业，空间受限而人员相对密集，导致职业性紧张增加，进而引起生理和心理性不良健康风险增加，同时空间限制也会使作业人员操作姿势不恰当，引起工效学问题。密闭作业环境的复杂性导致上述风险可能共存，并且具有隐蔽性和突发性。环境风险评估是管理封闭空间相关风险的重要过程，风险评估涉及识别潜在危害、评估其发生的可能性以及制订管理风险的策略，该过程对于确保人员的安全和保护环境免受有害污染物的影响至关重要。进行健康风险评估时，需要考虑一些关键的测量维度，其中主要包括危害识别、剂量-反应评估、暴露评估与风险表征。

　　密闭环境空气质量与人体健康相关，其化学污染源分室内和室外两部分。风险定量估计是对暴露人群可能产生有害影响的频率和严重性的一种预测，健康风险评价有致癌风险评价和非致癌风险评价两种定量评价方法。污染物的危害除了与浓度有关外，还与污染物的毒性参数密切相关。密闭环境物理污染健康风险包括电离辐射、电磁辐射、噪声、振动和光照等，可从作业环境设计和人员防护方面进行风险控制和伤害预防。由于密闭环境中空气流通不畅，生物污染可能会对人体健康造成威胁。为识别相应风险，可以进行空气质量监测、表面采样和生物标记物检测，同时应采取措施防止生物污染，如加强通风、定期清洁和消毒，以及培训作业人员妥善处理生物样本和废弃物。

　　本书系统介绍了密闭环境作业人员面临的各方面健康风险，以及风险识别和评估的模型及方法，分别针对密闭环境化学污染、物理污染和生物污染健康风险识别及评估进行了论述。此外，本书介绍了常用的健康风险评估模型和密闭空间环境作业人员疲劳与作业能力评估方法。希望本书能获得学界和社会的积极评价，对促进密闭环境作业人员健康风险控制和保障措施的发展产生深远影响。

许硕贵　王　川　王子莹

目 录

第一章

密闭环境的基本概念

密闭环境是指与外界空气隔离，内部可视为自成体系的一种封闭环境。广义上讲，人们工作的场所如封闭车间、地下管道、隧道、综合性超市、写字楼、医院、高铁（动车）客舱、船舱、矿用救生舱、深水工作船、潜艇等，凡是与大气环境不连通，有自成空气控制的环境均可视为密闭环境。人员长期在密闭环境中工作，可因过量接触其中的化学、物理、生物等方面危害因素，而在生理、心理等方面引起不良健康效应，严重者甚至危及生命。

基于生产安全和应急救援，工作场所中的密闭环境又被称为有限空间、受限空间或密闭空间，其英文表述均为 confined space。我国应急管理部在《有限空间作业安全指导手册》中将有限空间定义为：封闭或部分封闭、进出口受限但人员可以进入，未被设计为固定工作场所，通风不良，易造成有毒有害、易燃易爆物质积聚或氧含量不足的空间。有限空间作业即为作业人员进入有限空间实施的施工、维修、保养、清除、清理、巡检等作业活动。有限空间作业涉及行业众多、形式多样、作业环境复杂、有害因素多变、事故救援难度大，故作业危险系数大，一旦作业人员疏忽大意或防范措施不到位，极易对作业人员的身心健康乃至生命造成严重后果。因此需要加强对有限空间作业安全风险的认识和管理，积极采用有效的防控措施，保障并促进有限空间作业人员的人身安全和身心健康。

第一节 密闭环境的分类

密闭环境的共同特征是与外界空气隔离，自成空气控制系统。因此，可根据工作环境的密闭与通风状况将密闭环境分为以下的四类。

（1）完全密闭环境：此类工作场所基本不与外界进行气体交换，完全靠内部气体循环，如飞机机舱、深水工作船、潜艇、宇宙飞船等。

（2）密闭，有主动通风的环境：此类工作场所通过通风换气系统或机械排风措施实现与外界的气体交换，如高铁/动车客舱、地铁车厢、电梯轿厢、无尘车间等。

（3）密闭，有被动通风的环境：此类工作场所可以通过开窗等方式实现与外界的气体交换，如船舱、出租车、公交车等。

（4）半密闭有主动通风的空间，如商场、综合性超市、写字楼、医院、酒店、商场、候车大厅等。

对于有限空间，从定义上可以看出它是从宏观角度将其与常规工作场所进行了区别，在其分类上可按其特点或管理进行分类。

1. 根据有限空间的特点 可分为密闭设备、地下有限空间、地上有限空间。

（1）密闭设备：包括反应塔（釜）、窑炉、炉膛、贮罐、车载槽罐、锅炉、沉箱、压力容器、浮筒、管道、烟道、船舱、冷藏箱、冷藏车等。

（2）地下有限空间：包括地下室、地下仓库、地下工程、地下管道、地下电缆沟、地窖、地坑、隧道、下水道、建筑孔桩、涵洞、暗沟、检查井室、废井、污水池（井）、沼气池、化粪池等。这类空间出入口较狭窄，工作场所非固定设计，封闭或部分封闭，通风不畅，有毒有害或易燃易爆物质易聚积以及氧含量稀薄的地下空间。

（3）地上有限空间：包括储藏室、发酵池、酒糟池、腌渍池、纸浆池、粮仓、料仓、冷库、温室、垃圾站、封闭车间或实验室、厕所、烟道等。

2. 根据有限空间作业准入管理进行分类 依据我国《密闭空间作业职业危害防护规范（GBZ/T 205—2007）》相关规定，可将密闭环境分为无需准入密闭空间和需要准入密闭空间（简称准入密闭空间）。

（1）无需准入密闭空间：是指经持续机械通风和定时监测，能保证在密闭空间内安全作业，并不需要办理准入证的密闭空间。这类空间不包含可能导致死亡或健康严重损害因素的密闭空间。

（2）准入密闭空间：是指具有包含可能产生职业病危害因素，或包含可能对进入者产生吞没，或因其内部结构易引起进入者跌落产生窒息或迷失，或包含其他严重职业病危害因素等特征的密闭空间。

无需准入密闭空间和准入密闭空间在一定条件下可以相互转换。

第二节 密闭环境的特点和性质

工作场所是指劳动者进行职业活动的所有地点，包括建设单位施工场所。工作场所中存在密闭环境的行业广泛，且存在地点形式依据行业、工种等不同而多变，一般具备以下特点和性质：

（1）空间有限，与外界相对隔离。密闭环境是一个与外界相对隔离的有形空间，它既可以如反应釜、检查井等是全部封闭的，也可如敞口的污水处理池、发酵池等是部分封闭。

（2）进出口受限或进出不便，但员工能够进入开展有关作业。密闭环境，特别是有限空间的进出口一般与常规的人员进出通道不同，大多较狭小，例如进入污水井的井口直径为 80 cm，或油罐上的入孔直径为 60 cm；或者如污水处理池等敞口池的进出口，其设置不便于人员的进出。不管是进出口受限，还是进出不便，人员均可进入并开展工作。对于如仅设有观察孔的储罐，其开口尺寸不足以让人进入，则不属于有限空间，但要防止在通过观察孔进行观察检查时，因吸入逸出的有毒有害气体导致中毒，并引发高空坠落等事件的发生。

（3）密闭环境为固定工作场所的，在设计上需按照固定工作场所的相应标准和规范，考虑采光、照明、通风和新风量等要求，建成后内部的气体环境要确保符合安全要求后才可进入工作。而有限空间这类的环境，人员只在必要时才进入其内进行临时性的工作，在设计上未按照固定工作场所的相应标准和规范，考虑采光、照明、通风和新风量等要求进行修建，因此建成后内部的气体环境不能确保符合安全要求。

（4）密闭环境因封闭或部分封闭、进出口受限，特别是有限空间未按固定工作场所设计，内部通风不良，或有使用工程设备净化但效果不能满足要求等情况时，容易造成有毒有害、易燃易爆物质积聚或氧含量不足，而产生中毒、燃爆和缺氧风险。

在密闭环境中作业具有以下特点：

（1）具有危险性：例如地下工程、槽罐、污水池等有限空间作业，如同危险化学品作业，都属高危作业。当发生中毒事故时，若对其危害性估计不足，极易造成群死群伤。而商场、医院、酒店、高铁（动车）客舱、地铁车厢、电梯轿厢等密闭环境，在正常情况下危险性较低，但如当空气流通不畅且新风不足时，一旦存在流感病毒、新型冠状病毒等传染源，出现人员聚集就容易引起疫情局部暴发。

（2）可预防性：密闭环境的作业有一定的危险性，但只要熟知作业环境及其中存在的职业性有害因素，通过职业健康风险分析，就可预测密闭环境中的危害风险，并制订相应的防控措施和应急预案，配备必要的检测设备、急救器材、防护用品等，进而防止职业性有害因素对作业人员不良健康效应，避免事故发生。

（3）作业地点和形式的多样性：密闭环境作业空间既可以是商场、医院、酒店、高铁（动车）客舱、地铁车厢、电梯轿厢等这类半密闭有主动通风的空间，也可以是贮罐槽罐车、反应塔、冷藏车等密闭设备，地下管道、地下仓库、污水池、污水井、地窖、沼气池及化粪池等地下有限空间，或贮藏室、发酵池、冷库、粮仓、封闭车间或试验室等地上有限空间。如医院可因新型冠状病毒传染引起局部疫情暴发；球罐内涂刷作业人员因涂料中挥发的麻醉性气体导致中毒；槽罐罐装在加料孔外操作因化学反应生成有毒硫化氢气体逸出致使罐旁操作工人中毒，随后发生高空坠落。

（4）危害共存性：密闭环境作业时存在着多种危害，如污水池作业时，空气中混有硫化氢、氰化氢等多种有毒气体，发生中毒事故；沼气池空气中混合的一氧化碳、硫化氢等有毒气体可导致中毒，而空气中甲烷含量增加而氧含量减少，则可造成缺氧窒息死亡；隧道作业时，噪声过高，生产性粉尘过重，以及隧道内潮湿，易发生漏电引发的触电事故。

（5）危害难测性：密闭环境采用清理、置换、通风等防控方法进行处理，可防止已知职业性有害因素对作业人员健康和安全的危害。但当密闭环境中存在未知的有害因素，如新的传染性致病生物，可导致在进入其内作业人员中暴发新疫情。当带入密闭环境的材料中含有有毒物质，如涂刷作业中使用含有苯、甲苯、二甲苯等有害化学品的涂料和稀释剂，可因材料的大量使用和长时间作业，导致吸入过量带入的有害物质而引发中毒事故。这类危害常为作业人员对危害的认识不彻底所致。密闭环境中存在的某些混合性气体，可表现出毒性的独立、拮抗、相乘、相加作用。此外，密闭环境里的挥发性麻醉毒物逸散至高处，可导致作业工人发生高空坠落，如底部有极深积水，跌落人员还可发生呛水溺毙事故。这些均表明密闭环境作业某些危害的难以探测性。

（6）隐蔽性：在某些空间有限的密闭环境作业时，作业人员的活动度和灵活性较差，而监护人与作业人员之间存在一定距离或视觉盲区，加之光照不足等原因，导致监护人无法了解和掌握作业人员的情况，不能及时发现危害并做出相应的应急处理，导致意外事故发生。这也体现出某些密闭环境的危害还具有一定的隐蔽性。

第三节　密闭环境的具体场景

作业场所的密闭环境复杂多样，其中有限空间是最威胁工人健康和安全的作业环境，如反应塔（釜）、船舱、储罐等密闭（半密闭）设备，矿井、污水池、污水井、沉淀池、沼气池等地下有限空间，以及酸洗槽、纸浆池、腌鱼池、中和池、配酸槽、发酵池、粮仓、储存槽、三废处理池等地上有限空间。

一、反应塔（釜）

反应塔（釜）属于反应器，是一种实现反应过程的设备，用于实现生产工艺要求的加热、蒸发、冷却及低高速的混配反应功能，广泛应用于石油、化工、医药、橡胶、食品、农药、染料等领域。

反应釜是高度与直径比为 2 ~ 3 : 1 的圆筒形反应器，内常设有机械搅拌或气流搅拌装置和挡板。反应釜一般由釜体、传动装置、搅拌装置、加热装置、冷却装置、密封装置组成，其壳体由圆形筒体、上盖、下封头构成。在反应釜上盖上开有入孔、加料孔、出气孔、取样孔、工艺接管等。反应塔则是高度远大于直径的反应器，内部设有填料、塔板等以提高相互接触面积，用于实现气液相或液液相反应过程的设备，可分为填充塔、板式塔、鼓泡塔等。

反应塔（釜）在使用一段时间后就需要清洗，这样既可改善冷却效应，减少事故发生，又可保护换热设备，节能节水，大量节省维修费用和停产损失。此外，反应塔（釜）根据工艺要求还需定期维护，更换其内填充的催化剂等。对于大型的反应塔（釜），需要工人进入其内开展相关作业。根据生产工艺，这类反应塔（釜）内形成的密闭环境中可能含有烃类、CO、氮气等有毒气体，既可能导致中毒，也可能引起氧含量下降导致窒息，还可由静电导致爆燃或爆炸。

二、船舱

船舱是指甲板以下的各种空间，包括船首舱、船尾舱、货舱、机器舱和锅炉舱等。船舶中仅由一个出口或入口所围成的空间，包括顶部敞开而深度大于 1.2 m、自然通风不良的空间又被称为密闭舱室。这样的密闭环境包括货舱、双层底、燃油舱、干隔舱、货泵舱、压载舱、淡水舱、燃油舱、滑油舱、污水舱、箱型龙骨、电缆管、主机扫气箱、锚链舱、锅炉燃烧室及其水腔、柴油机曲拐箱等。

由于船舶的用途不一、大小不等，且不同船舱功能不同，导致各船舱的空间大小、内部构造及出入口等方面复杂多变，但均具有长期与外界隔绝、空气流通不畅的特征，容易产生有毒、有害、易燃、易爆、惰性气体或含氧量低于临界值，作业风险较高。如底层货舱在装卸有害化学品货物如苯胺时出现泄漏导致中毒；或舱底污水含有大量有机物，在长时间通风不良和气温升高等因素作用下，产生大量硫化氢气体，导致在清洗作业时发生中毒；或船舶建造或维修时，工人在船舱中进行电焊作业，因长时间在高温下工作发生触电，又或因与喷涂作业同时进行导致爆炸。

此外，除因船舶空间等原因就限制船舱的出入口大小，使其进出受限外，按生产安全等规定设计的人孔也可能因主客观原因导致不能正常使用。这些可影响到应急救援工作，导致重特大安全事故。例如锅炉、压力容器、槽罐车、筒仓等完全被密封但仅限一个出入口的空间；如密室、沙井、水箱、地窖等顶部露天，但必须采用特殊方法才能达到的作业场所；污水渠、管道、隧道以及沟渠等缺乏足够空气流通的场地。

三、隧道

隧道是埋置于地层内的工程建筑物，是人类利用地下空间的一种形式。国际经济合作与发展组织将隧道定义为：以某种用途、在地面下、用任何方法、按规定形状和尺寸修筑的断面积大于 2 m² 的洞室。隧道可分为交通隧道、水工隧道、市政隧道、矿山隧道、军事隧道等，其结构包括主体建筑物和附属设备。其中主体建筑物由洞身和洞门组成，附属设备包括避车洞、消防设施、应急通信和防排水设施，长的隧道还有专门的通风和照明设备。

隧道属于缺乏足够空气流通的场地，人员进入其中进行作业活动的主要原因为清理或移除隧道中的废物、设备维护与更换，建造隧道以及隧道中的紧急救援等。隧道作业环境复杂。以地铁隧道为例，人员进入的密闭环境作业场所包括竖井、区间隧道、盾构机仓体等。这些密闭环境具有空间狭小、通风不畅、空气循环不良等特点，同时还因季节气象条件和其中运行的机械设备等影响，导致环境中温、湿度表现出较大的波动性。此外，地质状况因作业等原因可出现坍塌，渗透水等事故；地下空间照明及通信的限制会给作业安全带来极大影响；在某些特别时期，如传染性疾病大流行期间或隧道空间内受到新传染源污染时，还可导致作业人员出现局部疫情暴发。

因此，隧道作业是危险性较大的作业，可因隧道密闭环境中存在的易燃易爆和有毒物品、废水、废气、废渣残存等引起中毒、窒息、爆炸、火灾等事故，也可因照明、通风、排水及地下电缆及设备故障导致电击、机械伤害、坠落等事故，还可因传染源污染出现人员局部的疫情流行。

四、污水井

污水井一般指城市或生产企业污水排放、排污的下水井，起到排出城市或生产企业中含有各种杂质、污物以及成分混杂的污水的作用。污水井与污水管道相连，通过后者与污水处理系统相连。由于污水管道通常埋于地下，材质多为混凝土，长期使用存在安全隐患，需要定期检修和疏通。依靠污水井可实现上述功能，故污水井实质也为检查井。

污水井的设计需按检查井设计标准进行，其位置设在管道交会处以及转弯处、跌水处、坡度改变处以及直线管段上每隔一定距离处。这样可保证管道顺利交汇、变坡以及拐弯。污水井为井状构筑物，可采用塑料一体注塑而成或者砖砌成，一般外径不大于 0.8 m、埋设深度不大于 6 m，通常城市污水通过污水井排至化粪池。

污水井作业属地下密闭空间作业。污水井进入口受限；井底存有污水，搅动污水可使有毒有害气体逸出，导致作业人员中毒，最常见的有毒有害气体为硫化氢、甲烷等；进入污水井进行作业前，除需要充分通气排出有毒有害气体外，还需要密闭相通的管道，防止作业时涌入大量污水发生淹溺。此外，污水井下作业的照明也要按有限空间管理程序进行，防止燃爆事故发生。

第四节　密闭环境作业的危险因素

密闭环境作业的危险因素包括化学、物理、生物、心理及工效学等方面，所致的主要风险有中毒、缺氧窒息、燃爆、淹溺、高处坠落、物体打击、坍塌、掩埋、高温高湿、灼烫、机械伤害、触电等。此外，由于密闭环境作业空间为密闭或半密闭状态，当存在传染性致病微生物时可导致局部疫情暴发；长时间在密闭环境中作业，可因空间受限，人员相对密集，导致职业性紧张增加，并进而引起生理或心理性不良健康风险增加，同时也可因空间受限，致使作业人员操作姿势不恰当引起工效学问题。需要注意，因为密闭作业环境的复杂性，上述风险可能共存，并且具有隐蔽性和突发性。

一、化学性危险因素

在生产场所中接触到的原料、中间品、成品和生产过程中产生的废气、废水、废渣等均可对健康产生危害。少量摄入即对人有毒性的化学物称为毒物。毒物在工作场所空气中以粉尘、烟尘、雾、蒸汽或气体等形态存在。毒物主要通过呼吸道和皮肤进入体内，再经血液循环到达毒作用的器官和组织，最终对呼吸、神经、血液等系统及肝、肺、肾脏等脏器造成严重损伤。此外，工作场所空气中氧含量因窒息性气体明显降低，则可造成缺氧窒息；如果有毒化学物为易燃易爆物质，当环境中浓度达到一定范围还可发生爆燃、爆炸。

（一）中毒

当有毒气体存在或积聚于密闭作业环境时，作业人员吸入后就会引起中毒，甚至死亡。密闭作业环境的有毒气体可能的来源包括环境内存储的有毒物质的挥发，有机物分解产生，焊接、涂装等作业时产生，以及相连或相近设备、管道中有毒物质的泄漏等。因此，不同密闭作业环境中能引起中毒的有毒化学品并不一定相同，可以是窒息性气体、刺激性气体、具挥发性的有机溶剂，也可以是含有铅、锰等重金属的有毒粉尘、烟、雾。

但引发密闭环境，特别是有限空间作业中毒风险的典型物质是硫化氢、一氧化碳、氰化氢、磷化氢、苯和苯系物等。硫化氢易存在于污水管道、污水池、炼油池、纸浆池、发酵池、酱腌菜池、化粪池等富含有机物并易于发酵的场所。低浓度的硫化氢有明显的臭鸡蛋气味，可被人敏感地发觉；浓度增高时，人会产生嗅觉疲劳或嗅神经麻痹而不能觉察硫化氢的存在；当浓度超过 1000 mg/m³ 时，数秒内即可致人闪电型死亡。含碳燃料的不完全燃烧和焊接作业是一氧化碳的主要来源。苯、甲苯和二甲苯通常作为油漆、黏结剂的稀释剂，在密闭环境中进行涂装、除锈和防腐等作业时挥发并积聚于密闭空间。酱腌菜池中可能产生氰化氢。污水处理池等因微生物作用可能产生磷化氢，而磷化氢还常作为熏蒸剂用于粮食存储、饲料和烟草的储藏等，这些环境有可能出现磷化氢中毒。

（二）缺氧窒息

空气中氧含量约为 20.9%，当氧含量低于 19.5% 时就会出现缺氧。缺氧会对人体多个系统及脏器造成影响，甚至致命。密闭环境出现缺氧的主要原因是生物的呼吸作用或物质的氧化作用，导致空间内的氧气消耗所致；或是密闭环境内存的单纯性窒息气体如二氧化碳、甲烷、氮气、氩气、水蒸气等增加，使空气中氧含量降低所致。

引发有限空间作业缺氧风险的典型物质有二氧化碳、甲烷、氮气、氩气等。二氧化碳是引发密闭环境缺氧最常见的物质，其来源主要为空气中本身存在的，以及生产过程中作为原料使用或有机物分解、发酵等产生的。甲烷是天然气和沼气的主要成分，对人基本无毒，具有极弱的麻醉作用。当空气中甲烷浓度达 25% ~ 30% 时，即可引起缺氧轻症表现，如头痛、头晕、乏力、呼吸和心跳加速、注意力不集中等，若不及时脱离现场，可窒息死亡。甲烷同时也属于易燃易爆气体，当空气浓度达到 5.0% ~ 15.0% 时可发生爆炸，燃烧后的产物为一氧化碳和二氧化碳，也可引进中毒或缺氧。氮气为空气的主要成分，由于其化学性质不活泼，故常用作防止物体暴露于空气中被氧化的保护气，或工业上置换设备中有害气体的清洗剂等。尽管常压下氮气无毒，但当其在密闭作业环境中浓度增高时可引起单纯性缺氧窒息。氩气作为保护气被广泛用于工业生产领域，当密闭作业环境中浓度增高，同样会导致单纯性缺氧窒息。此外，液态氩还可致皮肤冻伤，眼部接触可引起炎症。

（三）燃爆

作业场所的密闭环境中积聚的易燃易爆物质与空气混合形成爆炸性混合物，若其浓度达到爆炸极限，遇明火、撞击、摩擦、化学反应放热、电气火花、静电火花等就会发生燃爆事故。

密闭环境作业中常见的易燃易爆物质有甲烷、乙炔、氢气、油气等可燃性气体以及铝粉、玉米淀粉、煤粉等可燃性粉尘。当密闭环境作业存在以下情况时，须注意出现燃爆的风险：空间内残留易燃物料，如各种可燃液体、气体或粉尘的存储装置；作业时要使用易燃物料，如密闭环境内进行涂装、防腐或清洗等作业；密闭环境及附件内有可燃物质产生；形成富氧环境，如在密闭环境中使用氧气作业。

二、物理性危险因素

物理因素是环境中的构成要素。作业环境中的不良的物理因素包括异常气象条件（如高温、高湿、低温、高气压、低气压）、噪声、振动、非电离辐射（如可见光、紫外线、红外线、射频辐射、激光等）及电离辐射（如 X 射线、γ 射线等）。除上述因素外，与生产安全事故相关的物理性危险因素还包括设备或设施缺陷、防护缺陷、电危害、运动物危害、造成灼伤的高温物质危害、造成冻伤的低温物质危害、作业环境不良危害、信号缺陷危害、标志缺陷危害等。

在密闭作业环境中，物理性危险因素引起的安全风险多见为淹溺、高空坠落、触电、物体打击、机械伤害、灼烫、坍塌、掩埋等。

（一）淹溺

作业场所的密闭环境中人员因中毒、窒息、受伤、不慎跌入其中已存有的液体，或突然涌入大量液体，均可造成人员沉溺。发生沉溺后，人体可表现为面部和全身发青（发绀）、烦躁、抽筋、呼吸困难、呕吐、咳嗽、吐带血的泡沫痰、昏迷、意识丧失、呼吸心搏停止。

（二）高空坠落

高空作业是指在距坠落高度基准面 2 m 或 2 m 以上有可能坠落的高处进行的作业。许多密闭环境的进出口距底部超过 2 m，且无防护设施。当人员未佩戴有效的高空坠落防护用品时，在进出密闭环境或作业时就有发生高空坠落的风险。高处坠落可因冲击导致四肢、躯干、腰椎等部位受伤致残，严重者或因脑部或内脏损伤而致命。

（三）触电

密闭环境中作业中使用电钻、电焊等设备可能存在触电的危险。当密闭环境出现高温高湿时，作业人员触电的风险增大。电流是造成人体伤害的主要原因。电流的大小不同，触电引起的伤害也会不同。当电流达到交流 1 mA 或直流 5 mA 时，人体接触部位就会有感觉，出现轻微的麻痹、刺痛感，这时的电流可称为感觉电流。当人体所接触的电流，交流不超过 16 mA（女性 10 mA）、直流不超过 50 mA 时，人体可以自由摆脱，称为摆脱电流，不会对人体造成伤害。当交流超过 16 mA、直流超过 50 mA 时，就可对人体造成不同程度的伤害。电流越大、触电时间越长，后果越严重。严重的电灼伤可导致大脑昏迷、心搏停止。当通过人体的交流电流达到 100 mA、时间达到 1 秒时，就足以致命。

（四）物体打击

密闭环境外部或上方物体掉入其内，以及空间内部物体掉落，可能对作业人员造成人身伤害。发生密闭环境高空坠落也可对下部人员造成伤害。

（五）机械伤害

密闭环境作业过程中可能涉及机械运行。当设备未按要求实施有效关停，作业人员就可因机械设备意外启动而受伤，导致外伤性骨折、出血、休克、昏迷，严重的会直接导致死亡。

（六）灼烫

作业场所密闭环境中存在的燃烧体，高温物体，酸、碱及酸碱性物质等化学品，强光，放射性物质等因素可能造成人员烧伤、烫伤和灼伤。

（七）坍塌

作业场所密闭环境因外力或重力作用，超过自身强度极限或因结构稳定性受到破坏，可引发坍塌事故。作业人员常因被坍塌的结构体掩埋或压迫而导致伤亡。

（八）掩埋

密闭作业环境发生掩埋可能原因为：当作业人员进入如粮仓、料仓等工作场所，因自身体重或所携带工具重量导致物料流动所致；或作业人员进入密闭场所时未有效隔离，导致物料的意外注入；或意外导致密闭环境坍塌致使其中的作业人员被掩埋。被物料掩埋人员常因呼吸系统阻塞而窒息死亡，或因压迫、碾压而导致死亡。

（九）高温高湿

作业人员长时间在温度过高、湿度很大的密闭环境中作业，可能会导致人体功能严重下降。高温高湿环境可使作业人员感到热、渴、烦、头晕、心慌、无力、疲倦等不适感，甚至导致人员发生热衰竭、失去知觉或死亡。

（十）其他

密闭环境作业中，机械设备的运转，物料、部件等撞击和摩擦，气体压力或体积的突然变化等均可产生生产性噪声。噪声的危害主要与噪声强度、性质和接触时间有关外，密闭空间对噪声传播的影响、噪声共振及作业环境中存在的振动、高温、寒冷或某些有毒物质等因素也可加重噪声危害风险。长期接触 85 dB（A）以上的噪声，可使密闭环境中作业人员的听觉系统受到损害，还可对心血管系统、神经系统、内分泌系统等非听觉系统产生影响，使作业人员的健康受到危害。

如果密闭环境中存在放射性物质，如隧道挖掘过程中岩石中含有放射性元素，进入其中作业人员就可能因接触放射性污染而导致健康受损，严重者发生肿瘤，危及作业人员的生命健康。

三、生物性危险因素

作业场所的生物性危害因素通常指生产原料和作业环境中存在的致病微生物或寄生虫，以及生物病原物对作业人员的职业性传染，包括致病微生物（细菌、病毒、其他致病微生物）、传染病媒介物、致害动物、致害植物及其他生物性危险物等。

密闭环境作业场所因空间狭小，通风受限，再加上人员相对密集时，通过受传染源污染的物品、废物、废水以及已被感染的作业人员等带入引起其中的作业人员疫情暴发。隧道作业时，还可因接触到原存在于野外动物的病原体而在隧道工人中暴发不明原因的疾病。此外，密闭环境中滋生的霉菌也可作为致敏原，导致相关作业工人过敏性疾病发病风险增加。

四、心理性危险因素

密闭环境作业主要涉及的心理性危害因素包括负荷超限（如体力负荷超限、听力负荷超限、视力负荷超限等），心理异常（如情绪异常、冒险心理、过度紧张等），辨识功能缺陷（如感知延迟、辨识错误、其他辨识功能缺陷）等。

密闭的作业环境可因通风不良导致空气质量下降，长期人工光照导致节律紊乱，活动量大大减少，引起机体功能下降。这些可对作业工人心理造成极大影响，如出现感觉剥夺、睡眠障碍、情绪功能失调、认知功能受损等，严重影响到工人工作、生活以及身心健康。

五、工效学性危险因素

工效学，又称人因工程学或人机工程学，是指综合运用生理学、心理学、卫生学、人体测量研究生产系统中，人、机器和环境之间的相互作用的一门科学。密闭环境作业空间狭小，环境复杂，因而不同工作类型作业人员在工作负荷、姿势、重复性操作及振动等方面也不相同。过重的工作负荷，不良的工作姿势，长期的重复性操作和振动的作用，可引起工人有关工效学的健康问题，如骨骼肌肉疾患的发病风险增加。忽视作业中存在的工效学问题，不利于密闭环境作业人员工伤意外事故的防控，增大作业人员健康安全危害的风险。

第二章

健康风险评估概述

随着社会经济的发展和人口的增加，人类面临的环境污染以及带来的风险也在不断增加，这些风险不仅会直接威胁到人们的健康和生命，还可能对经济、社会和生态环境等方面造成负面影响。健康风险评估是指对环境中存在的物质或其他因素对人体健康的潜在危害进行评估和预测的过程。它是对人体暴露于环境中不同类型污染物质或其他因素所导致的潜在健康风险的评估和预测。该过程需要对影响健康的因素进行系统性的研究和分析，并提供科学依据和建议来规定和控制环境因素。因此，它是有效的风险管理和政策制定的重要工具。健康风险评估通常是定量的，即通过测量和评估环境因素，以及人类暴露的情况，然后使用生物统计学、流行病学、毒理学和其他学科的方法来评估健康风险。它可以帮助人们识别、评估和控制环境因素对人体健康的影响，并为保护公众健康提供科学基础。另外，健康风险评估还可以提供有效的科学依据和技术支持，帮助政府和其他组织制订相关环境保护政策和措施，以最大限度地保障公众的健康和生命安全。

在现代社会中，评估和管理密闭空间内的环境风险是至关重要的。封闭空间由于通行限制和潜在存在有害物质和物理危害，会对密闭空间的人员造成风险；此外，不足的通风以及空间本身的构造也会对密闭空间的人员的安全造成影响。因此，环境风险评估是管理封闭空间相关风险的重要过程。风险评估涉及识别潜在危害、评估其发生的可能性以及制定管理风险的策略。该过程对于确保人员的安全和保护环境免受有害污染物的影响至关重要。

本章将回顾了密闭空间内健康风险评估的发展历程，介绍其评估现状，并提供健康风险评估的测量维度和评估流程。该方法可以更好地理解该方法的内涵和应用，为今后健康风险评估的科学研究和实践提供更加明确和全面的方向和指导。此外，健康风险评估的意义非常重大，可以为各级政府和决策者提供科学依据和技术支持，制订有效的健康保护和风险管理政策，从而更好地保障公众的健康和生命安全，维护社会的稳定和发展。

第一节　健康风险评估的发展历程

一、发展阶段

健康风险评估在过去几十年中经历了多个阶段。如图 2-1 所示，这些阶段主要分为起步阶段（20 世纪 60—70 年代）、发展阶段（20 世纪 80—90 年代）、建立标准阶段（21 世纪初期）和综合应用阶段（21 世纪初期至今）。

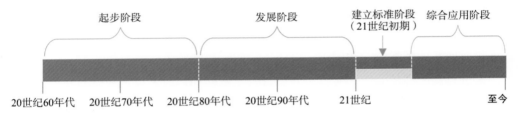

图 2-1　健康风险评估发展历程

（一）起步阶段（20 世纪 60—70 年代）

健康风险评估最早可以追溯到 20 世纪 60—70 年代，可以被认为是起步阶段。在这个阶段，人们更加关注工作场所的健康风险并制定了一些相关的法规和标准。然而，此时风险评估的概念和方法还不够成熟，主要关注某些特定的环境化学品（如重金属和有机污染物）的评估，这些化学品具有简单、有限的评估方法和应用。20 世纪 60 年代美国明尼苏达州水银中毒事件促使政府关注环境污染对公众健康的影响，并探索如何评估环境污染对健康的风险。1969 年，美国环境保护署（EPA）成立并开始开展环境污染的研究，EPA 提出了健康风险评估的基本框架，包括暴露评估、剂量－反应评估和风险表征。

在此期间，由于环境化学污染和流行病学研究的重大发展，奠定了与健康风险评估相关的知识基础。例如，20 世纪 60 年代芝加哥的大气污染事件凸显了进一步开展研究的必要性，导致了 1969 年环境保护署的成立以及 1971 年《空气污染与健康》的国家医学研究院报告，为开展健康风险评估计划提供了重要支持。

1974 年，美国国会通过《安全饮用水法》，要求环境保护署评估水中污染物的健康风险，以制定标准和指南。这一时期以 20 世纪 70 年代后期环保署成立"化学品评估部门"为高潮，该部门开展对新化学物质风险的评估，为各国建立化学品管理法规提供了依据。

在健康风险评估的早期发展过程中，由于缺乏实验室技术、毒理学知识、暴露评估数据和统计学方法，因此存在着各种挑战和限制。例如，传统的健康风险评估方法无法全面评估环境中复杂化学混合物的潜在协同作用和相互作用。此外，主要的挑战与采用动物实验作为主要数据来源有关。由于动物和人类的代谢和生理过程存在差异，这种方法在准确反映人类暴露和相关健康风险方面存在一定限制。与暴露评估数据相关的挑战包括缺乏可靠的环境暴露数据，放大了传统健康风险评估方法获得的有限结果。这些方法在考虑多种暴露途径和忽视暴露人群差异方面也存在局限性，从而高估或低估潜在的健康风险。随着数据的不确定性和有限统计方法的挑战，获得可靠的健康风险评估变得具有挑战性。

在健康风险评估的早期发展阶段，还存在一些政策和法律挑战。缺乏对可靠健康风险评估的关键支持，限制了健康风险评估的使用程度。因此，需要一个准确、可靠的健康风险评估方法，并得到政策和法律的支持，以对公共健康和安全产生更广泛的影响。

总之，在健康风险评估的起步阶段存在着多种挑战。通过技术和方法的创新、可靠的暴露评估数据、特定人群研究以及政策和法律的支持，健康风险评估的有效性和准确性将得到改善，从而更好地保护公共健康和安全

（二）快速发展阶段（20世纪80—90年代）

20世纪80—90年代，健康风险评估进入了快速发展阶段，这标志着逐渐建立了包括风险识别、评估、管理和传播在内的健康风险评估体系。在此阶段，人们开始更加关注环境对健康的影响，并提出了一系列相关的方法和技术。例如，美国环境保护局（EPA）启动了有机污染物清理项目，调查和监测了大量工业区域和废弃物点，并进行了研究和评估工作，为后来的健康风险评估工作奠定了基础。20世纪80年代，美国环境保护局对合成雌激素（diethylstilbestrol，DES）的毒理学和流行病学进行了评估。DES曾被广泛用于治疗妇科疾病，但后来发现会引起严重的不良反应，包括宫颈癌、子宫内膜癌和乳腺癌。根据实验室数据和流行病学调查，该报告确定了DES的毒性标准，并提出了限制和控制其使用的建议，为DES的管理提供了科学支持。

此外，风险评估方法也开始向更多元化和全面化的方向发展。传统的健康风险评估方法通常只考虑单个化学物质对人体的危害。然而，快速发展阶段期间，人们逐渐意识到在环境中存在多种化学物质的综合效应，有必要全面考虑不同物质的毒性和暴露途径，并建立多因素健康风险评估方法。此外，为了提高评估的准确性和

精度，许多新的技术和工具被开发出来，例如使用生物标志物和计算机模型估计人类暴露及其对健康的影响。在该阶段，方法和工具得到了进一步的改进和完善，国际指南和标准也得到了建立，以规范健康风险评估的实施。此外，健康风险评估逐渐从对单个物质的评价扩展到对多种污染物的综合评估，并且计算机模型的使用成为评估的重要手段。

此后，在健康风险评估领域的发展历程中，欧洲和亚洲国家是重要的推动力量。自欧洲环境局成立后，欧洲国家开始强化环境健康风险评估工作。日本政府自20世纪80年代开始开展健康风险评估研究，并建立全国性的环境污染监测网络，定期监测和评估污染物对公众健康的影响。此外，世界卫生组织也在全球范围内推动环境健康的研究和交流。欧洲环境健康行动计划（EHAP）和环境健康行动计划（EHAP）是欧盟和世界卫生组织联合制定的两个重要计划，旨在加强环境污染与人体健康之间的联系，促进全球公众健康的改善。

（三）建立标准阶段（21世纪初期）

该阶段内，各国开始建立健康风险评估的标准和规范，以确保评估的可靠性和质量。风险评估的标准通常包括原则、评估方法、数据收集和分析、风险管理、不确定性分析、风险报告和公众参与。这个阶段的标志是世界卫生组织和欧盟推动全球健康风险评估标准的建立和发展，各国制定了一系列严格的法规和标准。欧洲环境与健康行动计划于2004年启动，旨在通过跨国合作和交流改善欧洲地区的健康和环境。该计划分为两个阶段，分别为2004—2010年和2010—2015年，旨在提高公众对污染和健康风险的认识，促进国际合作和促进科学研究。该计划具有三项核心目标：提高公众对污染和健康风险的认识，促进欧洲地区环境和公共卫生的国际和机构间合作，促进科学研究以建立和评估环境污染对公共健康的影响。

（四）综合应用阶段（21世纪初期至今）

该阶段，健康风险评估已广泛应用于环境管理、公共卫生和食品安全等领域。评估方法和技术也在不断发展，包括建立环境健康监测网络、引入机器学习和人工智能等新技术手段等。

在这一阶段，各国和国际组织开始更加注重评估结果的应用和实际行动，以解决环境污染对人类健康带来的实际问题。此阶段主要的特点是更加综合、系统化，以及应用更广泛。在这个阶段，新技术的应用和跨学科合作也受到了更多的关注。

一方面，全面评估的概念在这个阶段得到了广泛应用。全面评估不是专注于单一污染物对健康的影响，而是更加关注环境中多种污染物的综合效应以及多种暴露途径的影响。例如，欧洲环境与健康信息系统的开发和推广旨在收集和整合欧洲不同地区的环境和健康数据，支持欧洲境内的环境健康风险评估。

另一方面，新技术的应用也是全面应用阶段的一个重要特征。随着分子流行病学、生物标志物、大数据和机器学习的发展，可以更准确地评估环境污染对健康的影响以及对不同人群的风险。例如，美国国家出生缺陷预防网络利用大数据分析评估婴儿和母亲暴露于化学物质和放射性物质的健康风险，以评估污染对胎儿和婴儿的影响。此外，跨学科合作也是全面应用阶段的一个重要特征。在这个阶段，健康风险评估开始关注社会、经济、文化和政策因素对环境污染和健康的影响。

在综合应用阶段，健康风险评估的应用和实践成为重点。各国和国际组织开始探索如何将评估结果转化为实际行动和政策。健康风险评估已成为全球环境保护和公共卫生的重要工具，其认知和应用得到了提高。随着信息技术的快速发展和全球环境问题的增加，健康风险评估在数据分析和技术应用方面将有更多的改进和创新机会。健康风险评估将继续在环境保护、公共卫生和食品安全中发挥重要作用。

总的来说，随着技术的进步和人们对环境和健康关系认识的不断深入，健康风险评估的发展历程已经经历了从单一物质评估到多因素评估的转变，从基础研究到实践应用的不断拓展，未来也将继续朝着更加全面、科学的方向发展。

二、健康风险评估的方法学改进

（一）方法学改进的步骤

健康风险评估能够在识别健康风险和开发积极措施以减轻这些风险可能造成的潜在伤害方面发挥着至关重要的作用。传统的健康风险评估方法通常在分析与各种疾病相关的复杂和动态风险方面受到限制。因此，现在迫切需要开发一种先进的健康风险评估方法，能够识别和分析复杂的健康风险，并提供有价值的见解，以制订有效的缓解计划。

为了改进健康风险评估方法，需要采用全面的方法，包括以下方面：

1. 分析现有的健康风险评估方法　开发改进的健康风险评估方法的第一步是分析现有的健康风险评估方法。这种分析将有助于确定当前方法的局限性，并进一步提供有价值的洞察信息，以填补方法学的空白。

2. 纳入先进的技术　第二步是纳入先进的技术，如人工智能、机器学习和大数据分析。这些技术可以提供有价值的洞察信息，以确定和分析与各种疾病相关的复杂和动态风险。此外，它们还可以帮助预测风险并制订有效的缓解计划。

3. 开发全面的数据库 第三步是开发包含各种疾病、风险因素和潜在健康影响信息的全面数据库。这个数据库可以用来开发预测模型，分析各种风险及其潜在的健康影响。

4. 融合多学科专业知识 第四步是融合多学科专业知识，例如医学专业人员、公共卫生专家和数据科学家。这将有助于全面了解与各种疾病相关的复杂和动态风险，并进而提供有价值的洞察信息来制订有效的缓解计划。

5. 制订积极的缓解计划 最后一步是基于健康风险分析制订积极的缓解计划。这些计划应包括疾病预防计划、筛查计划和早期干预策略等措施。此外，这些计划应融合有效的沟通策略，以确保人们了解风险和缓解措施。

（二）方法学改进的标准建立

健康风险评估的演变导致了标准化和规范化评估过程的需求，以增强可重复性和可比性。因此，各种标准和指南已经被创建并广泛用于确保健康风险评估的质量和一致性。

1. 全球标准和指南 世界卫生组织（WHO）开发了健康风险评估工具包，提供不同类型的风险评估方法和工具，促进评估结果的一致性和可比性。此外，国际癌症研究机构（IARC）制定了致癌物质评估指南，包括评估致癌物质的单行评估计划和环境污染和健康研究方法及重点研究方向。

2. 美国标准和指南 美国环境保护局（EPA）制定了各种环境污染评估指南，包括综合风险信息系统（IRIS）和环境公共卫生评估指南。这些指南提供环境污染评估的方法和工具，包括标准化的步骤和标准以确保评估的准确性和一致性。

3. 工业和组织标准 一些行业和组织已经开始创建自己的标准和指南，以适应特定的环境和健康问题。例如，欧洲化学品管理局（ECHA）制定了化学评估指南，以确保化学风险评估符合欧盟的法律要求。

4. 代表性的标准和指南 20 世纪 90 年代和 21 世纪初，相关组织和机构制定了健康风险评估标准和指南，以确保评估结果的准确性和可靠性。最具代表性的标准和指南是 EPA 和 WHO 的指南。EPA 创建了几个指南，包括不同类型化学物质的健康风险评估指南、风险沟通指南和风险管理指南等。这些指南提供标准化的方法、模型和数据来进行健康风险评估。使用相同的健康终点和健康效应评分系统特别重要，以提高结果的可比性。

5. WHO 的标准和指南 WHO 全球推广健康风险评估标准和指南，以确保评估结果的一致性和可比性。WHO 指南包括食品和饮用水中污染物的健康风险评估、职业暴露和环境健康影响的健康风险评估。此外，WHO 已经公布了环境健康影响指南和标准，以支持各国和地区进行健康风险评估，并为全球决策提供基础数据。

为确保健康风险评估的准确性和可靠性，标准和指南提供了必要的培训和指导，以正确地使用和应用评估工具和技术。总的来说，标准化和规范化的评估过程提高了评估结果的质量和一致性，为决策者提供了可靠的科学证据。此外，标准和指南可以帮助公众更好地理解评估结果，增加对环境和健康问题的认识和理解。

三、健康风险评估的应用与实践

自 20 世纪中期以来，健康风险评估的实际应用不断发展，所使用的评估方法和技术不断创新，评估的风险类型也越发复杂。健康风险评估已被广泛应用于环境管理、公共卫生和食品安全等领域，成为评估和管理人类健康风险的重要工具。本节将综述健康风险评估在不同发展阶段的应用与实践。

（一）早期定性评估阶段

在健康风险评估的早期阶段，重点是确定潜在的健康危害并评估其可能性和严重性。使用的方法主要是定性的，这个过程在很大程度上依赖于专家判断。这一时期健康风险评估的一个案例是对吸烟的健康影响的研究。在 20 世纪初至中期，吸烟是一种普遍的习惯，人们对其潜在的健康风险认识不足。然而，在 20 世纪 50—60 年代，流行病学研究开始表明，吸烟与肺癌和其他健康问题的风险增加有关。这导致了一场公共卫生运动，以提高对吸烟风险的认识，并制定了降低吸烟率的政策。

早期关于吸烟和健康的研究主要基于流行病学研究，研究人员需要收集有关吸烟习惯的数据，例如每天吸烟的数量和吸烟的持续时间，并比较吸烟者和非吸烟者的健康结果。最著名的英国医生研究始于 20 世纪 50 年代末，在数十年间对 4 万多名男医生进行了跟踪。该研究发现，吸烟者患肺癌的风险比不吸烟者高得多，而且风险随着每天吸烟的数量和吸烟时间的延长而增加。英国医生研究的结果得到了英国和美国的其他流行病学研究的支持。1964 年，美国国立卫生研究所发布了一份报告，认为吸烟是导致肺癌和其他健康问题的原因之一。这份报告标志着公众对吸烟风险认识的转折点，并导致了一系列的政策变化，如在香烟包装上设置警告标签和限制烟草广告。

吸烟对健康影响的早期评估也面临着一些挑战。主要挑战之一是缺乏对吸烟致病的基本生物机制的了解。研究人员知道吸烟与肺癌及其他健康问题的风险增加有关，但他们并不完全了解吸烟如何造成这些影响，这使得制订有效的干预措施以减少吸烟的健康风险变得困难。另一个挑战是烟草业对公共卫生倡议的抵制。烟草业是一个强大的、资金充足的游说团体，他们反对降低吸烟率的政策。

尽管存在这些挑战，早期对吸烟相关的健康风险评估在提高公众对吸烟风险的认识和制定降低吸烟率的政策方面是成功的。相关流行病学研究为吸烟引起的健康风险提供了令人信服的证据，同时表明健康风险评估具有识别健康风险，并为相关政策和缓解措施的制定提供支持的潜力。这个早期应用实例中获得的经验被应用于其他健康风险，并促进了更复杂的定量的风险评估方法的发展。

（二）定量评估发展阶段

在20世纪60年代和70年代，健康风险评估开始从定性的方法转变为定量方法。复杂数学模型的发展和大规模流行病学数据的出现使研究人员能够更准确地估计特定有害物质接触相关的风险。在此期间，该领域出现了一些重要的发展，一些新的数据分析技术和风险评估模型的出现，证明了定量风险评估在解决公共健康问题方面的价值。

应用定量方法进行健康风险评估的最早案例是对铅暴露健康影响的研究。20世纪60年代，研究人员开展了相关研究以探究铅暴露与健康影响之间的关系，如认知障碍、行为问题和贫血。这些研究使用了各种方法来量化铅暴露的潜在健康影响，包括流行病学研究、动物研究等。对铅暴露的健康影响最有影响力的研究之一是由赫伯特·尼德曼（Herbert Needleman）在20世纪70年代进行的。尼德曼和他的同事使用了流行病学和心理学相结合的方法来研究铅暴露和儿童认知发展之间的关系。他们发现，与没有接触过铅的儿童相比，接触过高浓度铅的儿童智商分数较低，行为问题较多。这项研究有助于建立铅暴露和认知障碍之间的联系，并有助于制定新的法规来限制环境中的铅暴露。

20世纪60年代和70年代是应用定量方法进行健康风险评估的重要发展时期。这些方法被用来研究一系列环境污染物的健康影响，并尝试建立了接触这些污染物和一系列不良健康结果之间的联系。

（三）风险管理与交流阶段

在20世纪80年代，健康风险评估的应用转向风险管理和沟通阶段，重点是利用风险评估的结果来做出有益的决定，并向公众有效地传达风险。这一转变主要是由于公众对环境和职业危害日益关注，而政府机构需要及时和有效地回应这些关注。

健康风险评估在风险管理和沟通阶段的一个案例是对室内空气污染的评估。室内空气污染是一个重要的健康问题，因为人们花了大量的时间在室内，特别是在发达国家。1987年，US EPA发布了一份题为 "Project Summary: The Total Exposure

Assessment Methodology (TEAM) Study"的报告，报告总结了美国 7 个城市的 600 名居民在空气和饮用水中接触有毒和致癌化学品的研究。研究得出结论，作为接触有毒化学物质的途径，家庭和工作场所的室内空气远远超过室外空气。同时证明了 TEAM 方法在估计整个城市人口的暴露和了解暴露源方面的效用。

在 20 世纪 80 年代，美国国会通过了《综合环境反应、赔偿和责任法》（Compre-hensive Environmental Response，Compensation，and Liability Act，CERCLA），也被称为《超级基金法》。该法案要求环保局对美国的危险废物场所进行识别和补救。健康风险评估在确定与这些场所的有害物质接触有关的健康风险，以及确定适当的补救策略方面发挥了关键作用。危险废物场所的风险评估包括测量该场所的土壤、水和空气中各种有害物质的含量，然后估计与这些物质接触相关的健康风险。这涉及使用毒理学数据来确定与暴露于某些水平的有害物质相关的健康影响。风险交流也是这一过程的重要组成部分，因为环保局被要求向公众告知与接触危险废物相关的风险，并让公众参与决策过程。

（四）综合风险评估阶段

在 20 世纪 90 年代，人们越发认识到有必要进行综合风险评估，考虑多种风险及其相互作用。在这一时期，出现了向更全面的、多学科的风险评估方法的转变。综合风险评估将暴露评估、危害识别、剂量 – 反应评估和风险定性整合到一个综合框架中，旨在为风险评估和管理提供一个更加系统和透明的方法，同时纳入最新的科学知识和先进的定量方法。综合风险评估的应用在环境和职业健康领域尤为重要，因为在这些领域，对化学品的接触和其他危害可能通过多种途径发生。

这一时期综合风险评估的一个案例是环境烟草烟雾（environmental tobacco smoke，ETS）（也被称为二手烟）暴露相关的健康影响的研究。在此之前，人们主要关注主动吸烟带来的风险，但是人们越来越清楚地认识到 ETS 暴露也是一个重要的健康问题。1993 年，US EPA 发布了一份关于 ETS 的健康影响的综合报告，该报告使用了各种定量方法来估计与暴露有关的风险。这些方法包括流行病学研究的元分析、暴露情景的数学建模以及基于动物研究的剂量 – 反应关系的估计。该报告还使用了一种新的方法来评估风险估计的不确定性，即所谓的"证据权重"方法。这涉及评估来自多个来源（包括动物和人类研究）的现有数据的强度和一致性，以得出关于整体风险的结论。

健康风险评估在 20 世纪 90 年代的另一个重要的应用是饮用水中砷暴露的健康影响的评估。砷是一种天然存在的元素，可以污染某些地区的地下水，特别是在南亚和东南亚。暴露于高水平的饮用水中的砷会带来多种健康影响，包括癌症、心血管疾病和皮肤病变。在 20 世纪 90 年代，人们进行了几项大规模的研究，以评估与砷暴露有关的健康风险。其中最不可忽视的研究之一是砷的健康影响纵向研究（health effects of arsenic longitudinal study，HEALS），该研究对孟加拉国超过12 000 人的队列进行了跟踪，这些人饮用的水中含高浓度的砷。该研究使用综合风险评估技术来评估与砷暴露有关的各种健康结果的风险，包括肺癌、膀胱癌和皮肤癌，以及心血管和呼吸系统疾病。该研究还考虑了潜在的混杂因素，如接触其他环境毒素或生活方式因素，并试图在分析中控制这些因素。该研究的结果在随后的砷暴露风险评估中被广泛引用，并促进了新法规和干预措施的实施，以减少受影响人群的暴露。

总的来说，20 世纪 90 年代是发展综合风险评估技术进行健康风险评估的关键时期。这些方法使人们能够更全面地了解暴露于环境和职业危害相关的风险，并使决策者能够在风险管理和沟通方面做出更明智的决定。ETS 和砷暴露的案例证明了这些技术在识别和描述风险方面的有效性，并强调了在该领域继续研究和发展的重要性。

（五）先进风险评估与管理阶段

2000 年至今，健康风险评估领域不断发展，技术、研究方面的进步和全球的关注推动了健康风险评估在各个领域的应用。这一时期，人们越来越重视使用先进的建模技术、数据分析和风险交流策略，健康风险评估的发展进入了先进的风险评估与管理阶段。

在这一时期，健康风险评估应用的一个重要发展是整合先进的建模技术，如概率风险评估（probabilistic risk assessment，PRA）和机器学习方法（machine learning，ML）。这些技术允许纳入更复杂和多样的数据集，包括人群、环境和经济因素，这使得进行更全面和准确的风险评估成为可能。例如，应用 PRA 和贝叶斯网络模型（Bayesian network models, BNMs）评估与农业中使用的农药相关的人类健康风险。传统的风险评估方法往往集中在有限的暴露情景和数据上，这可能无法准确反映人类暴露于农药的现实。PRA 和 BNM 的应用允许纳入更广泛的暴露情景和数据来源，从而使风险评估更加准确。

同时，分子流行病学、生物标志物、大数据等技术的发展，也使得人们可以更加精准地评估环境污染对健康的影响，以及不同人群的风险。例如，在评估污染物对胎儿和婴儿的影响方面，胎儿和婴儿出生缺陷监测系统（national birth defects prevention network）利用大数据分析技术，对婴儿和母体暴露于化学物质和放射性物质的健康风险进行评估。

在这一时期，健康风险评估应用的另一个重要发展是更加强调风险交流和公众参与。有效的风险交流对于确保风险评估的结果被利益相关者和公众所理解，以及适当的风险管理措施的实施至关重要。其中一个案例是评估暴露于空气污染有关的健康风险。空气污染是一个重要的公共健康问题，有效的风险交流战略对于风险管控至关重要。在这种情况下，风险交流策略被用来向公众提供与空气污染相关的风险，并鼓励公众行为的改变，如减少汽车使用和避免在高污染时期进行户外活动。

除了新技术的应用和风险交流策略的整合，21世纪以来，健康风险评估的应用也更加注重对新出现的风险的评估和管理。新出现的风险是指新的或以前未知的危害或暴露途径，可能对人类健康和环境构成重大风险。对于新风险评估的一个应用是评估与纳米材料接触有关的健康风险。纳米材料是具有独特性质的工程材料，可能在各行业有重大应用。然而，人们对于接触纳米材料相关的潜在健康风险尚不清楚，而传统的风险评估方法可能不足以评估这些风险。在健康风险评估中应用先进的建模技术和风险交流策略，可以更好地了解暴露于纳米材料相关的风险，并制订适当的风险管理措施。

21世纪以来，健康风险评估的应用在新技术、风险交流策略以及对新出现的风险的评估和管理方面取得了重大进展。这些进步使人们有可能进行更全面和准确的风险评估，并制订更有效的风险管理措施。

四、健康风险评估的多元化与综合化

近年来，健康风险评估已变得更加多元化、综合化，并且有更多的利益相关者的参与。累积风险评估已逐渐成为人们关注的焦点，同时，人们越发关注弱势人群，如儿童、孕妇和低收入人群。新技术和数据来源的整合，如地理信息系统和生物监测，提高了健康风险评估的准确性和扩大了范围。透明度和公众参与也逐渐成为风险评估过程的重要部分。这些趋势反映了人们越来越认识到，需要采取更加全面和综合的方法进行健康风险评估，以考虑健康风险的复杂性和相互关联性。

（一）对累积健康风险评估的关注

近年来，人们越来越关注累积风险评估（cumulative risk assessment，CRA），以此来评估多种来源对人类健康的综合影响。与仅研究单个暴露的传统风险评估不同，累积风险评估将多种源之间复杂的相互作用纳入考虑，如化学污染物、物理压力源（如噪声、温度）和社会因素（如贫困、歧视）等，这些都会影响健康结果。

累积风险评估的概念出现在20世纪90年代，是对暴露于多种环境污染物健康影响日益关注的回应。自那时起，累积风险评估方法的开发和应用取得了重大进展。例如，US EPA 制定了一个进行累积风险评估的框架，其中包括四个主要步骤：问题的制订、分析、风险特征分析和沟通。其他国家和组织也制定了累积风险评估框架和指导文件，包括欧盟、加拿大和世界卫生组织。

进行累积风险评估的关键挑战之一是识别和描述可能影响人类健康的多种源。这需要全面了解每个源的来源、途径和潜在的健康影响，以及它们与其他来源的相互作用。为了应对这一挑战，人们已经开发了新的工具和方法，以促进对多种来源的数据进行整合和分析。例如，地理信息系统（GIS）已被用于绘制不同压力源的分布图，并确定潜在的暴露热点，而生物监测研究则提供了关于人体内污染物剂量的有效信息。

累积风险评估的另一个重要方面是考虑弱势人群，如儿童、孕妇和低收入群体，他们可能会受到不同程度的累积暴露的影响。例如，在纽约市进行的一项累积风险评估研究发现，低收入社区和有色人种社区更有可能暴露于多种环境压力源，如空气污染、铅和噪声，这可能导致健康差异。因此，累积风险评估可以成为识别和解决环境健康不平等的一个重要工具。

总之，累积风险评估已经成为评估多种来源对人类健康综合影响的重要工具。对累积风险评估的日益重视反映了人们越来越认识到环境健康风险的复杂性和相互关联性，以及在风险评估中考虑弱势人群的必要性。

（二）以人为本的风险评估

以人为本的风险评估在近年的健康风险评估中具有重要作用，是一种以公众健康和安全为出发点，将人类健康置于最高优先级的风险评估方法。在以人为本的风险评估中，不仅需要考虑污染物的毒性和污染水平，还需要考虑人类的生理、心理和社会因素等各个方面的影响。因此，这种评估方法通常需要跨学科合作，涉及环境科学、毒理学、流行病学、医学、社会学、经济学等多个学科。

以人为本风险评估的核心是将人类健康和安全置于最高优先级，以确保评估结果对人类健康的影响最小化。在这种评估方法中，需要进行全面的风险评估，包括对慢性污染物、突发性污染事件以及不同暴露途径的评估。

同时，人们越来越认识到还需要考虑到特定人群的风险，例如孕妇、儿童、老年人以及患有特定疾病的人群等，这些群体往往受到环境危害和健康风险的影响较高。因此，健康风险评估也越来越注重识别和解决这些群体所面临的独特风险。这一趋势的一个重要方面是在健康风险评估中越来越多地使用基于社区的参与式研究（community-based participatory research，CBPR）。社区参与式研究包括与社区成员和组织合作，确定研究问题，设计和进行研究，以及解释和传播研究结果。通过与社区成员合作，社区参与式研究可以帮助确保研究对于弱势群体需求的关注，并有助于在研究人员和社区之间建立信任和合作。

以人为本的风险评估还需要考虑到公众参与和沟通。公众参与是一种重要的决策过程，它有助于增加公众对环境健康风险评估的认识，建立公众对环境保护政策的信任。在这种评估方法中，需要与公众建立积极的沟通，使公众了解评估的目的、方法和结果，从而增强公众参与和信任。

综上所述，以人为本的风险评估是人们对社会、经济和环境因素相互作用影响健康结果复杂方式的理解加深，以及对健康公平的日益重视的结果。这种评估方法需要跨学科合作和公众参与，以确保评估结果对公众健康和安全的最大保护。

（三）新技术与方法的应用

整合新技术和数据源是近年来健康风险评估的主要趋势之一。新技术和方法的使用使得对健康风险的评估更加全面和准确，也使得风险管理和沟通策略更加有效。在此将从以下几个方面介绍其中的新技术和方法。

1. 分子流行病学　分子流行病学是一个相对较新的领域，它将流行病学方法与分子生物学技术相结合，以确定疾病发展的分子机制。这种方法可以通过分析 DNA、RNA 和蛋白质等分子信息，确定相互作用且增加疾病风险的遗传和环境因素，为这些因素对公共健康的影响提供更准确的评估，从而了解人类健康和疾病的遗传基础，并基于此制订相应的预防和干预措施。研究人员可以通过分析某些基因变异与特定的环境暴露之间的关系，来评估环境污染对人类健康的影响。例如，表 2-1 中的分子流行病学研究表明，某些基因变异可能增加对环境毒素的敏感性，如多环芳烃（PAHs）或杀虫剂，导致癌症或其他疾病的风险增加。

表 2-1　可被癌症易感基因改变的环境暴露的示例

癌	化合物	基因型
膀胱	芳香胺	NAT1, NAT2
肾	氯化溶剂	GSTT1
白血病	苯	CYP2E1, NQO1, MPO
白血病	电离辐射	XPD, XPF
肝	黄曲霉毒素	EPHX1
肺，喉	多环芳香烃	CYP1A1, GSTM1, EPHX1

注：引自 A molecular epidemiological approach to health risk assessment of urban air pollution (Hrelia et al., 2004)

2. 计算机模拟技术　计算机模拟技术也已成为健康风险评估的一个重要工具。这种技术可以基于不同暴露情况下的数据，进行模型构建和参数调整，从而生成大量的模拟数据来预测潜在风险，如传染病的传播或环境污染物对人类健康的影响。基于大数据的模拟模型可以模拟多个环境污染物的混合暴露，以更准确地评估其对人类健康的影响。通过使用计算机模拟，研究人员可以测试不同的假设和情景，而不需要进行昂贵且耗时的实地研究（图 2-2）。研究证明，这种方法在预测埃博拉等疾病的传播方面具有重要作用。

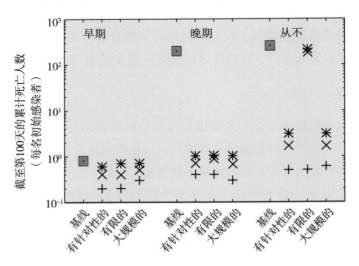

图 2-2　基于现实城市社会网络的疾病暴发模拟：在波特兰市中心暴发天花疫情的情况下，在不同的应对策略下初始感染者的累计死亡人数

〔引自：Modelling disease outbreaks in realistic urban social networks (Eubank et al., 2004)〕

3. 生物标志技术　生物标志物技术是一种用于监测和评估人体暴露和反应的新技术。生物标志物是疾病或接触环境毒素的可测量指标，是一种可以反映环境暴露对人体健康影响的可检测生物分子，可以在各种生物样本中测量，如血液、尿液和组织（图 2-3）。使用生物标志物可以对健康风险进行更准确的评估。例如，测量某些生物标志物，如邻苯二甲酸盐的尿液代谢物，可以比传统的暴露评估方法更准确地评估对这些化学品的暴露。

4. 人工智能技术　人工智能（artificial intelligence，AI）技术正越来越多地被应用于健康风险评估，这些技术可以自动地处理和分析大量的环境和健康数据，识别大型数据集的模式和关系，从中发现有用的信息和规律，使风险评估更加准确和高效并为决策提供支持。研究人员可以通过数据挖掘技术，分析不同环境因素和健康影响之间的关系，为环境政策制定提供科学依据。例如机器学习模型可用于识别和预测基于复杂数据集的暴露和风险，如环境监测数据、健康结果数据和人口统计信息（图 2-4）。

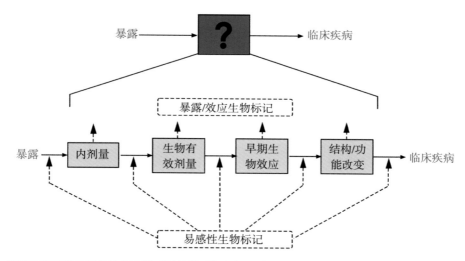

图 2-3 连接疾病暴露的经典流行病学"黑箱模型"与将黑箱模型拓展至揭示暴露 / 疾病连续体中非连续可测量阶段的 NRC 生物标志物范式

［引自：Biomarkers: Coming of Age for Environmental Health and Risk Assessment (DeCaprio, 1997)］

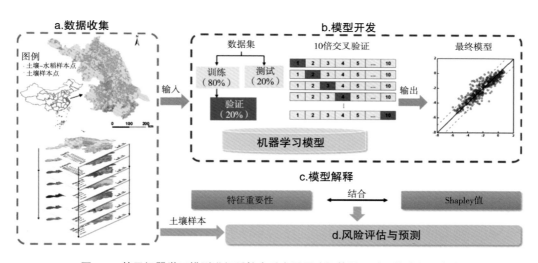

图 2-4 基于机器学习模型进行稻粒中重金属风险评估及预测工作流程示意图

［引自：Prediction heavy metals accumulation risk in rice using machine learning and mapping pollution risk (Zhao et al., 2023)］

5. 地理遥感技术　地理遥感技术涉及使用卫星图像和其他遥感数据以收集有关环境的信息，并评估环境污染物的潜在接触和风险。这项技术可以提供一个全面详尽的环境风险地图，帮助确定高暴露程度和健康风险的地区。例如，遥感数据已被用于确定城市地区空气污染物的高暴露区域，并为公共卫生政策提供信息，以减少暴露并防止不良健康后果（图 2-5）。

新技术和方法的应用大大提高了健康风险评估的准确性和效率。分子流行病学、计算机模拟技术、生物标志物技术、人工智能技术和地理遥感技术，这些新工具为研究人员提供了关于环境因素造成的健康风险的更精确和详细的信息。随着这些技术的不断发展，它们将在保护公众健康方面发挥越来越重要的作用。

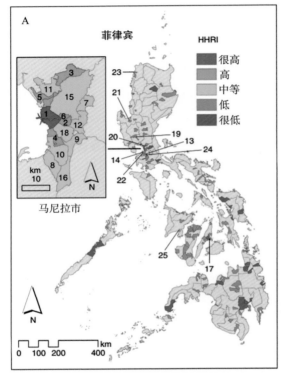

图 2-5 基于遥感数据的菲律宾城市热健康风险评估

［引自：Heat health risk assessment in Philippine cities using remotely sensed data and social-ecological indicators (Estoque et al., 2020)］

（四）更高的透明度与公众参与度

近年来，更高的透明度和公众参与度在健康风险评估中已变得越来越重要。这是因为人们认识到，公众对风险评估过程的信任和信心对于确保基于风险评估的决策被接受和实施至关重要。更高的透明度和更广泛的公众参与可以帮助提高风险评估的质量和可信度，增强公众对健康风险的认识，并使决策更加完善。

在健康风险评估中提高透明度的一种方式是通过使用开放的数据库和平台，提供有关公共健康潜在风险的信息。这些平台允许用户访问有关各种化学品对健康影响的信息，以及有关暴露水平和暴露来源的信息，例如美国的毒物排放清单（toxics release inventory，TRI）、欧洲化学品管理局（european chemical agency，ECHA）的注册化学品数据库和国际癌症研究机构（IARC）的致癌物数据库。通过使用开放数据，向公众公开风险评估中使用的数据和方法，可以帮助公众建立对风险评估过程的信任，并确保决策的制定具有科学的工作基础。

提高透明度的另一种方式是通过进行公开听证会和咨询，让利益相关者有机会为风险评估过程提供意见。这种方法已被许多监管机构采用，包括美国环境保护局（EPA）和欧洲食品安全局（EFSA）。

公众参与式研究也促进了健康风险评估过程中透明度的提升，这涉及让利益相关者和公众参与风险评估过程，从问题的制订到风险管理决策。通过让利益相关者和公众参与，风险评估员可以确保不同群体的关切和价值观得到考虑，并确保决策具有更大的合法性和接受度。

公众参与也有利于更好地进行风险沟通。有效的风险沟通对于确保个人和社区能够对其健康和福祉做出明智的决定至关重要。通过与公众接触，风险评估员可以更好地了解不同群体的关注点和价值观，并调整风险交流信息，使之更加相关和有效。为了加强风险沟通，监管机构已经开始使用更多的互动和个性化的沟通策略，如社交媒体、互动网站和智能手机应用程序。这些工具可以用来向特定的受众传递有针对性的信息，并有助于提高公众对风险和风险管理策略的理解。

在健康风险评估中提高透明度和公众参与的趋势反映了人们越来越认识到让利益相关者参与风险评估和风险管理过程的重要性。通过促进更高的透明度和公众参与度，利益相关者可以更加了解各种暴露风险，并可以参与有关风险管理战略的决策过程。

（五）未来的发展方向及挑战

健康风险评估的历史可以追溯到 20 世纪 50 年代初期，经历了多个发展阶段，也遇到了很多限制和挑战。如今，健康风险评估已经逐渐成为环境保护和公共卫生领域的重要工具，以识别和解决环境污染问题对人类健康的潜在危害。在多元化和综合化的背景下，未来健康风险评估将朝着更为科学和有效的方向发展。在此将讨论健康风险评估未来可能面临的发展趋势和挑战。

1. 不确定性和数据缺乏的问题　如前所述，健康风险评估的一个趋势是越来越强调纳入新的数据来源和技术。然而，这也伴随着一系列的挑战，如确保这些数据来源和技术的准确性和可靠性。例如，机器学习算法可以快速分析大量的数据，但它们必须经过适当的训练和验证以确保其准确性。此外，整合多个数据源需要复杂的工具和技术进行数据管理和分析，这可能需要专门的培训和专业知识。

首先，在健康风险评估中，有许多因素和变量需要考虑，包括环境中的化学物质浓度、人口暴露水平、生物学差异和健康效应等。然而，这些因素的值可能会受到不同的因素影响，如地理位置、季节变化、气候条件等，从而导致评估结果的不确定性。此外，许多地区由于数据收集成本高昂，缺乏充足的数据资源，这使得健康风险评估变得更加困难。

其次，环境中的化学物质可以通过各种途径进入人体，包括食物、水、空气和土壤等，同时，人们的生活方式和环境条件也会影响暴露和健康效应的发生。因此，建立准确的模型来预测风险传播和健康效应变得尤为重要。然而，由于人体暴露和健康效应之间的关系是复杂的，建立准确的模型是非常具有挑战性的。

最后，还需要解决如何应对新兴化学物质和复合污染物的问题。新兴化学物质的出现和广泛使用已经成为现代健康风险评估的一个重要问题。然而，对这些新兴化学物质的暴露和健康效应了解有限，因此需要更多的研究来填补这一知识空白。

2. 综合风险评估的限制与挑战　健康风险评估的另一个趋势是需要进行更全面和综合的风险评估，考虑多种暴露的累积效应。在密闭空间内，人们暴露于广泛的化学和非化学压力源，包括空气污染、水污染、噪声和压力。因此，未来将需要采取更全面的方法来综合评估风险，这要求考虑多种不同来源、不同途径以及不同类型的污染物对人体健康的协同作用。综合评估方法的发展将有助于人们更好地了解人类暴露于复杂环境中的风险，并为健康风险管理和决策提供更全面、准确和可靠的信息。

对于多种污染物的综合评估，需要结合多个因素进行定量和定性分析。其中定量分析通常采用数学模型，如多元线性回归、主成分分析、聚类分析等方法，可以揭示不同污染物之间的相互关系。而定性分析则包括对环境因素的观察和研究，例如社会经济、地理位置、饮食结构、生活习惯等因素，以及个体的生理状况、性别、年龄等因素。此外，综合评估还需要关注污染物对人体健康的长期影响，需要考虑不同污染物之间的协同作用和累积效应，如致癌物质和免疫毒性物质的叠加效应可能会加剧对健康的威胁。

综合评估方法的缺陷之一是，由于数据和模型的不确定性，评估结果可能存在一定的误差。此外，评估结果的解释性和可视化程度也需要进一步提高，以便决策者和公众更好地理解评估结果，并进行相应的风险管理和控制。因此，综合评估方法仍需要进一步发展和改进，以提高其准确性和可靠性。

3.评估过程的主观性和不可预见性　健康风险评估在环境管理、公共卫生和毒理学等领域中被广泛应用。然而，评估过程中的主观性和不可预见性可能会对结果产生影响，这也是健康风险评估面临的挑战之一。

评估过程的主观性主要涉及专家的主观判断和个人偏好的影响。在某些情况下，专家可能会对数据进行不同的解释和权衡，这可能导致评估结果的差异。此外，专家对不同的健康效应可能有不同的关注，这可能会导致评估结果的偏差。此外，公众的偏见和压力也可能影响专家的评估，进而影响评估结果。评估过程的不可预见性可能会对评估结果的准确性和可靠性造成影响。健康风险评估的不确定性通常涉及多种因素，例如数据缺乏、参数不确定性、评估方法的限制等。由于评估过程中的不确定性，评估结果可能会存在不可预见的误差。

为了解决这些问题，需要采用更高透明度、公开性和标准化的评估过程。使用标准方法和程序可以帮助降低主观性，增加评估结果的一致性和可重复性。同时，也需要更透明和公开的评估过程，使公众和利益相关者能够了解评估的方法和结果，提高评估结果的可信度。此外，应该鼓励多个专家的参与，并在评估过程中对不确定性进行充分的讨论和分析，以确保评估结果的可靠性和准确性。

4.跨学科合作评估的发展　参与健康风险评估的不同机构和组织之间需要加强合作和协调。健康风险评估是一个复杂的多学科的领域，它需要不同学科和部门的专业知识，包括环境科学、毒理学、流行病学专业知识和政策支持。因此，这些不同部门之间需要加强合作和协调，以确保风险评估的全面和准确。

跨学科合作评估是指各领域的专家、科学家和决策者之间的协作，共同研究并评估环境污染对人体健康的影响。这种协作模式有助于确保评估结果的准确性和可靠性，提高决策的科学性和可行性。跨学科合作评估涉及多个学科的知识和技能的整合，这些知识的交叉融合，能够更好地反映环境污染对人体健康的实际影响，为制定更为科学合理的环境保护政策提供决策支持。合作评估还可以纳入公众和其他利益相关者的观点和经验，有助于确保评估结果可以反映受风险影响人群的需求和关注。

此外，风险管理也是环境健康风险评估的重要环节，它通过对评估结果进行风险管控，控制环境污染对人体健康的影响。在风险管理中，涉及政府、企业和公众的合作，需要通过协商和共识来制定相关的风险管控策略。各方的共同努力可以确保策略的实施效果，以达到最大限度地保护人体健康。

跨学科合作评估和风险管理是环境健康风险评估未来的重要发展趋势。这种协作模式和管理方式不仅有利于提高环境保护决策的科学性和可行性，同时也为保障公众健康提供了更为全面、准确和可靠的科学支撑。

第二节　健康风险评估现状

健康风险评估是通过对人类健康影响因素的研究和评估，揭示健康风险的可能性和严重程度。在现代工业和生产中，人们接触到的环境和物质中含有大量的有害物质，如化学品、放射性物质、微生物等，这些物质可能对人体健康产生不同程度的影响。因此，健康风险评估成为现代化生产和社会管理的重要工具之一。健康风险评估是指对环境中存在的物质或其他因素对人体健康的潜在危害进行评估和预测的过程，是对人体暴露于环境中不同类型污染物质或其他因素所导致的潜在健康风险的评估和预测。

一、健康风险评估的内容

环境中的生物性、化学性和物理性危害普遍存在，不可能被消除，关键在于环境暴露对人群健康造成不良影响的可能性和强度，即风险的高低。健康风险评估有助于对最重要的健康风险进行优先排序，制定风险管理策略，并确定现有政策和法规中的不当之处。

健康风险评估涉及跨学科的研究领域，包括毒理学、流行病学、环境科学和生物统计学，其评估工作包括四个阶段。第一阶段是危害识别，即识别可能导致不良健康影响的潜在危害。第二阶段是暴露评估，通过确定暴露参数评估对已识别的危害的暴露程度。第三阶段是剂量－反应评估，确定与不良健康影响有关的暴露水平范围。第四阶段是风险定性，该阶段需整合前三个阶段收集的信息，以估计与暴露于特定危害相关的总体风险，并考量与估计相关的不确定性。每个阶段都涉及具体活动和数据收集方法，有助于全面了解潜在的健康风险。

二、健康风险评估的特点

健康风险评估具有的特点使其成为识别和评估潜在健康风险的宝贵工具。

（1）综合性：健康风险评估对与特定危害相关的潜在健康风险可进行全面评估。健康风险评估的过程综合考虑各种因素，包括危害识别、暴露评估、剂量－反应评估和风险定性，以提供对潜在健康风险的全面了解。

（2）系统性：需要建立完整的评估体系和流程，从影响因素的分析、数据采集、模型建立、评估结果和决策建议等方面来进行系统评估。

（3）客观性：健康风险评估是一个以证据为基础的过程，这意味着它依靠现有的科学文献和数据来识别潜在的危害，并评估暴露于这些风险而导致不良健康影响的可能性。这有助于确保从评估中得出的结论是客观和可靠的。

（4）透明性：健康风险评估是一个透明的过程，意味着用于生成评估的方法和数据是公开的，可供审查。这有助于确保评估的客观性和公正性。

（5）针对性：健康风险评估具有针对性，以满足特定人群或环境的需要。通过考虑人口统计学特征，如年龄、性别和种族，以及特定的暴露途径，如吸入、摄入和皮肤接触，可以有针对性地对不同人群、不同环境和不同危害形式进行评估。

（6）变化性：健康风险评估是一个动态过程，根据新的数据和科学理解不断发展。这意味着，随着新信息的出现，评估可以被更新和修订，随着时间的推移，会得出更准确和可靠的结论。

（7）应用性：健康风险评估是各领域决策的宝贵工具，包括公共卫生、职业卫生和环境卫生。评估产生的信息可用于制订有效的干预策略，以减少或预防与特定危害相关的健康风险。

三、健康风险评估的研究现状

在健康风险评估的发展历程中，随着科学技术的不断进步，评估的模型和方法也不断改进和创新。目前，健康风险评估方法已经从传统的"直接暴露－剂量－效应"模型，转变为"暴露－剂量－反应－效应"模型，同时还开始融合 GIS、人工智能和大数据等新技术，以提高评估精度和效率。此外，由于暴露参数在健康风险评价中具有如此重要的意义，而且暴露参数具有明显的地域和人种特征，世界各国在完善健康风险评价方面，将暴露参数的研究也作为主要的工作来开展。随着国际合作和标准化程度的提高，国际上已经建立了很多与健康风险评估相关的组织和机构，如世界卫生组织、欧洲环境与健康部门、美国环境保护署等。同时，各国也相继开展了相关研究和实践，建立了一系列健康风险评估的评估体系和标准指南，以适应本国实际情况。经过发展迭代，健康风险评估的应用范围不断拓展。基于以上，现从模型和方法、暴露参数研究、标准体系和应用场景四个方面分析健康风险评估的研究现状。

（一）健康风险评估模型

健康风险评估模型用于识别和评估与各种环境、职业和生活方式因素接触有关的潜在风险。这些模型经过多年的发展，为评估与不同暴露相关的健康风险提供了系统和科学的方法。近年来，健康风险评估模型的研究现状取得了重大进展。由于大量的健康和环境数据的可用性增加，以及计算能力和机器学习算法的进步。导致了更复杂和准确的模型的发展，可以更好地识别和评估与不同暴露相关的潜在健康风险。

1. 危害商数模型　最广泛使用的健康风险评估模型之一是危害商数（HQ）模型。HQ 模型的基础是将估计的暴露剂量与被认为是安全的参考剂量或阈值进行比较，已被许多研究所验证。

HQ 模型被普遍用于评估暴露于铅、镉和汞等重金属的潜在健康风险。有研究使用 HQ 模型来评估美国新奥尔良市儿童土壤铅暴露的潜在健康风险。在科特迪瓦，有学者使用 HQ 模型来评估含水乙醇（酒精）凝胶中铅、镉和汞暴露的健康风险，结果表明通过手部皮肤接触频繁使用含水酒精凝胶不会产生致癌风险，但如果过度使用，则会对消费者造成长期健康问题。在国内，学者使用 HQ 模型来评估中国珠江三角洲城市地区食用被重金属污染的小龙虾的健康风险。该研究发现，食用含有较高浓度有毒元素（如 As 和 Cd）的红沼泽螯虾的肝、胰腺存在潜在的健康风险。另有研究使用 HQ 模型来评估中国葛洲坝多金属矿区附近的蔬菜消费所带来的重金属暴露的健康风险。该研究发现，镉和铅暴露的 HQ 值超过了世界卫生组织推荐的安全限值，而且食用被重金属污染的蔬菜对研究人群构成了巨大的健康风险。这些研究证明了 HQ 模型在评估暴露于重金属的潜在健康风险方面的实用性，并为寻求减少重金属污染的健康影响的政策制定者和公共卫生官员提供了宝贵的信息。

HQ 模型也被广泛用于评估接触农药的潜在健康风险。国际上，已有学者使用 HQ 模型评估加纳西部地区可可种植者农药暴露的潜在健康风险，另有学者使用 HQ 模型评估尼日利亚市场上销售的新鲜水果和蔬菜中农药残留暴露相关的潜在健康风险，研究结果都表明接触农药或食用农产品存在不可忽视的健康风险。在国内，学者使用了 HQ 模型来评估华北平原某农村粉尘农药暴露的健康风险，建议应注意农药混合物暴露带来的健康风险，特别是对室内环境中的儿童。谢永新等人用 HQ 模型来评估宁夏回族自治区银川市四个（温室种植）村中不同程度农药的温室工人的健康状况，研究显示温室中不同程度的农药暴露可能是从业者患全身性疾病的危险因素之一，这种危害表现在长期接触引起的慢性疾病中。

在评估暴露于空气污染物（如颗粒物和二氧化氮）的潜在健康风险方面，HQ 模型的有效性已被验证。印度学者使用 HQ 模型来估计印度北部地区苯、甲苯和二甲苯的环境暴露水平，以确定其对人体健康的潜在风险。孙健等人收集了 188 个城市连续空气监测站的 SO_2、O_3 和 PM2.5 等浓度数据，评估不同城市空气污染物暴露的潜在健康风险。

2. 概率风险评估模型　概率风险评估（probabilistic risk assessment，PRA）模型根据暴露剂量和不良健康影响发生的概率来估计人群中发生不良健康影响的概率。有别于以单点值为输出的传统确定性风险评估方法，该模型以尽可能定量化表征不确定性及变异性对风险评估造成的影响为出发点，提供了暴露风险的范围和可能性的估计，避免了高估或低估健康风险，促进风险管理和决策的改进。该模型的框架如图 2-6 所示。

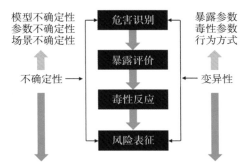

图 2-6　概率风险评估框架图

常见的概率风险分析方法有泰勒简化法、概率树法和蒙特卡罗模拟等。其中蒙特卡罗模拟（monte carlo simulation，MCS）是最常用的概率风险分析方法，被广泛应用于重金属、农药和大气污染物的暴露风险分析，并基于概率风险输出识别优先控制元素及关键暴露参数。世界卫生组织使用二维蒙特卡罗模拟对 8 个国家 38 种农药的实际急性膳食暴露进行了概率风险评估。另有学者对太原市 25 种食品中的多环芳烃进行抽样检测，确定不同人群的膳食暴露水平（ED），并使用蒙特卡洛模拟对该暴露途径进行概率健康风险评估。一项对中国大范围农业土壤的研究通过考虑关键暴露参数的不确定性，评估了重金属暴露概率风险。研究结果显示中国人群通过摄入的致癌风险处于较高的水平，而砷、铬和镉因其具有较高的非致癌和致癌健康风险而被确定为优先管控污染物。

3. 预测性健康风险评估模型　预测模型可以根据个人的基因构成和其他风险因素，识别出患某些健康状况的高风险。这类模型通常是使用机器学习算法开发的，通过分析大量的数据，以确定不同风险因素和健康结果之间的模式和关联。

多基因风险得分（polygenic risk score，PRS）模型是一个预测性健康风险评估模型，用于评估多个遗传变异对特定性状或疾病风险的累积效应。该模型使用遗传数据来预测个人患某些疾病的风险，如心脏病、糖尿病和癌症，已被证明是一个强有力的疾病风险预测器。学者使用 PRS 模型预测英国女性未来患卵巢癌的风险，研究结果可为临床决策和健康管理提供参考。在国内，一些研究案例证明了 PRS 模型在调查中国人口中一系列疾病和性状的遗传风险因素中的作用，包括缺血性脑卒中、多发性硬化和肥胖症等。一项针对 540 名年轻人（14 ~ 30 岁）和肥胖患者（BMI ≥ 30 kg/m²）及 500 名年龄和性别匹配的正常体重健康个体的研究显示，使用基因风险得分显著改善对中国年轻人高危肥胖群体的识别效果，而出生体重可能与晚年肥胖风险相关的遗传易感性存在相互作用。

弗雷明汉风险评分（framingham risk score，FRS）模型基于传统风险因素的组合，如年龄、性别、血压和胆固醇水平，以及吸烟状况和心血管疾病的家族史等来预测个人患病风险。有研究使用 FRS 模型预测了美国芝加哥 10 551 名年轻男性（18 ~ 39 岁）冠心病的死亡风险，且验证了该模型估计的准确性。Cheng 等人将 FRS 模型用于预测马来西亚 12 573 名（年龄 ≥ 18 岁）参与者的心血管疾病风险，研究结果验证了 FRS 是预测该人群心血管疾病风险的有用工具。

除了预测模型外，目前学者越来越关注于开发能够更好地说明不同风险因素和健康结果之间复杂的相互作用的模型。如暴露组模型，该模型考虑到了个人在一生中所接触的多种和同时的暴露，包括环境、职业和生活方式因素。暴露体模型，即健康结果是多种暴露在一段时间内的累积效应的结果，有可能提供一个更全面和准确的健康风险评估。总的来说，目前健康风险评估模型的研究状况的特点是注重开发更准确和复杂的模型，以更好地识别和评估与不同暴露有关的潜在健康风险。

（二）健康风险评估的人体暴露参数

人体暴露参数是决定个人与特定物质或环境条件接触程度的重要因子，因有关物质或条件以及接触的具体情况而不同。常用的暴露参数有：剂量，进入人体的物质的数量，通常以每公斤体重的毫克或微克为单位；持续时间，暴露在特定物质或环境条件下的时间长度；暴露频率，在一定时期内暴露于某种物质或条件的次数；暴露途径，物质进入人体的方式，三个主要的接触途径是摄入（吞咽）、吸入（呼吸）和皮肤（皮肤接触）；人体特征参数，如年龄、性别、体重、寿命和遗传学参数。暴露参数是健康风险评估中的主要技术基础数据。健康风险评估是建立在对暴露量计算的基础上，结合剂量 – 反应关系的相关因子而进行的。因此，暴露参数的正确引用是提高健康风险评价准确性的关键。在环境介质中化合物浓度准确定量的情况下，暴露参数值的选取越接近于评价目标人群的实际暴露状况，则暴露剂量的评价越准确，相应的健康风险评价的结果也越准确。这些暴露参数因人种、地区而异，各国针对相应的人体暴露参数开展了一系列研究。

1. 美国　美国是世界上最早开展暴露参数研究的国家，包括环境保护局、国家职业安全与健康研究所和有毒物质与疾病登记局在内的机构和组织开发了暴露参数手册或数据库。

美国环境保护局（USEPA）在大量研究和全国性大规模调查［如国家健康和营养调查（NHANES）］数据的基础上，于 1989 年出版了第一版的暴露参数手册，成为 USEPA 进行健康风险评价和风险管理研究的主要工具之一。后来又于 1997 年发布了更新版的《暴露参数手册》（*Exposure Factor Handbooks*），详细规定了不同人群呼吸、饮食、饮水和皮肤接触的各种参数，给出了各参数在不同情况下的均值、中位值、最大值、最小值和范围值，并提出了在各种情况和需求下暴露参数选用原则的建议，基本框架如图 2-7 所示。此外，USEPA 还发布了一系列《暴露参数手册》的配套手册，如《社会人口学数据》（*Social Demographic Data*）、《暴露参数变量分布》（*Optionsfor Development of Parametric Probability Distributions for Exposure Factors*）和《食品摄入分布》（*Food Intake Distributions*）等。由于暴露参数在一定程度上与经济社会的发展水平和人民的生活水平有关，且会随着时间的变化而改变，USEPA 定期更新该手册以反映新的研究和数据。最新版本的《暴露因素手册》于 2011 年出版，于 2017 年更新，其中包括关于儿童接触因素的新数据，以及关于其他人群接触因素的更新信息。USEPA 还维持着综合风险信息系统（IRIS），该系统提供关于环境污染物的潜在健康影响的信息，包括毒性数据、暴露信息和对广泛的化学品的风险评估。此外，USEPA 还开发了人类接触数据库系统（HEDS），包括关于接触农药、空气污染物和其他环境污染物的数据。

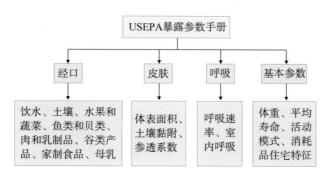

图 2-7　USEPA 暴露参数手册的框架

美国国家职业安全与健康研究所（NIOSH）开发了与职业暴露有关的数据库，包括《化学危害袖珍指南》，提供了关于工作场所化学品的潜在健康影响的信息，以及暴露限制和其他保护工人的指导。

美国有毒物质与疾病登记局（ATSDR）开发了与环境暴露有关的数据库，包括提供环境中常见的有害物质对健康影响信息的 ToxFAQs 数据库和提供不可能对人类健康造成伤害的暴露水平信息的最小风险水平（MRLs）数据库。

美国对人体接触参数手册或数据库为美国的环境健康科研和管理工作者提供了很好的参考，也成为世界各国进行健康风险评价的科研和管理人员广泛引用的依据。

2. 欧洲国家 欧洲国家的暴露参数数据库于 2002 年开展研究，在参考 USEPA 暴露参数手册的基础上，综合 30 个欧洲国家现有的数据资料，建立了 ExpoFacts 暴露参数数据库，于 2007 年开始正式启用。ExpoFacts 在线数据库由欧盟委员会联合研究中心（JRC）管理，包含了大量环境污染物的暴露参数信息，如化学品、金属和生物制剂，即不同人群的暴露参数信息，如工人、儿童和普通公众，并提供暴露途径的数据，如吸入、摄入和皮肤接触。ExpoFacts 数据库定期更新，可供不同欧洲国家在暴露评价研究中进行检索、查询和下载暴露参数，是欧洲国家环境暴露和风险评估的主要工具之一，为环境管理提供了很好的服务作用。

欧洲化学品管理局（ECHA）建立了包含关于化学品的特性和危害，以及它们的用途和暴露信息的数据库，包括化学品注册、评估、授权和限制（REACH）数据库，分类和标签目录，以及生物杀伤产品条例（BPR）数据库。欧洲监测和评估计划（EMEP）提供包含空气污染测量和建模信息的数据库，包括关于污染物的大气浓度、其运输和沉积以及对人类健康和环境影响的信息。欧洲食品安全局（EFSA）的数据库包含关于食品和饲料中污染物水平的信息，如关于接触农药、二噁英和重金属等化学品的信息。欧盟委员会联合研究中心（JRC）维护与人类接触环境污染物有关的多个数据库，包括欧盟物质评估系统（EUSES）、欧盟水部门数据收集、管理和使用系统（WISE）以及欧洲土壤数据中心。这些数据库提供了关于欧洲人类接触参数的宝贵信息，并被研究人员、政策制定者和公众用来为与环境保护和公共健康有关的决策提供信息。

3. 日本和韩国 《日本暴露参数手册》（JEPM）由日本国立产业技术综合研究所化学物质风险管理研究中心于 2007 年参考 USEPA 的框架编制而成，最近一版于 2020 年发布。该手册包括导言、测量方法部分、化学物质的健康影响部分和暴露限量部分，根据最新的科学数据和研究提供了 700 多种化学物质的建议接触限值，以及关于其毒理学特性和与接触有关的风险信息。手册中的接触限值分为三个等级：职业接触限值（OEL）、临时接触限值（TEL）和最高限值（CL）。该手册还包括关于在工作场所正确使用和处理有害物质的信息，以及关于如何监测和控制接触水平的指导。《日本暴露参数手册》是日本职业健康和安全专业人员，以及在工作场所处理有害物质的雇主和工人的重要资源，为评估各种媒介中的化学品风险提供了一个标准化的方法，在保护日本的公众健康和环境方面发挥了重要作用。

《韩国暴露参数手册》（KEPM）是韩国环境部在参考 USEPA 的暴露参数手册框架的基础上，根据韩国居民的特点而编制，包括人体特征参数、吸入率、土壤摄入率、食物消费、淋浴和盆浴、时间活动参数、人口流动、居住容积和住宅变更等。韩国暴露参数手册中，第一章概述了该手册及其编制的目的，以及手册中使用的关键术语的定义；第二章是暴露评估的一般原则，包括影响暴露的因素和评估暴露所需的数据类型；第三章涉及不同情况下的暴露评估，如职业暴露、消费者暴露和环境暴露；第四章提供了如何在化学品风险评估中使用该手册；第五章提供了关于特定化学品（如农药和金属）暴露评估的额外信息。韩国暴露参数手册是韩国从事化学品风险评估的专业人士的重要资源，为评估各种环境中的化学品暴露提供了一个全面的框架，有助于确保风险评估的一致性和可靠性。

4. 中国　国家环境保护部分别在 2014 年和 2016 年发布了《中国人群暴露参数手册（成人卷）》《中国人群暴露参数手册（儿童卷：0 ～ 5 岁）》和《中国人群暴露参数手册（儿童卷：6 ～ 17 岁）》。该手册概述了人类暴露评估的基本原则，包括暴露途径、暴露路线和暴露时间，还为选择适当的暴露评估方法提供了详细指导，包括生物监测、暴露模型和环境监测。该手册的每章都涉及人类暴露评估的一个具体方面。第一章介绍了人类暴露评估和暴露评估的基本原则。第二章重点介绍暴露评估方法，包括生物监测、暴露模型和环境监测。第三章对暴露因素的选择提供指导，包括人口、生活方式和环境因素。第四章涉及暴露情况，包括职业暴露、居住暴露和环境暴露。此外，该手册强调了数据质量和验证的重要性，包括使用质量控制措施和实验室间的比较，为选择适当的采样方法、样本量和分析技术提供指导，以确保暴露数据的准确性和可靠性。2017 年，环保部编制了《暴露参数调查技术规范》，对暴露参数的调查和获取的流程和方法进行详细的技术规定。该标准的编制鼓励和引导相关科研人员用统一规范的方法开展暴露参数研究，对于逐步储备和积累用于风险管理的基础数据，提高环境健康风险评价的准确性具有重要意义。2019 年，生态环境部发布了《暴露参数调查基本数据集》（HJ 968-2019）。该文件对暴露参数调查基本数据集的元数据和相关数据元的元数据进行标准化，同时对于现有国家标准中已经规范的数据元直接引用并注明引用标准，从定义、内容、表示格式、计量单位等方面对暴露参数的表达方法进行了规范，进而指导数据采集者采用统一的方法和标准完成数据收集、存储以及信息系统的开发，促进不同领域获得的暴露参数数据互通共享，为更好地开展环境健康风险评估提供高质量的数据保障。

（三）健康风险评估的技术体系

实施环境健康风险评估需要技术体系支撑，以确保风险评估按照既定的准则和标准进行，进而保证风险评估结果的准确性和一致性，这对于环境管理和公共健康保护至关重要。为此各国针对调查、暴露评估、风险评估等出台一系列技术规定，发布涉及环境与健康调查、环境污染物暴露评估等一系列标准。

1. USEPA 人体健康风险评估

USEPA 自其成立早期就参与了风险评估的实践工作，最早于 1975 年和 1976 年分别发布《社区暴露氯乙烯的定量风险评估》和《可疑致癌物的健康风险和经济影响评价临时程序与导则》。在 20 世纪 80 年代，USEPA 发布了 64 种污染物的水质标准文件（USEPA，1980）和《联邦政府的风险评估：管理过程》（NRC，1983，通常被称为"红皮书"）、《风险评估与管理：决策框架》（USEPA，1984）。USEPA 还建立了综合风险信息系统（IRIS），这是一个关于暴露于环境中各种物质对人类健康潜在影响的数据库。随着时间的推移，USEPA 发布了一系列后续报告，包括《婴幼儿膳食中的杀虫剂》（NRC，1993）、《风险评估中的科学与判断》（NRC，1991，也被称为"蓝皮书"）、《理解风险：民主社会的知情决策》（NRC，1996），这些报告扩展了风险评估原则的内容。USEPA 在 40 多年的风险评估实践过程中，逐步建立起系统完善的人体健康风险评估技术体系，目前该体系包括人体健康风险评估框架、专项技术导则或指南、基础技术方法和应用领域专门技术导则4 类，如图 2-8 所示。

（1）风险评估框架。USEPA 制定了《支持决策的人体健康风险评估技术框架》（2014 年），该框架进一步明确了人体健康风险评估的程序和内容，将风险评估过程划分为制订方案和确定范围、形成问题、暴露评估和效应评估、风险表征等部分，将 USEPA 人体健康风险评估专项技术导则有机整合在一起，推动了 USEPA 内部对人体健康风险评估各项技术规范的贯彻实施。

（2）专项技术导则。针对人体健康风险评估的过程或环节发布了一系列技术导则。危害识别和剂量-反应评估方面，发布了《发育毒性健康风险评估导则》《生殖毒性风险评估导则》《神经毒性风险评估导则》《致癌物风险评估导则》《致突变性风险评估导则》等；暴露评估方面，发布了《暴露评估指南》《儿童环境暴露健康风险评估框架》等；风险表征方面，发布了《风险表征：科学政策委员会手册》等。此外，USEPA 还针对化学混合物的风险评估、累积风险评估以及儿童的健康风险评估发布了相关技术导则。

（3）基础技术方法。针对人体健康风险评估过程中应用的各类技术方法，USEPA 发布了一系列支持性技术规范，包括《暴露参数手册》《蒙特卡洛分析指导性原则》《暴露评估中的不确定性表征和交流指南》《参考剂量和参考浓度审查程序》《基准剂量技术指南》《风险评估中的概率分析》等。

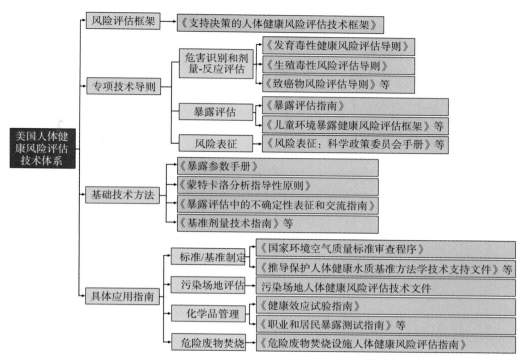

图 2-8　暴露参数手册的框架——USEPA 人体健康风险评估技术体系

（4）具体应用指南。USEPA 针对具体风险管理措施制定了专门的应用指南。在空气质量标准制订方面，制定了《国家环境空气质量标准审查程序》；在水质基准推导方面，制定了《推导保护人体健康水质基准方法学技术支持文件第一卷：风险评价》《推导保护人体健康水质基准方法学技术支持文件第二卷：国家生物累积系数的推导》；在污染场地风险评估方面，制定了超级基金风险评估系列指南，详细规定了污染场地风险评估的程序、内容和方法；在化学品管理方面，制定了《产品性能试验指南》《产品属性试验指南》《归趋、转运和转化试验指南》《喷雾漂移试验指南》《生态效应试验指南》《化学残留试验指南》《健康效应试验指南》《职业和居民暴露测试指南》等。

2. 世界卫生组织人体健康风险评估　世界卫生组织（world health organization，WHO）尤其是国际化学品安全规划署（international programme on chemical safety，IPCS）在风险评价领域开展了大量的工作。WHO 健康风险评估主要应用于化学物质（包括农药）管理和食品安全管理两个领域。自 1978 年起发布了一系列人体健康风险评估相关的技术文件，逐步构建了系统完整的技术体系，如图 2-9 所示。

（1）框架性指南。1999 年，WHO 发布了《化学物质暴露致人体健康风险评估原则》，该文件在整个世界卫生组织健康风险评估技术体系中处于提纲挈领的作用，论述了化学物质健康风险评估的框架、评估内容、方法和要求。

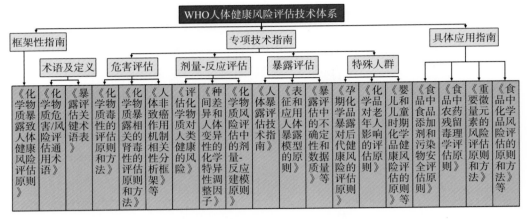

图 2-9　世界卫生组织 WHO 人体健康风险评估技术体系

（2）术语及定义。IPCS 联合经济合作与发展组织（economic co-operation and development，OECD）发布了《化学物质危害 / 风险评估通用术语》和《暴露评估关键术语表》，统一了 IPCS 和 OECD 风险评估项目中风险评估和暴露评估的术语及其定义。

（3）专项技术指南。在危害评估方面，WHO 发布了一系列指导性文件，涵盖了化学物质暴露致人体神经毒性、肾毒性、直接免疫毒性、过敏或超敏反应、生殖毒性、自身免疫毒性、免疫毒性、皮肤过敏等评估原则和方法。剂量 – 反应评估方面，WHO 制订了基于健康的暴露限值的推导方法，并对种间差异和人群变异性的不确定性系数的确定制定了技术指南，另外，还发布了剂量 – 反应关系建模的原则。暴露评估方面，WHO 发布了《人体暴露评估技术指南》《表征和应用人体暴露模型的原则》《暴露评估中的不确定性和数据质量》《皮肤暴露》等技术文件。针对儿童、孕妇和老人等特殊人群，WHO 还发布了《孕期化学品暴露对后代健康风险的评估原则》《化学品对老年人影响的评估原则》《婴儿和儿童时期化学品健康风险评估的原则》《儿童化学品暴露健康风险评估原则》等技术文件。

（4）具体应用指南。WHO 人体健康风险评估技术方法主要应用在化学品管理和食品安全管理方面。WHO 发布了《国际农药管理行为准则》《食品中食品添加剂和污染物安全评估原则》《食品中农药残留毒理学评估原则》《重要微量元素的风险评估原则和方法》《食品中化学品风险评估的原则和方法》等技术文件。

3. 欧盟人体健康风险评估　欧盟以技术指导性文件的形式总结了风险评价的总体思路，具体的评价系统反映在欧盟风险评价体系（European union system for the evaluation of substance，EUSES）中。此系统的风险评价，分为人类健康和生态环境。

使用该系统，通过输入化学物质的物理化学性质和危害性数据后，可以推测系统内化学物质的排放量及分布，推算暴露水平，并结合危害性数据进行风险判断。在推算人群暴露水平时，主要包括职业暴露估算、消费者暴露估算、间接人类暴露量估算和经由食物链影响的二次毒性。健康风险评价中包括了操作人员、消费者以及由于环境污染受到间接影响的人群。欧盟的环境健康风险评价部分包括基于欧洲食品安全局（EFSA）和欧洲化学品管理局（ECHA）制定的一系列准则和协议，主要体现在《欧盟 REACH 法规实施指南》和《信息要求与化学安全评估指南》中。《欧盟 REACH 法规实施指南》是一项适用于每年生产或进口到欧盟的数量在一吨以上的化学品的法规，要求制造商和进口商提供与化学品相关的危害和风险信息，包括化学品的注册、评估和授权，还涵盖了数据共享、保密性和下游用户的作用等问题。《信息要求和化学品安全评估指南》是 REACH 法规的配套文件，为如何准备化学品安全报告（CSR）提供指导，涵盖了诸如危害识别、暴露评估和风险定性等主题，以及替代测试方法的使用和交叉阅读及类别方法的应用。此外，欧盟成员国在污染场地风险评估方面也制定了风险评估的专项技术导则。

　　总的来说，美国、WHO 和欧盟已形成相应的健康风险评估标准和系统，用于评估和管理潜在健康风险。这三个系统有共同的目标，但在方法、政策法规和技术体系上有所不同。在评估方法方面，美国注重监管标准和风险评估方法，而 WHO 和欧盟则采取更加谨慎的方法，在充分了解或量化潜在的健康风险之前就考虑到这些风险。在暴露评估方面，美国非常重视暴露浓度甚至人体或者生物体的体内浓度，欧盟则关注化学物质从生产到使用的整个排放量。在政策法规方面，WHO 和欧盟有更全面的关于化学品和其他有害物质的法规和政策，而美国则有更多基于行业的法规，此外美国往往对某些物质或危害设定更宽松的接触限制。欧盟并没有建立完善的环境健康风险评估技术体系，并没有制定环境健康风险评估总纲或框架性的技术文件。

　　4. 中国人体健康风险评估　截至 2017 年 12 月 31 日，我国已经发布的人体健康风险评估相关标准共计 12 项，技术文件 3 项。在职业健康和食品安全评估方面，相关标准包括《工业场所化学有害因素职业健康风险评估技术导则》《食品安全风险分析工作原则》《食品安全风险评估工作指南》。在农药及农产品评估方面，农业部门发布了《农药每日允许摄入量制定指南》和《蚊香类产品健康风险评估指南》，主要应用于农药相关健康标准的制定和农药类产品的健康风险评估。在化学品管理方面，相关文件包括《新化学物质危害评估导则》和《化妆品中可能存在的安全性风险物质风险评估指南》，主要应用于新化学物质和化妆品的风险评估。针对污染场地，相关标准有《污染场地风险评估技术导则》，适用于污染场地人体健康风险评估和污染场地土壤和地下水风险控制值的确定。针对重大项目和事故风险，环保部发布了《建设项目环境风险评价技术导则》，适用于有毒有害和易燃易爆物质的生产、使用、贮存等的新建、改建、扩建和技术改造项目的环境风险评价，其健康风险主要针对火灾、爆炸、泄漏等事故造成的人体健康风险，未涉及长期累积性暴露的健康风险评估。此外，环保部还编制了《暴露参数调查技术规范》《儿童土壤摄入量调查技术规范示踪元素法》《环境污染物人群暴露评估技术指南》，主要涉及人体健康风险评估中的暴露评估方法及其参数调查。

参照美国环保局环境健康风险评估的技术体系，生态环境部于 2019 年编制发布了《环境健康风险评估技术指南》，包括总纲、基础方法类技术指南和应用领域类技术指南三部分。总纲规定环境健康风险评估的一般性原则、内容、方法和技术要求。基础方法类技术指南主要针对环境健康风险评估过程中各环节如危害识别、剂量－反应评估、暴露评估和风险表征等可能采用的一般性的技术方法进行规范，如文献质量评价、证据充分性评价、不确定性分析、敏感性分析等。应用领域类技术指南在总纲和基础方法类技术指南的指导下，针对特定的环境问题而制定的有针对性的技术方法，如污染场地风险评估、有毒有害物质或污染物的健康风险评估、区域和流域健康风险评估等。《环境健康风险评估技术指南》规定了环境健康风险评估的一般性程序、内容、方法和技术要求，指导各应用领域环境健康风险评估技术方法的制订、修订工作，对提高我国生态环境管理标准化、规范化、精细化水平具有重要意义。

（四）健康风险评估的应用场景

健康风险评估除了针对单一污染物的评估，已经开始应用于多种污染物的综合评估，如室内空气质量、水环境质量、土壤污染、噪声污染等。此外，健康风险评估还被广泛应用于评估新型化学品、食品添加剂和医疗器械等新技术的安全性。

（1）环境健康：健康风险评估广泛用于环境健康风险评估，即评估与不同环境污染物暴露相关的潜在健康风险，如重金属、农药、空气污染物和水污染物，旨在为政策和法规的决策提供信息，以减轻对公众的潜在健康风险。这一领域的案例研究包括评估暴露于饮用水中的铅或其他毒素的风险、评估暴露于附近工业源的空气污染的风险和评估土壤重金属的潜在风险。健康风险评估的一个案例是评估与饮用水中的铅暴露有关的潜在健康风险。铅暴露与一系列的健康问题有关，包括儿童的发育迟缓和成人的高血压。

（2）职业健康：健康风险评估用于职业健康，以确定和评估工作场所暴露有危险物质和物理制剂的工人身体伤害的风险。典型的案例是评估与石棉有关的潜在

44

健康风险。石棉是一种天然存在的矿物，由于其耐火和绝缘性能，通常被用于各种建筑材料。然而，长期接触石棉纤维会导致严重的健康问题，包括肺癌、间皮瘤和石棉沉着病。针对性的健康风险评估涉及确定石棉暴露的来源，与暴露有关的伤害的可能性和严重性，并确定适当的控制措施以减少或消除风险。与石棉接触相关的健康风险可能需要多年时间才能形成。因此，在使用含石棉材料或在其附近工作时，必须采取适当的安全措施，如为工人提供防护设备，定期进行石棉测试和清除，以及在处理含石棉材料时遵循适当的安全程序。

（3）公共卫生：健康风险评估可用于公共卫生领域，评估与各种生活方式因素接触相关的潜在健康风险，如吸烟、饮食、体育活动和饮酒，为制订和实施旨在减少慢性病负担和促进健康生活方式的公共卫生计划提供科学依据。

（4）医疗保健：健康风险评估可用于医疗保健环境，以评估与不同医疗程序相关的潜在健康风险，如诊断测试、手术和放射治疗。依据健康风险评估结果，医疗服务提供者可以采取适当的措施来尽量减少这些风险，如确保适当的卫生和消毒程序，监测患者对药物的不良反应，以及在使用放射性治疗时遵循适当的安全协议。

（5）制药行业：健康风险评估被用于制药业，以评估与使用不同药物相关的潜在健康风险，如药品不良反应、药物相互作用、质量控制问题和药物伦理问题。健康风险评估研究被用来为药物开发决策提供依据，并向医疗服务提供者和患者提供不同药物的潜在风险和益处的信息。

（6）食品安全：健康风险评估可用于食品安全，评估与接触食源性病原体、污染物和过敏原有关的潜在健康风险，如与食用生肉类或海鲜有关的风险，与食品生产中使用杀虫剂或其他化学品有关的风险。评估结果可以为制订和实施适当的控制措施提供参考，以确保食品供应的安全。

（7）应急响应：健康风险评估可用于应急响应情况，以评估与紧急情况下释放的危险物质接触相关的潜在健康风险，如化学品泄漏、自然灾害、车辆事故和恐怖袭击。典型应用案例是在应对火灾、化学品泄漏或气体泄漏等事件时，可能会接触到化学品或危险材料，导致一系列的健康问题，如皮肤刺激、呼吸系统问题、癌症或神经系统损害。应急人员必须接受关于如何识别和应对危险材料或化学品以及如何安全操作应急车辆的培训，应急机构也应通过实施全面的安全协议并提供持续的培训和支持，优先考虑其应对人员的安全和福祉。

健康风险评估使用有助于识别与暴露于各种环境、职业和生活方式因素相关的潜在健康风险并对其进行优先排序，这可以为决策和制订适当的控制措施以保护公众健康提供信息。

（五）健康风险评估存在的问题及发展方向

健康风险评估是连接科学研究与风险管理的重要环节，是政府从源头预防、加强对具有高健康风险的环境污染因素主动管理的工作基础，对于提高生态环境管理水平具有重要现实意义。

1. 存在的问题　健康风险评估已经成为识别和减轻健康风险的有价值的工具，但在其发展和实施过程中存在着一些挑战。

（1）缺乏标准化方法：研究人员使用不同的标准、假设和数据来估计健康风险，可能导致难以比较和不同研究结果的解释，无法确保风险评估的准确性和有效性。此外，政治或经济压力也可能影响风险评估，导致侧偏或不准确的结果。

（2）数据的可用性和质量：准确的风险估计需要关于危害或物质暴露的类型、持续时间和强度的可靠数据，以及与该暴露有关的健康结果的数据。然而，关于暴露和健康结果的数据可能难以获得，特别是对于罕见的或新出现的危害，或对于弱势人群。

（3）人类反应的可变性：基于年龄、遗传和潜在的健康状况等因素，人们对化学品的健康影响的敏感度不同。这种差异性会使准确评估健康风险和制订与所有个人相关的保护准则成为挑战。

（4）缺少透明度和沟通：健康风险评估是复杂的，如果缺少有效与公众或其他利益相关者沟通，可能导致人们对评估过程和结果缺乏理解和信任。此外，风险评估可能对监管决策或公共卫生政策产生影响，这可能对个人和社区产生重大影响。重要的是要确保健康风险评估以道德和透明的方式进行，并要考虑进行评估的社会和文化背景。

2. 未来发展方向　针对这些挑战和问题，健康风险评估的未来方向将涉及以下重点领域。

（1）改进数据收集和分析：为了提高风险评估的准确性和可靠性，有必要使用先进的技术和方法收集和分析更全面的暴露和毒性数据，如高通量筛选和先进的建模技术。

（2）纳入非传统的数据来源：除了传统的以实验室为基础的研究，风险评估可以从纳入非传统来源的数据中受益，如公民科学和基于社区的监测计划。这些数据来源可以帮助填补数据的空白，并提供对暴露和风险的更全面的理解。

（3）扩大风险评估的范围：未来的风险评估应考虑接触多种化学品的潜在健康影响，以及化学品和其他压力源的综合影响，如生活方式因素和健康的社会决定因素。随着新的化学品和技术的发展，必须紧跟新出现的问题，并调整风险评估方法以应对这些新的挑战。

（4）加强透明度和利益相关者的参与度：为了提高公众对风险评估的信任和理解，有必要提高透明度和与利益相关者的接触。

总体而言，人类健康风险评估的未来将需要不断地创新和合作，以确保风险评估在保护公众健康方面保持相关性和实用性。

第三节　健康风险的测量维度

健康风险评估是公共卫生和卫生保健管理的一个重要方面，涉及评估和量化导致个人或群体出现负面健康结果的可能性的各种因素，同时是决策者、医疗保健提供者和研究人员用来了解和解决健康差异、计划干预、分配资源和评估卫生项目有效性的重要工具。因此，在进行健康风险评估时，需要考虑一些关键的测量维度，其中主要包括危害识别、剂量 – 反应评估、暴露评估与风险表征。

一、危害识别测量维度

1. 危害识别的定义　危害识别指的是识别和描述与特定暴露或情境相关的潜在危害或危险，可能对人类健康造成风险的过程。它涉及识别和评估可能对人类健康造成伤害的特定物质、因素、条件或情况，例如化学物质、物理危害、生物因子、环境污染物或其他潜在的危害源，旨在识别和描述与特定暴露或情境相关的潜在健康危害的固有特性或特征，例如其毒性、致癌性、易燃性、诱变性或其他相关特性。

2. 危害识别的测量内容　危害识别利用科学和毒理学专业知识来识别潜在的危害。这个过程可能涉及研究物质或活动的物理、化学、生物和其他特性，以及审查相关的流行病学研究、动物研究和其他科学文献，以确定与特定暴露或情境相关的潜在健康危害。危害识别内容通常为：

（1）物理危害：包括工作环境中可能存在的物理因素，如噪声、震动、辐射等，以及可能对员工健康产生的潜在危害进行评估。

（2）化学危害：涉及工作环境中可能存在的化学物质，包括有毒化学品、有害气体、粉尘、烟雾等，对员工暴露和可能的健康影响进行评估。

（3）生物危害：包括员工可能接触到的生物性因素，如细菌、病毒、真菌等，对员工健康的潜在危害进行评估。

（4）人因危害：涉及员工的工作方式、工作强度、工作时间等人因因素对健康的潜在影响进行评估，包括工时、工作负荷、职业性压力等。

（5）社会心理危害：考虑员工在工作环境中可能面临的社会心理因素，如职业满意度、工作压力、人际关系等，对员工心理健康的潜在危害进行评估。

该环节对于理解潜在健康风险的性质和严重程度非常重要，同时是风险评估过程中后续步骤（如暴露评估、剂量 – 反应评估和风险表征）的基础，危害识别结果能够为决策者制定适当的风险管理策略和干预措施提供意见。例如制定减轻或预防危害暴露的策略、制定安全暴露水平的标准或指南，以及支持与公共卫生和环境保护相关的政策和监管决策。

3. 危害识别的测量原则　在危害识别环节中，必须参考风险评估领域普遍遵循的几条关键原则。这些原则为识别和评估潜在的健康危害提供了一个系统的方法。原则包括：

（1）科学性原则：危害识别应基于科学和可靠的证据，包括经过验证和可重复的研究结果、公认的科学理论和权威机构发布的科学报告。评估应该遵循科学方法，并严谨地应用科学原理。

（2）综合性原则：危害识别需要综合考虑多种信息来源，包括实验研究、流行病学调查、临床研究、毒理学数据等，以全面了解潜在的健康危害和危险因素。综合性的评估可以减少单一数据源引起的偏差，提高评估结果的可靠性。

（3）透明性原则：危害识别应该透明，包括评估方法、数据来源、评估过程和结论等应该公开，并对外界进行解释和说明。透明性有助于提高评估的可信度和可验证性。

（4）全面性原则：危害识别应该全面考虑不同人群、不同环境和暴露情境下的健康危害和危险因素。评估结果应该包含可能的健康危害的性质、严重程度、暴露程度和人群易感性等方面的信息。

（5）预防性原则：预防原则表明，当某一物质或活动的潜在健康危害存在不确定性时，应采取谨慎的方法。这意味着，即使没有确凿的证据，如果有合理的理由担心某种物质或活动可能带来健康风险，也应该采取适当的预防措施。

（6）多学科原则：危害识别应该有各学科专家的参与，如毒理学、流行病学、公共卫生和其他相关领域。这有助于确保对潜在的健康危害进行全面和完善的评估，考虑到不同的观点和专业知识。

（7）持续性原则：危害识别应该是一个持续的过程，随着新的科学证据的出现，应定期审查和更新。这有助于确保对健康危害的评估是最新的，反映了对风险的最新知识和理解。

通过遵守这些原则，健康风险中的危害识别可以以严格、透明和基于证据的方式进行，为后续的风险评估和风险管理行动提供坚实的基础。

二、剂量-反应评估测量维度

1. 剂量－反应评估的定义　剂量－反应评估是毒理学和风险评估领域中的重要步骤，涉及确定物质剂量或暴露于人类或动物中可能引起的健康效应之间的关系，旨在评估有害物质相关的潜在不良健康效应。这一信息对于建立安全接触限制和确定与特定物质接触相关的潜在风险至关重要。

2. 剂量－反应评估的内容　剂量－反应评估通常是通过实验研究来测量的，即对受试者施以不同剂量的物质或制剂，并对由此产生的生物反应进行测量和分析。实验结果能够说明物质或制剂的剂量与产生的生物反应之间的关系。剂量－反应评估通常包括以下内容：

（1）暴露剂量选择：对个体或人群在暴露于危害因素时实际接触到的剂量进行测量或估算。这包括对环境中危害因素的测量、个体接触行为的调查和评估，以及使用数学模型等方法估算个体或人群的暴露剂量。

（2）剂量健康效应关系评估：评估危害因素暴露剂量与健康效应之间的关系。这通常通过研究暴露剂量和健康效应之间的统计关联，并使用生物学、流行病学等科学方法来分析剂量与反应之间的可能关联。

（3）健康效应测量：评估可能与危害因素暴露相关的健康效应，包括急性和慢性效应，如中毒、过敏、癌症、生育和发育效应等。这通常涉及对相关文献、流行病学研究、实验室数据等的综合评估，以确定可能的健康效应。

（4）暴露限值评估：根据剂量－反应关系和健康效应评估，评估危害因素的暴露限值，即对人群在工作或生活环境中接触危害因素的安全剂量限制。这通常基于国家或国际相关的法规、标准、指南等，以确保人群在暴露于危害因素时的健康安全。

（5）不确定性和敏感性分析：剂量－反应关系中的不确定性和变异性是重要的考虑因素。不确定性分析涉及评估中使用的数据、模型和假设的局限性和不确定性。敏感性分析涉及不同人群（如儿童、老年人或敏感亚群）对物质的不同敏感性。

三、剂量-反应评估的测量原则

剂量－反应评估是评估与暴露于危险物质（如化学品、辐射或其他环境因素）

相关的健康风险的一个关键步骤。在剂量－反应评估过程中，需要考虑几个原则，以确保准确和可靠的风险定性。原则包括：

（1）合理性原则：剂量－反应关系在生物学上应该是合理的，这意味着它与已知的生物机制和对危险物质如何与身体相互作用的科学理解相一致。它基于可信的科学证据，并得到既定的生物或毒理学知识的支持。

（2）可靠性原则：用于剂量－反应评估的数据应具有较高的质量和可靠性，包括使用来自精心设计的研究的相关和适当的数据，这些研究是采用科学上接受的方法和标准进行的。这些数据来源应有信誉，并经过严格的质量控制和验证程序。

（3）剂量－反应关系原则：剂量－反应评估的核心原则之一是剂量－效应关系，通常情况下，这通常通过剂量－反应曲线来描述，该曲线可以根据不同的数据类型和模型建立，例如线性模型、非线性模型、阈值模型等。通常来说，随着剂量的增加，生物体的反应会增加，但这并不一定总是成立的，因为一些化学物质可能会在低剂量下产生更强的效应，而在高剂量下产生饱和效应。因此，选择适当的剂量－反应模型对于准确评估健康风险非常重要。

（4）多样性原则：不同生物体对于化学物质的剂量－反应关系可能存在差异，因此在评估剂量－反应关系时需要考虑生物学多样性。不同生物体可能对化学物质的敏感性、代谢能力和修复机制等方面存在差异，因此需要在剂量－反应评估中考虑不同生物体的特点。

（5）不确定性原则：剂量－反应关系中的不确定性和变异性应得到明确的处理。这包括考虑到变异性的来源，如个体间的易感性差异、暴露水平和其他相关因素。剂量－反应评估中使用的数据和假设的不确定性应被量化，并在风险特征分析过程中加以考虑。

（6）上下游思维原则：剂量－反应评估需要从上游（即暴露源）到下游（即健康效应）进行综合思考。这意味着评估不仅要关注暴露剂量和健康效应之间的关系，还要考虑暴露途径、暴露持续时间、个体易感性等因素，以全面评估潜在健康风险。

（7）透明性原则：剂量－反应评估应经过合格专家严格的同行评审，以确保其科学性和可信度。评估应该是透明的，明确记录剂量反应评估中使用的方法、假设、数据和不确定性。它还应接受公众监督和利益相关者的意见，以确保透明度。

通过考虑这些原则，剂量－反应评估可以为评估与危险物质相关的健康风险并为风险管理决策提供强有力的、科学上可辩解的依据。在剂量－反应评估中，必须遵循既定的准则和最佳做法，以确保风险评估过程的准确性、可靠性和应用性。

四、暴露评估测量维度

（一）暴露评估的定义

暴露评估是健康风险评估中的重要组成部分，涉及对特定危险物质、物理因素或其他应激因素的潜在暴露途径、途径和水平进行评估和描述的过程。旨在识别和量化个体或人群如何接触到有害物质、物理因素或其他应激因素，并评估这种暴露可能对他们的健康产生的影响。它为评估人群在接触危险物或压力来源过程中受到的潜在健康风险提供了关键信息，并有助于为风险管理和缓解战略决策提供信息，以保护人类健康。

（二）暴露评估的测量内容

暴露评估通常涉及几个关键测量内容。

（1）识别危险或压力源：识别特定的物质、物理剂或所关注的压力源，如化学、生物或放射性剂，或物理压力源，如噪声或热量。

（2）确定暴露源：确定危险或压力源，如工业排放、受污染的水或土壤，或职业活动。它还可能涉及识别间接接触源，如消费品或二次污染源。

（3）估计暴露水平：测量或估计环境中危险或压力源的水平，并确定个人或人群可能暴露在其中的程度。这可能涉及测量空气、水、土壤或食物中的浓度，或通过建模或其他方法估计暴露量。

（4）评估暴露途径：确定个人或人群可能暴露于危险或压力源的不同方式，如吸入、摄入、皮肤接触或其他暴露途径。它还包括考虑危险或压力源可能进入身体并到达目标器官或组织的途径。

（5）描述人群敏感性：考虑不同人群（如不同年龄组、性别或职业群体）接触水平的敏感性，还可能涉及弱势人群，如孕妇、儿童或已有健康状况的人，他们可能更容易受到暴露的影响。

（6）整合接触和健康影响数据：将接触数据与有关危险或应激源的潜在健康影响的信息（如毒理学数据或流行病学研究）整合起来，以评估对人类健康的潜在风险。

（三）暴露评估的测量原则

暴露评估是了解与接触潜在有害物质（如化学品、污染物、辐射或其他环境危害）

相关的健康风险的一个重要步骤。在暴露评估中通常会提到以下原则。

（1）客观性原则：暴露评估应基于科学事实和客观数据，避免主观偏见和个人意见的介入。评估过程应透明、可重复，并经过专业人员的验证和审查。

（2）综合性原则：暴露评估应全面考虑可能的暴露途径、暴露时间和暴露水平，包括空气、水、土壤、食物、职业等各种暴露途径，同时考虑不同人群（如敏感人群、儿童、老年人等）的不同特点。

（3）风险等级原则：暴露评估应对不同暴露途径和暴露时间的风险进行分级，以识别可能对健康产生不同影响的暴露途径，并根据暴露水平的高低划分不同的风险水平，根据不同风险等级水平做出相应管控策略。

（4）不确定性原则：暴露评估应评估识别评估过程中的不确定性，包括数据的真假、估计的不确定性、假设的不确定性等，并在评估结果中进行适当的反映。

（5）风险沟通原则：暴露评估结果应以简明易懂的方式进行沟通，包括向相关利益相关者和公众传递相关的暴露信息、风险信息和不确定性信息，帮助他们了解健康风险，并作出明智的决策。

（6）持续性原则：暴露评估应是一个持续的过程，需要定期更新和修订，以反映新的科学研究和数据，确保评估结果的准确性和可靠性。

通过遵守这些原则，暴露评估可以提供有价值的信息，以了解危险物质相关的潜在健康风险，为风险管理决策提供信息，保护公众健康。

五、风险表征测量维度

（一）风险表征的定义

风险表征是健康风险评估的重要组成部分，它涉及向利益相关者、决策者和公众介绍与接触危险物质或制剂有关的估计风险和不确定性。在健康风险评估中，风险表征的测量维度有助于以清晰、可理解和透明的方式传达潜在的风险和不确定性。

（二）风险表征的测量内容

（1）风险类型：风险类型是指人群暴露于危险物质或制剂可能造成的伤害程度或规模，如暴露于某一特定水平的物质对人体健康影响的严重性，如慢性疾病风险、传染病风险、职业暴露风险等。健康风险评估员使用毒理学数据和其他科学信息来估计与接触该物质或制剂相关的健康影响的严重程度。例如，健康风险评估员可以估计与暴露于某一封闭环境的健康影响的严重性。

（2）风险程度：风险程度指评估个体或群体面临的健康风险程度，通常使用定性或定量方式来表示，例如高、中、低风险，或使用概率或百分比来表示风险的大小。概率是指某一特定结果或事件发生的可能性，如暴露于某种有害物质或制剂后患上癌症的概率。健康风险评估员使用统计模型和其他分析工具来估计与接触该物质或制剂有关的不良健康影响的概率。概率通常表示为百分比或分数，这有助于利益相关者和决策者了解与暴露于危险物质或制剂相关的风险水平。例如，健康风险评估员可以估计暴露于一定程度的空气污染后患肺癌的概率。估计的概率可以用百分比表示，如空气污染每增加 10 μg/m³，患肺癌的风险就增加 10%。

（3）时间维度：时间维度指评估健康风险可能出现的时间范围，可以是短期、中期或长期。例如，短期风险可能涉及急性健康事件，如感染或事故；中长期风险可能涉及慢性疾病的发生和发展。

（4）不确定性：不确定性是描述评估中的不确定性程度，包括评估方法的限制、数据的不完整性、模型的假设等。不确定性对健康风险评估的解释和解读具有重要影响。例如，围绕暴露于特定物质的长期健康影响的不确定性，健康风险评估员使用不确定性分析和敏感性分析来确定和量化风险评估过程中不确定性的来源和大小。健康风险评估员还可以确定与毒理学数据有关的不确定性，如将动物数据外推至人类或不同个体对危险物质或制剂的反应的变异性。

（5）敏感性：敏感性是指不同人群或个人对暴露于危险物质或制剂的健康影响的敏感性差异。健康风险评估员使用流行病学数据和其他科学信息来评估对危险物质或制剂的易感性的变异性。例如，健康风险评估员可以评估不同年龄组、性别、职业和社会经济地位的人对暴露于特定水平的空气污染的健康影响的易感性的变化。评估的敏感性可以用不同人群或个人的不良健康影响的相对风险来表示。

总之，健康风险评估中的风险表征对于向利益相关方、决策者和公众传达与接触危险物质或制剂有关的潜在风险和不确定性至关重要。风险表征有助于确保以清晰、可理解和透明的方式沟通潜在风险和不确定性，促进知情决策和风险管理。

（三）风险表征的测量原则

在表述健康风险时，必须坚持既定原则，以确保准确、透明和有意义的沟通。以下是在表述健康风险时可以参考的一些原则。

（1）科学性原则：风险表征应基于科学证据和客观数据，而不是主观意见或推测。评价应基于可靠的科学研究、流行病学数据、临床试验等可量化的信息，以确保风险评估的科学性和可信度。

（2）透明性原则：风险表征应以明确、简明的方式呈现，使评估结果易于理解和解释。评价应描述评估的方法、数据来源、不确定性等，以便决策者和公众能够了解评估的基础和限制。

（3）全面性原则：风险表征应综合考虑不同类型和来源的风险信息，包括潜在危害的性质、严重性、暴露程度、暴露人群等因素，以便全面了解风险的全貌。

（4）可比性原则：风险表征应具有可比性，使不同风险之间能够进行比较。评估应使用一致的方法和标准，以便在不同评估之间实现一致性和可比性。

（5）不确定性原则：风险表征应识别和描述评估结果的不确定性，并在评估中充分考虑不确定性的影响。评估应谨慎对待潜在风险，并避免对风险进行低估或高估。

（6）可理解性原则：风险表征应促进参与和可理解性，以便公众能够理解和参与评估过程。评估应采用简明扼要、用语通俗的方式，以便普通公众能够理解和参与决策过程。

（7）独立性原则：风险表征应独立于利益相关者和潜在利益冲突，并基于客观的科学证据和数据。评估应避免潜在的利益冲突，确保评估结果的客观性和独立性。

以上原则有助于确保健康风险评价中的风险表征具有科学性、透明性、全面性、可比性、不确定性、可理解性、独立性，从而提高评估的可靠性和有效性。遵循这些原则有助于确保风险表征在健康风险评价中能够提供准确、全面、可理解的信息，以支持决策者和公众作出明智的决策。

第四节　健康风险评估流程

健康风险评估是一种评估与环境危害相关的潜在健康风险的过程。这些危害包括空气和水污染、有毒化学物质、危险废物等。其主要用于评估接触各种危害（如化学污染物、物理因素、生物因素或其他环境压力）可能导致的潜在健康风险。该过程涉及收集、评估和解释科学数据和信息，以估计接触这些危害导致的不良健康效应的可能性和严重程度。

健康风险评估是决策和风险管理的重要工具，可用于识别和优先考虑健康风险、支持监管和政策决策，并向受影响人群传达风险信息。在环境健康、职业健康、食品安全和公共卫生等领域，健康风险评估受到广泛应用。这是一个复杂而跨学科的过程，需要涉及各种专家，如毒理学、流行病学、环境科学和风险评估。通常包括评估方案制订、危害识别、暴露评估、剂量 - 反应评估、风险表征和风险管理等关键步骤（图 2-10）：

（1）评估方案的制订：明确评估目的、评估对象、评估范围和评估内容和方法。

（2）危害识别：涉及识别可能对人类健康构成风险的环境危害。

（3）暴露评估：涉及评估对已确定的危害的暴露程度。

（4）剂量－反应评估：涉及评估暴露水平与不良健康效应的可能性和严重程度之间的关系。

（5）风险特征化：涉及综合前几个步骤中的信息，估算总体不良健康效应的风险。

（6）风险管理：涉及制定和实施减少或消除已确定的风险的策略。

总之，环境健康风险评估过程是保护公共健康和环境的重要工具。通过识别潜在危害并制定减少或消除风险的策略，环境健康专业人员可以帮助预防或减轻与环

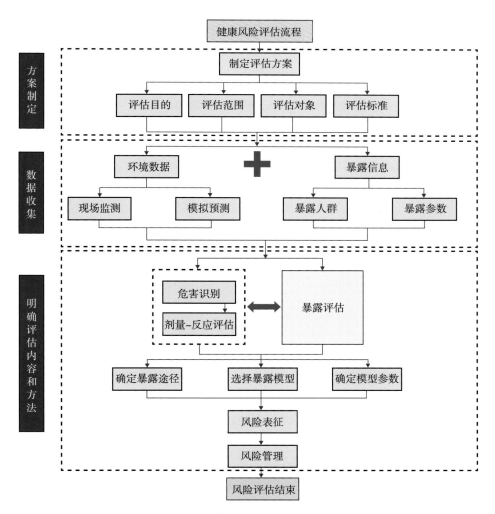

图 2-10　健康风险评估技术流程

境危害相关的不良健康效应。

一、评估方案制订

1.明确评价目的　在进行风险评估之前，评估者应该与风险管理者和利益相关方进行全面的沟通，以明确评估的目的和所需的支撑环境管理需求或需要解决的环境问题。这种有效的沟通和协作可以确保评估过程的科学性和可靠性，并提供准确的数据和信息来支持风险管理决策的制订。此外，这种协作还可以促进参与者的理解和合作，加强风险评估和管理的合法性和透明度，从而提高整体风险管理的效率和效果。

2.明确评估范围　通过资料收集与分析、人员访谈、现场调查和环境监测等，确定评估的范围，包括：

（1）目标环境因素：综合考虑来源特征、环境行为、危害特征及管理需求等，确定需要评估的环境中的化学性因素；

（2）时间范围：综合分析目标环境因素的危害特征（如急性或慢性）、暴露发生时间及持续时间等，确定评估的时间范围；

（3）空间范围：综合分析目标环境因素的来源特征、环境行为、暴露途径和人群分布等，确定评估的空间范围；

（4）目标人群：结合目标环境因素的危害特征、人群环境暴露行为活动模式和人群分布等，明确重点关注人群。

3.选择评估类型　风险评估类型包括定性评估和定量评估。定性评估用高、中、低等描述性词语表示风险的大小。定量评估用数值表示风险的大小及其不确定性。应根据评估目的，考虑数据的可及性、精度要求、时限要求人员和经费投入等，选择合适的评估类型。

4.确定数据获取方法　根据评估目的和评估类型，采用文献资料、模型预测、实验研究和现场调查等方法获取所需数据资料。评估时应充分利用现有数据资料，必要时开展实验研究和现场调查。

5.明确评估内容和方法　明确危害识别、剂量－反应评估、暴露评估和风险表征各过程的评估内容、方法和技术路线，形成评估方案。

二、危害识别

危害识别是健康风险评估过程中的第一步，它涉及识别与特定物质或情况相关的潜在危害。这一步骤通常涉及对现有科学文献和数据的彻底审查，以及与该领域的主题专家进行磋商。目标是确定任何可能与接触被评估物质或情况有关的已知或可疑的健康危害。危害可以有多种形式，包括化学、生物、物理和放射性危害。在这一步骤中可能确定的危害的案例包括有毒化学品、传染源、噪声、辐射和人体工程学危害。一旦确定了危害，就可根据其潜在的严重性和暴露的可能性对其进行定性。这一信息被用来为健康风险评估过程中的后续步骤提供信息，包括暴露评估、剂量－反应评估和风险特征分析。

（一）技术流程

危害识别技术流程见图 2-11。一般按照以下步骤进行。

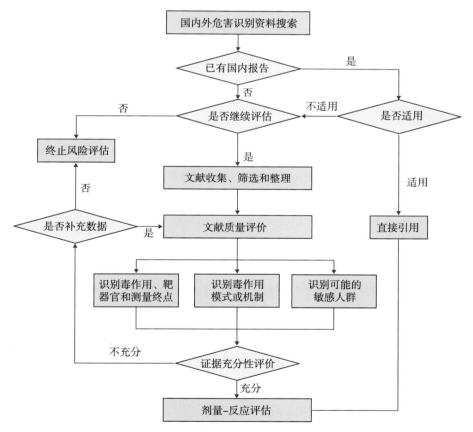

图 2-11　危害识别评估的技术流程

（1）检索国内外政府部门或国际组织发布的环境因素危害评估资料并且进行适用性评估。如果已发布且适用，可直接引用。如果未发布或不适用，与风险管理者和利益相关方沟通确定是否继续开展危害识别；经沟通后，如果不需要继续，则终止风险评估。

（2）如果继续开展危害识别，则应开展文献检索、收集、筛选，并对文献质量进行评价，确定用于危害识别的文献资料。

（3）开展文献综述，识别目标环境因素的毒性作用及其作用模式或机制，识别可能的敏感人群。

（4）评价证据充分性。经评价，证据充分的，应进一步开展剂量－反应评估。证据不充分的，应补充模型、实验或调查数据，进一步开展危害识别；无法补充数据的，则终止风险评估。

（二）技术要求

1. 数据收集　收集信息是危害识别过程中的一个关键步骤，它涉及收集有关被评估物质或情况的所有信息的关键方面。

（1）文献审查：对科学文献进行彻底审查，以确定与被评估物质或情况相关的任何已知危害。这包括审查与该物质或情况有关的研究文章、报告和其他出版物。

（2）数据收集：收集和审查以前研究的数据，包括毒性研究和暴露评估。这有助于确定与正在评估的物质或情况相关的任何先前记录的危险性。

（3）利益相关者：可以咨询利益相关者，包括该领域的专家、行业代表和受影响的社区，以收集额外的信息和见解。这可以包括举行会议、公开听证会和其他讨论论坛。

（4）监管要求：任何适用的法规要求，如报告要求或进行危险评估的准则，都要确定和遵守。

（5）其他信息来源：其他信息来源，如政府工作报告、数据库和新闻报道，也会被审查以收集任何额外的相关信息。

总的来说，收集信息是危害识别过程中的一个关键步骤，因为它为识别潜在危害和描述其严重性及暴露的可能性提供了基础。收集到的信息被用来为健康风险评估过程中的后续步骤提供信息，包括暴露评估、剂量－反应评估和风险特征分析。

2. 数据需求　危害识别所需数据包括目标环境因素及其代谢产物的基本信息、理化性质、毒性数据、代谢数据、人群流行病学数据、危害等级等。

（1）基本信息，包括名称、CAS 编号、分子式、结构式、分子量等。

（2）理化性质，包括目标环境因素的颜色、气味、密度、分散度、熔点、沸点、饱和蒸汽压及蒸汽密度、闪点、空气中爆炸浓度极限、溶解度、化学反应特性、稳定性等。

（3）毒性数据，包括目标环境因素的致癌性、致突变性、遗传毒性、生殖毒性、发育毒性、神经毒性、免疫毒性、皮肤刺激性、皮肤腐蚀性、眼刺激性、眼腐蚀性、皮肤致敏性等。

（4）代谢数据，包括目标环境因素在动物或人体内吸收、分布、代谢、排泄等毒代动力学数据。

（5）人群流行病学数据，包括环境流行病学和职业流行病学数据等。

（6）危害等级，通过查询国内外政府部门或国际组织相关数据库，确定目标环境因素的危害鉴定分级结果。

3. 识别毒性作用及其模式和敏感人群要求

（1）识别人体和实验动物经不同暴露途径、暴露时间暴露于目标环境因素的毒性作用、靶器官和健康结局（如死亡、疾病、生理功能改变或生化代谢的改变等）。

（2）对于识别出的每一种毒性作用，收集和分析毒效动力学数据，识别可能的毒性作用模式或机制。

（3）综合考虑不同性别、年龄等群体特征人群或实验动物的毒性作用、人群背景暴露水平等，识别可能的敏感人群。

（三）剂量–反应评估

剂量–反应评估是健康风险评估过程中的一个关键步骤。它涉及评估接触某种物质的剂量或水平与由此产生的健康影响之间的关系。基于危害识别，确定目标环境因素暴露与关键效应之间的剂量–反应关系函数，推导毒性参数。

1. 技术流程 剂量–反应评估工作程序见图2-12。

（1）检索国内外政府部门或国际组织发布的目标环境因素的剂量–反应关系函数和毒性参数并进行适用性评估。如果已发布且适用，可直接引用。如果未发布或不适用，与风险管理者和利益相关方沟通确定是否继续开展剂量–反应评估；经沟通后，如果不需要，则终止剂量–反应评估。

（2）如果继续开展剂量–反应评估，则基于危害识别结果确定关键效应，筛选用于剂量–反应评估的数据。

（3）对剂量–反应评估数据进行质量评价，如果满足要求，则开展剂量–反应建模，推导毒性参数；如果不满足要求且需继续开展剂量–反应建模和毒性参数推导，应补充试验或调查数据。

2. 技术要求

（1）数据要求：剂量–反应评估所需数据包括流行病学数据、动物实验数据、体外实验数据和毒理学数据。优先采用流行病学数据或动物实验数据。剂量–反应关系评估数据应满足国家相关标准规定的最低数据要求。

59

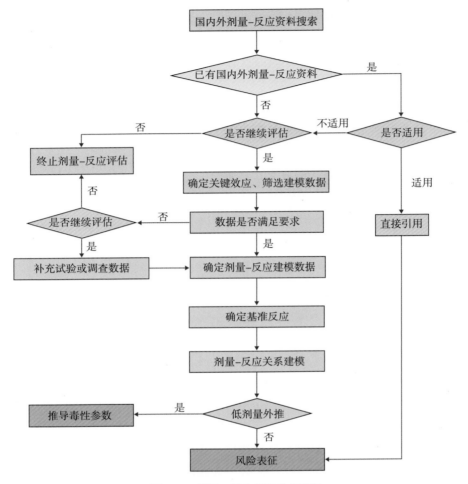

图 2-12　剂量 – 反应评估技术流程

①毒性数据：有关物质的毒性数据是剂量 – 反应评估的关键，包括来自动物研究、体外研究或其他来源的毒性数据。

②暴露数据：通过暴露于该物质的水平和持续时间，用来估计暴露的剂量或水平，包括环境监测数据、生物监测数据或暴露模型数据。

③流行病学数据：流行病学数据，包括来自人类研究的数据，对于了解接触该物质和由此产生的健康影响之间的关系非常重要。

④剂量 – 反应模型数据：关于选定的剂量 – 反应模型的数据，包括模型参数和假设，是剂量 – 反应评估的需要。

⑤关于可能影响剂量 – 反应的因素的数据：其他可能需要的数据包括可能影响剂量 – 反应关系的因素的数据，如年龄、性别和其他个体特征。

总的来说，剂量 – 反应评估的数据要求是多种多样的，并可能因评估的具体物质和健康终点而有所不同。这些数据的可用性和质量会影响剂量反应评估的准确性和可靠性。使用最好的可用数据和方法来进行彻底和全面的剂量－反应评估是非常重要的。

（2）数据评价：直接引用国内外政府部门或国际组织发布的剂量－反应关系函数和毒性参数时，应详细了解目标环境因素的参考浓度、参考剂量、致癌斜率系数等毒性参数，以及推导这些毒性参数所依据的关键证据、关键效应、起算点、假设、模型方法、不确定性系数的确定依据等信息，并审查剂量－反应评估结论的时效性、可靠性和适用性。当不同机构结论不一致时，应分析原因，必要时开展专家论证。

根据原始文献推导剂量－反应关系函数和毒性参数时，应满足适用性、时效性和可靠性的要求，且对暴露（或剂量）和反应进行定量测量，研究设计如暴露（剂量）分组、暴露（剂量）范围和样本量等应科学合理；同时存在多种数据来源（如人群研究、动物研究等）时，应权衡不同研究类型的优缺点。

（3）剂量－反应建模：对不同暴露（染毒）途径、暴露（染毒）持续时间和毒性作用，确定用于剂量－反应关系建模的数据和关键效应，建立目标环境因素暴露与关键效应间的剂量－反应关系函数，一般步骤如下。

①采用动物实验或体外实验结果进行剂量－反应关系建模时，一般采用毒物代谢动力学模型或通过种间剂量调整将动物试验剂量转换为人体等效剂量。

②确定关键效应的基准反应。基准反应一般取值为1%、5%或10%，如特定病变的发病率增加10%等。

③对观察到的暴露（或剂量）范围内的资料进行剂量－反应建模。常用的数学模型包括机制模型（如一次打击模型、多次打击模型、多阶段模型、线性多阶段模型、随机两阶段模型等）和概率分布模型（如概率单位模型、Logistic模型、Weibull模型等）。比较不同模型的拟合优度，选择最优模型，建立剂量－反应函数，绘制剂量－反应曲线。

（4）剂量－反应低剂量外推：根据评估需要，对未观察到的暴露（剂量）范围内的剂量－反应关系进行低剂量外推，推导毒性参数；毒性参数推导的一般步骤如下。

①针对不同暴露途径和暴露时间的毒性作用，分别推导备选毒性参数。非致癌效应，一般推导参考剂量或参考浓度；致癌效应，一般推导致癌斜率系数或单位风险因子。

致癌效应毒性参数推导。首先，确定起算点，根据剂量－反应建模确定的基准反应和剂量－反应函数，计算基准剂量95%可信下限作为起算点；其次，计算致癌斜率系数，当毒作用为诱变活性致癌效应或作用机制未知时，推导致癌斜率系数，致癌斜率系数等于基准反应除以起算点。当数据足以确认致癌效应的作用模式在低剂量呈非线性时，采用非致癌效应低剂量外推方法推导参考剂量或参考浓度。

非致癌效应毒性参数推导。首先，确定起算点，根据剂量－反应建模确定的基准反应和剂量－反应函数，计算基准剂量95%可信下限作为起算点，也可根据动物实验确定的可见最小有害作用水平或无可见有害作用水平作为起算点；其次，确定不确定性系数，包括人群个体敏感性差异、动物试验结果外推到人的不确定性、亚慢性效应推导慢性效应的不确定性、可见最小有害作用水平推导无可见有害作用水平的不确定性和数据不完整导致的其他不确定性等；最后，计算参考剂量或参考浓度，参考剂量或参考浓度等于起算点除以不确定性系数。

②对于同一种暴露途径和暴露时间的不同毒作用，选择最敏感的靶器官毒性参数作为最终的毒性参数。

（5）危害等级评价：定性风险评估中，可根据国内外政府部门或国际组织发布的毒性分级标准，对目标环境因素的危害等级进行划分，或者建立危害等级评价指标体系，确定指标权重，构建危害评价指数，定性或半定量评价目标环境因素的暴露危害水平。

（四）暴露评估

暴露评估是健康风险评估过程中的关键步骤。它涉及评估人类接触某种物质或情景的程度和性质。暴露评估对于了解特定物质或情境可能存在的潜在健康风险至关重要。它提供有关不同途径的暴露水平和持续时间的信息，用于指导健康风险评估过程的风险表征步骤。

1. 技术流程　暴露评估工作程序见图 2-13，一般按照以下步骤进行。

（1）根据评估目的，通过情景分析或现场调查，确定人群暴露目标环境因素的暴露情景。

（2）基于暴露情景的条件和假设，对暴露数据进行分析，以确定受暴露人群中暴露水平的分布，建立暴露模型。

（3）针对不同途径或路径，测量或预测人群对目标环境因素的暴露浓度，选择人群暴露参数。

（4）计算人群暴露量。

2. 技术要求

（1）确定暴露情景：根据评估目的，通过情景分析和现场调查，确定人群暴露目标环境因素的暴露情景。包括目标环境因素及其来源、暴露路径、暴露途径、暴露人群、暴露事件、暴露时间、暴露频率等条件和假设。暴露情景应包括最不利情景假设。暴露人群应包括敏感人群和高暴露人群。条件允许时，可利用环境空气、土壤、地表水、地下水、室内空气、室内积尘、食物、饮用水等介质中目标环境因素的浓度和人群时间活动模式等信息进行验证。

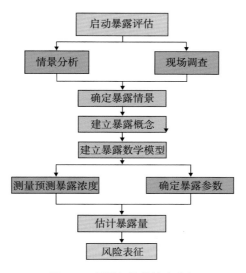

图 2-13　暴露评估的技术流程

（2）建立暴露模型：基于暴露情景，建立暴露评估的概念或数学模型，确定不同路径和途径的暴露评估方法，以及暴露浓度和暴露参数的来源及测量方法等。

（3）定性暴露评估：综合考虑目标环境因素的结构、理化特性、生产量、使用量、释放量、危害控制措施和周边人群分布等信息，建立暴露评价指标体系，确定指标权重，构建暴露评价指数，对人群暴露水平进行分级，定性或半定量评价人群暴露目标环境因素的暴露水平。

（4）定量暴露评估：目标环境因素的来源、使用、释放、转归等信息，选择合适的环境归趋模型，预测环境介质中目标环境因素的浓度及其时空分布；或直接监测环境空气、室内空气、室内积尘、土壤、食品、饮用水等介质中目标环境因素的浓度。

大气、地表水、地下水、土壤中污染物的迁移扩散可按 AERSCREEN、ADMS、CALPUFF 等模型进行。应根据评估目标、模型的技术能力、获取方式或使用难度等因素，选择适合的环境归趋模型。

（5）暴露参数的获取：应根据不同暴露途径选取相应的暴露参数。暴露参数应按照以下先后次序选择确定。

①直接测量法：直接测量法是获取暴露参数最可靠的方法。该方法可以使用空气、水、土壤、血液或尿液等样本进行测量。

②基于模型的方法：如果无法直接测量暴露参数，可以使用基于模型的方法来估计暴露参数。这可以通过使用暴露模型来估计可能的暴露参数来完成。

③国内政府部门组织开展的大规模暴露参数调查给出的推荐值。

④基于国内文献综合分析筛选获得的暴露参数数据。

⑤国外政府部门或国际组织推荐的暴露参数。

（五）风险表征

风险表征是指对某种潜在危害的性质、大小和分布等进行全面、客观、准确的描述和分析，以确定风险的程度和概率，为制订有效的风险管理措施提供依据。综合危害识别、剂量－反应评估和暴露评估结果，定性或定量描述风险大小及其不确定性。

1. 技术流程　风险表征工作程序见图 2-14，一般按照以下步骤进行。

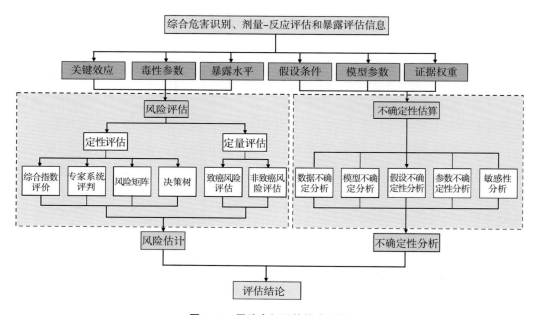

图 2-14　风险表征评估技术流程

（1）信息汇总：综合描述目标环境因素的毒性作用、关键效应、剂量－反应关系以及特定暴露情景下的人群暴露水平。

（2）风险估计：基于剂量－反应关系和暴露水平，估计人群经不同暴露途径发生相应关键效应的风险。

（3）敏感性和不确定性分析：基于风险评估全过程应用的假设条件、模型参数及证据评价等，分析模型参数的敏感性和风险估计的不确定性。敏感性分析可以帮助评估人员确定评估中哪些参数对评估结果最敏感，即哪些参数对评估结果产生的影响最大；不确定性分析可以帮助评估人员确定评估结果的不确定性程度，并确定评估结果的置信水平，确定评估结果的置信区间，即评估结果的可能误差范围。

（4）形成结论：定性或定量表征特定情景下人群暴露于目标环境因素的健康风险，形成评估结论。

2. 技术要求

（1）风险估计：健康风险评估是一种系统的方法，用于评估某种环境、工作或生活方式对人体健康产生的潜在风险。在健康风险评估中，定性风险评估方法和定量风险评估方法都是常用的方法。

①定性风险评估：主要是通过对某种环境、工作或生活方式产生的潜在危害进行描述和评估，然后根据专业人员的经验和判断，对其风险进行定性评估。这种方法通常采用专家系统、决策树、风险矩阵等工具，以评估潜在危害的严重性和频率，然后将其分为高、中、低三个等级。在定性风险评估中，专家评估是非常关键的，评估结果往往受到专家的经验和判断的影响。因此，在使用定性风险评估方法时，需要确保专家具有足够的专业知识和经验，并且在评估过程中采用科学的方法和工具进行评估，以确保评估结果的准确性和可靠性。

②定量风险评估：主要根据目标环境因素的毒性效应计算致癌效应风险和非致癌效应风险。

致癌效应风险一般采用人群超额致癌风险进行表征。对于同一环境因素，应按不同暴露途径选择相应的致癌斜率系数或单位风险因子进行风险估计。多种暴露途径或多种目标环境因素对相同靶器官产生相似的致癌效应时，可对不同暴露途径或多种目标环境因素的超额致癌风险进行累加计算总的超额致癌风险。

非致癌效应风险一般采用危害商进行表征。对于同一目标环境因素，应按不同暴露途径选择相应的参考浓度或参考剂量进行风险估计。多种暴露途径或多种目标环境因素对相同靶器官产生相似的非致癌效应时，可对不同暴露途径或多种目标环境因素的危害商进行累加计算危害指数。

（2）不确定性分析：健康风险评价的不确定性分析是评价结果的可靠性和准确性的一种评估方法。不确定性分析可以帮助确定评估结果的置信区间、误差范围和概率等，以提高评估结果的科学性和可靠性。以下是健康风险评价的不确定分析的内容。

①数据不确定性分析：评估过程中涉及的数据通常都存在一定的不确定性，包括数据来源、数据可靠性和数据精度等方面，因此需要对数据进行不确定性分析，以确定评估结果的可靠性和准确性。

②模型不确定性分析：健康风险评价通常需要建立一些数学或统计模型来进行风险评估，这些模型也存在一定的不确定性，包括模型的假设、模型参数和模型结构等方面。因此，需要对模型进行不确定性分析，以确定评估结果的置信区间和误差范围等。

③假设不确定性分析：健康风险评价通常需要进行一些假设，如假设人们暴露于某种物质的时间、剂量等，这些假设也存在不确定性。因此，需要对假设进行不确定性分析，以确定评估结果的可靠性和准确性。

④参数不确定性分析：健康风险评价中，常常需要对一些参数进行估计，如某种物质的暴露水平、对人体健康的危害程度等。这些参数也存在不确定性，需要进行参数不确定性分析，以确定评估结果的置信区间和误差范围等。

⑤敏感性分析：健康风险评价的结果通常受到多个因素的影响，因此需要进行敏感性分析，以确定评估结果对各个因素的敏感性，以及不同因素对评估结果的影响程度，以指导评估结果的合理解释和应用。

（3）评估结果：在环境健康风险评估过程中，对环境污染物人群暴露水平进行量化评估的结果是非常重要的。这个过程主要是根据暴露浓度、摄入量、暴露时间等变量来对环境污染物的潜在健康风险进行评估和分析。具体来说，评估结果主要包括以下几个方面。

①环境污染物的来源和浓度分布：评估结果需要包括环境污染物的来源和浓度分布情况，以便评估人员能够了解环境中的污染物类型和浓度分布情况。这个过程需要获取环境监测数据、文献调研等相关信息。

②不同暴露情景的暴露范围、暴露途径和人群特征：评估结果需要确定不同暴露情景下的暴露范围、暴露途径和人群特征，包括环境污染物的种类、暴露途径（如呼吸、接触、饮食等）、人口密度、人群特征（如年龄、性别、健康状态等）等因素。

③相关数据、暴露量估算方法及参数选取进行解释说明：评估结果需要解释和说明使用的相关数据、暴露量估算方法和参数选择，可以帮助人们理解评估结果和方法，并提高结果的可信度和可靠性。

④单一途径及多途径日均暴露量：评估结果需要计算出单一途径和多途径的日均暴露量，并提供相应的数据，可以帮助人们了解不同暴露情景下的暴露水平，为风险管理提供基础数据。

⑤不确定性分析结果：评估结果需要进行不确定性分析，并提供相应的分析结果，以判断暴露评估结果的可靠性，可以帮助人们了解评估结果的可靠程度，并指导进一步的研究和风险管理措施的制定。

（六）风险管理

健康风险评估后，需要根据评估结果制订相应的风险管理措施，包括采取控制措施、修正暴露和预防措施等，以降低健康风险。

1. 技术流程　健康风险评估是确定潜在健康危害并评估其对个人或群体影响的过程。一旦识别出健康风险，下一步就是实施风险管理策略以最小化或消除这些风险。以下是健康风险评估和风险管理的一些流程（图 2-15）。

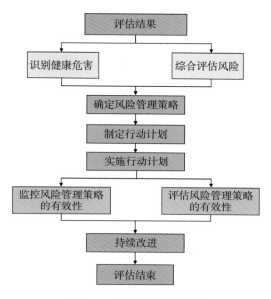

图 2-15　风险管理技术流程

（1）识别健康危害：涉及识别工作场所、环境或社区中的潜在健康危害。一些危害的案例包括接触有毒化学物质、传染病、物理危害和心理社会压力因素。

（2）评估风险：一旦识别出危害，就需要评估与每种危害相关的风险，包括评估暴露的可能性和健康影响的潜在严重性。

（3）确定风险管理策略：基于风险评估的结果，确定适当的风险管理策略以最小化或消除风险，可能包括实施工程控制、行政控制和个人防护装备（PPE）。

（4）制订行动计划：制订全面的行动计划，概述实施步骤来执行上一步骤中确定的风险管理策略。此计划应包括实施计划的时间表、责任和所需资源。

（5）实施行动计划：一旦制订了行动计划，就需要及时有效地执行计划。这可能涉及培训员工、购买设备或修改工作流程。

（6）监控和评估风险管理策略的有效性：一旦实施了风险管理策略，就需要监控其有效性并评估其减少或消除健康风险的影响。这可能涉及定期检查、监测员工健康状况以及进行调查或面试以评估员工对风险的满意度和认知。

（7）持续改进：风险管理是一个需要持续改进的过程。定期审查风险评估和风险管理策略，以确保它们保持有效和相关，并根据需要进行调整。

2.技术要求

（1）识别健康危害：识别健康危害需要进行全面的评估，以下是一些技术要求。

①进行工作场所评估：评估工作场所可能存在的健康危害，例如化学物质、气体、粉尘、噪声等。

②进行环境评估：评估环境中可能存在的健康危害，例如放射性物质、水污染、空气污染等。

③分析工作流程：分析工作流程中可能出现的健康危害，例如作业方式、工作负荷、操作工具、机器设备等。

④搜集数据：搜集可用的数据，例如工作场所历史纪录、安全报告、环境报告、监管数据等。

⑤参考文献：参考相关的法律法规、安全标准、行业标准、专业文献等。

⑥利用专业知识：利用专业知识和经验，识别潜在的危害，例如对特定物质的了解、对相关疾病的认识、对工作环境和流程的了解等。

⑦采用问卷调查：对员工进行问卷调查，了解他们在工作中可能面临的健康危害。

（2）综合评估风险：评估风险需要进行全面的分析和评估，以下是一些技术要求。

①确定风险源：识别可能存在的风险源，例如化学物质、设备、工作环境等。

②评估风险程度：评估风险的程度和潜在影响，例如，可能引起的损伤、疾病、财产损失等。

③确定风险发生的可能性：评估风险发生的概率和可能性，例如，员工的暴露时间、工作流程、工作负荷等。

④制定评估标准：制定标准评估风险，例如，采用数值等级来表示风险程度和可能性。

⑤搜集数据：搜集相关数据和信息，如工作场所历史纪录、安全报告、监管数据等。

⑥采用数学模型：采用数学模型对风险进行分析和预测，例如，利用概率分布、统计学方法等。

⑦参考文献：参考相关的法律法规、安全标准、行业标准、专业文献等。

⑧利用专业知识：利用专业知识和经验，对潜在的风险进行分析和评估，例如对特定物质的了解、对相关疾病的认识、对工作环境和流程的了解等。

⑨采用问卷调查：对员工进行问卷调查，了解他们对风险的认知和评估。

以上技术要求可以相互结合，综合考虑，评估可能存在的风险和潜在影响。在评估风险时，还需要注意评估的时效性和准确性，及时更新评估结果，为制订有效的风险管理策略提供依据。

（3）确定风险管理策略：确定风险管理策略需要进行全面的分析和评估，以下是一些技术要求。

①优先考虑控制风险源：考虑控制风险源的措施，例如更换化学品、改进工作环境等。

②评估控制措施的有效性：评估控制措施的有效性和实施成本，例如成本效益分析。

③采用多种控制措施：采用多种控制措施相结合，实现风险的控制和管理，例如工程控制、行政控制、个人防护措施等。

④确定应急响应计划：制订应急响应计划，应对突发事件，减少风险的影响。

⑤制订培训计划：制订员工培训计划，提高员工的风险意识和管理能力，促进组织的健康风险管理。

⑥采用技术手段：利用先进的技术手段，如自动化系统、传感器监控、数据分析等，实现对风险的实时监测和控制。

⑦参考相关标准和指南：参考相关的法律法规、安全标准、行业标准、专业指南等，制定符合要求的风险管理策略。

⑧进行后续监测：定期对风险管理策略进行监测和评估，及时调整和改进，确保组织的风险管理策略持续有效。

第三章

密闭环境化学污染健康风险识别及评估

人类有 80% ~ 90% 的时间是在室内度过，室内空气质量直接关乎人体健康。其化学污染源分为室内和室外两部分，室外污染物因为空气渗透、通风等引入室内，主要以粉尘和无机物污染物为主；而室内污染物包括室内装修材料和家具产生的污染、室内人员使用的有机物品散发的污染物（杀虫剂、漂白剂、清洁剂等）、室内人员的行为（如作业、烹饪）、室内人员自身代谢产物而产生的污染物等。一般而言，挥发性有机物（VOCs）是室内环境中具有强毒性的典型空气污染物，室内杀虫剂、漂白剂、清洁剂、装修材料和家具是其主要的排放源。

第一节　无机气体污染

一、无机气体种类

1. 一氧化碳（CO）　CO 是一种无色、无味、无臭的气体，在空气中燃烧时呈现蓝色。大气中的 CO 相当稳定，一般不易被破坏，只有在太阳光紫外线照射下或土壤中细菌作用下才会有少部分被氧化为 CO_2。而室内的 CO 几乎不被氧化，只能依靠通风稀释来降低室内 CO 浓度。

吸烟是室内 CO 的主要来源，其排放量为每支 31 mg（主流烟）和每支 148 mg（副流烟）。另外，炊事活动也是产生 CO 的主要原因，炊事的 CO 排放量与灶具的耗气量、燃烧状况等有很大关系，当燃烧较为充分时，CO 的排放量约为 0.59 mg/L 耗气量；若燃烧不完全时，CO 的排放量可达 3.88 mg/L 耗气量。

CO 对人体的影响主要是会造成低氧血症，引起组织缺氧。CO 与红细胞中血红蛋白的结合能力是氧的 200 ~ 250 倍，因此可造成血液中含氧量大大降低。人在 CO 浓度 250 mg/m³ 的室内空气中暴露 2 ~ 4 小时，就会出现头痛、烦躁、情绪不定、健忘等症状；在 CO 浓度 625 mg/m³ 的室内空气中暴露 2 ~ 4 小时，就会出现剧烈头痛、无力、视觉障碍、虚脱感等症状；而当 CO 浓度达到 2500 mg/m³ 时，人只需停留 1 ~ 2 小时，就会呼吸困难、意识丧失，甚至死亡。《室内空气质量标准 GB/T 18883-2022》规定室内空气中 CO 浓度的小时均值 10 mg/m³（表 3-1）。

表 3-1　室内空气质量要求

序号	指标分类	指标	计量单位	要求	备注
01	物理性	温度	oC	22 ~ 28	夏季
				16 ~ 24	冬季
02		相对湿度	%	40% ~ 80%	夏季
				30% ~ 60%	冬季
03		风速	m/s	≤ 0.3	夏季
				≤ 0.2	冬季
04		新风量	每人 m³/h	≥ 30	–
05	化学性	臭氧（O_3）	mg/m³	≤ 0.16	1 小时平均
06		二氧化氮（NO_2）	mg/m³	≤ 0.20	1 小时平均
07		二氧化硫（SO_2）	mg/m³	≤ 0.50	1 小时平均
08		二氧化碳（CO_2）	%[a]	≤ 0.10	1 小时平均
09		一氧化碳（CO）	mg/m³	≤ 10	1 小时平均
10		氨（NH_3）	mg/m³	≤ 0.20	1 小时平均
11		甲醛（HCHO）	mg/m³	≤ 0.08	1 小时平均
12		苯（C_6H_6）	mg/m³	≤ 0.03	1 小时平均
13		甲苯（C_7H_8）	mg/m³	≤ 0.20	1 小时平均
14		二甲苯（C_8H_{10}）	mg/m³	≤ 0.20	1 小时平均
15		总挥发性有机化合物（TVOC）	mg/m³	≤ 0.60	8 小时平均
16		三氯乙烯（C_2HCL_3）	mg/m³	≤ 0.006	8 小时平均
17		四氯乙烯（C_2CL_4）	mg/m³	≤ 0.12	8 小时平均
18		苯并 [a] 芘（BaP）[b]	mg/m³	≤ 1.0	24 小时平均
19		可吸入颗粒物（PM10）	mg/m³	≤ 0.10	24 小时平均
20		细颗粒物（PM2.5）	mg/m³	≤ 0.05	24 小时平均

续表

序号	指标分类	指标	计量单位	要求	备注
21	生物性	细菌总数	CFU/m³	≤ 1500	–
22	放射性	氡（²²²Rn）	Bq/m³	≤ 300	年平均 ᶜ（参考水平 ᵈ）

注：a，体积分数。

b，指可吸入颗粒物中的苯并芘。

c，至少采样3个月（包括冬季）。

d，表示室内可接受的最大年平均氡浓度，并非安全与危险的严格界限。当室内氡浓度超过该参考水平时，宜采取行动降低室内氡浓度。当室内氡浓度低于该参考水平时，也可以采取防护措施降低室内氡浓度，体现辐射防护最优化的原则

2. 二氧化碳（CO_2） 室内 CO_2 的主要发生源是人体。另外吸烟及做饭过程中也会产生 CO_2，吸烟中的排放量为每支 42 mg（主流烟）和每支 474 mg（副流烟），相对于人体或做饭过程中的 CO_2 产生量可以忽略不计。

CO_2 的主要危害是当室内空气中 CO_2 体积分数达到 3% 时，人体呼吸程度加深；当室内空气中 CO_2 体积分数达到 4% 时，人会出现耳鸣、头痛、血压升高等症状；当室内空气中 CO_2 体积分数达到 8% ~ 10% 时，会引起人体呼吸困难，出现脉搏加快、全身无力、肌肉痉挛等症状；当室内空气中 CO_2 体积分数达到 20% 以上，造成人的中枢神经损害并危及生命。《室内空气质量标准 GB/T 18883—2022》规定室内空气中 CO_2 体积分数的 1 小时平均值为 0.10%。

3. 二氧化硫（SO_2） SO_2 是具有刺激性、易溶于水的无色气体，密度比空气大，是最常见的硫氧化物。室内 SO_2 主要来自于燃烧过程，SO_2 腐蚀性较强，能够改变建筑材料颜色，降低皮革强度，日常用品也会受到腐蚀。

对于长期接触低浓度 SO_2 的人来说，SO_2 被吸入气管、支气管后，刺激上呼吸道黏膜，引起气管炎、支气管哮喘、肺气肿等呼吸道疾病。另外需要指出的是，由于 SO_2 污染的同时一般还伴有 CO、NOx、颗粒物 VOCs 等其他污染物，SO_2 与其他污染物共同作用产生的毒性要比单独作用的危害大得多。《室内空气质量标准 GB/T 18883—2022》规定室内空气中 SO_2 浓度的小时均值为 0.5 mg/m³。

4. 氮氧化物（NO_x） NO_x 主要指 NO、NO_2、N_2O、N_2O_3、N_2O_4 及 N_2O_5 等化合物。对人体健康影响较大的有 NO 和 NO_2。NO 为无色气体，不稳定，与氧气反应变为 NO_2，标准状态下密度是 1.340 kg/m³；NO_2 为红褐色气体，密度 1.41 kg/m³，熔点 –9.3℃，是一种强氧化剂。大气中的 NO_x 的来源主要是森林火灾、雷电及火山爆发等。机动车尾气及化工生产也会产生大量 NO_x。NO_x 的室内来源主要是吸烟和燃烧过程。吸烟的 NO_x 排放量每支为 0.23 mg（主流烟）和每支 0.9 mg（副流烟）。从燃烧的角度，

煤气灶具的 NO_x 排放量约为 0.063 mg/L 耗气量；液化石油气灶具的 NO_x 排放量约为 0.91 mg/L 耗气量。

NO 能与血红蛋白作用，降低血液的输氧能力。NO_2 对呼吸器官有强烈刺激，能引起急性哮喘病。氮氧化物侵入呼吸道深部细支气管及肺泡，并缓慢地溶于肺泡表面的水分中，形成亚硝酸、硝酸，对肺部组织产生强烈的刺激及腐蚀作用。当 NO_2 浓度为 0.25 ～ 0.45 mg/m³ 时，即可嗅出；吸入 NO_2 浓度为 10.3 mg/m³ 的空气 10 分钟即可引起人的呼吸道阻力增高；当浓度达到 123 ～ 309 mg/m³ 时，会立即引发咳嗽及喉头和胸部的灼热感；当浓度达到 41 ～ 617 mg/m³ 时，暴露 30 ～ 60 分钟会导致呼吸道阻塞，出现呼吸困难、发绀等症状，严重的可因窒息而死亡。《室内空气质量标准 GB/T 1883—2022》规定室内空气中 NO_2 浓度的小时均值为 0.24 mg/m³。

5. 氨气（NH_3）　NH_3 是一种无色气体，有强烈的刺激气味。极易溶于水，常温常压下 1 体积水可溶解约 700 倍体积氨。建筑环境中的氨气主要来源于施工中使用的混凝土添加剂，如防冻剂、膨胀剂和早强剂，建筑装修材料中的胶黏剂、涂料添加剂和增白剂。

NH_3 的溶解度较大，易溶于上呼吸道的水分中，因而吸入后仅很小的一部分能够到达肺组织。可造成眼睛、呼吸道和皮肤的刺激，伤害神经系统、生殖系统呼吸系统，长期接触严重者可以导致肺癌。《室内空气质量标准 GB/T 1888—2022》规定室内空气中氨浓度的小时均值为 0.2 mg/m³。

6. 氡　氡是惰性气体中最重要的一种单原子气体，可以从镭的放射性衰变中以气体射气的形式得到。包括四个同位素，即 ^{222}Rn、^{220}Rn、^{219}Rn 和 ^{218}Rn，与人关系最密切的是 ^{222}Rn，它的半衰期为 3.825 天，衰变常数 2.097×10^{-4} 秒在 0℃和标准大气压下气态氡的密度为 9.727 kg/m³。

氡气为一种无色无味放射性污染气体，从其来源方面分析其造成的室内空气污染主要体现在混凝土、砖、石块以及土壤或供水系统中（图 3-1）。建筑环境中的氡及其子体主要来源于地基土壤或岩石，可通过地基、建筑物的缝隙或管道等进入室内。另外，大理石、花岗岩、瓷砖和某些类型的水泥、煤渣、石膏等建筑材料也会释放氡气。表 3-2 显示室内放射性气体氡的来源。

由于氡气无色无味，无法通过嗅觉进行观察和检查，因此其造成的危害相较于其他有气味的有机污染物，产生的危害高、影响大，同时根据相关研究数据，氡气也为造成人体肺癌的主要致病因素。氡由于半衰期较长，在人体内停留时间较短，因此危害尚不算太大。但氡子体进入体内后，可通过渗透作用融入血液，一大部分停留于呼吸器官，不断衰变并对支气管上皮组织放出 α 粒子，破坏周围细胞，会增加患肺癌或上呼吸道癌的概率。另外，大剂量的射作用下，还可能引起皮肤癌和白血病。《室内空气质量标准 GB/T 18883—2022》规定室内空气中氡年平均浓度为 300 Bq/m³（年平均）。

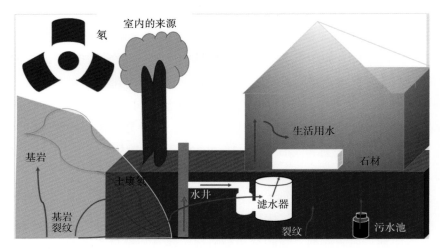

图 3-1　氡的来源

表 3-2　室内氡的来源比例

氡源	北京地区		世界平均	
	进入率 /[Bq/(m³·h)]	份额 /%	进入率 /[Bq/(m³·h)]	份额 /%
房基及其周围土壤	27.5	56.3	34	60.4
建筑材料	10	20.5	11	19.5
室外空气	10	30.5	10	17.8
供水	1	2	1	1.8
家用燃料	0.3	0.7	0.3	0.5
合计	48.8	100	56.3	100

7. 臭氧　打印机、复印机采用激光头扫描硒鼓的方式在硒鼓上产生高压静电，用以吸附碳粉，这样硒鼓表面的高压电荷会电离空气中的氧气生成臭氧。碳粉颗粒则会进入室内，形成室内颗粒物污染。对于办公室来讲，工作过程的打印机和复印机是臭氧的主要来源，也是室内颗粒物的重要来源。另外，人们会出于空气净化的目的采用臭氧发生器来氧化室内其他的空气污染物，如果使用不当，则过剩的臭氧成为室内污染物。

二、监测方法综合

（一）一般要求

各类指标的采样方法参照测定方法中的具体规定，在经过方法适用性验证的基础上，可适当调整采样方法参数，包括采样体积、采样流量和采样时间，以满足室内空气质量指标检测要求，指标要求采用年平均和 8 小时平均的指标。在测定方法允许的情况下，可先进行筛选法采样，若检验结果符合指标要求，可直接评价；若不符合，应按累积采样。苯并 [a] 芘、PM2.5、PM10 等采用 24 小时平均的指标因测定方法限制，无法采用筛选法，需直接采用积累法。

（二）无机气体检测方法

1. 无机气体检测方法概述　室内无机气体检测，一般抽取现场空气冲洗采气袋 3 ~ 4 次后，采气 400 ~ 600 mL，密封进气口，带回实验室分析。各项指标的测试方法如表 3-3 所示。

表 3-3　无机气体的检测方法

无机气体	检测方法	测定标准
一氧化碳	不分光外分析法 气相色谱法	公共场所卫生检验方法 第 2 部分：化学污染物 GB/T 18204.2—2014
二氧化碳	不分光外分析法 气相色谱法 容量滴定法	
二氧化硫	甲醛吸收 – 副玫瑰苯胺分光光度法	环境空气 二氧化硫的测定 甲醛吸收 – 副玫瑰苯胺 分光光度法 HJ 482—2009
氮氧化物	盐酸萘乙二胺分光光度法	环境空气 氮氧化物（一氧化氮和二氧化氮）的测定 盐酸萘乙二胺分光光度法 HJ 479—2009
氨气	纳氏试剂分光光度法	环境空气和废气 氨的测定纳氏试剂分光光度法 HJ 533—2009
	次氯酸钠 – 水杨酸分光光度法	环境空气 氨的测定 次氯酸钠 – 水杨酸分光光度法 HJ 534—2009
氡	闪烁瓶测定方法 径迹蚀刻法 活性炭盒法 脉冲电离室法 静电收集法	GBZ/T 155—2002 空气中氡浓度的闪烁瓶测定方法 环境空气中的监测方法 HJ1212—2021

无机气体	检测方法	测定标准
臭氧	紫外光度法	环境空气 臭氧的测定 紫外光度法 HJ 590—2010
	靛蓝二磺酸钠分光光度法	环境空气 臭氧的测定 靛蓝二磺酸钠分光光度法 HJ 504—2009

2. 便携式傅里叶红外仪检测　目前便携式傅里叶红外仪应用较为广泛，可测定环境空气中的一氧化碳、二氧化氮、一氧化氮、二氧化硫、二氧化碳、氯化氢、氰化氢、氟化氢、一氧化二氮、氨等 10 种无机有害气体。测定原理：当波长连续变化的红外光照射被测定的分子时，与分子固有振动频率相同的特定波长的红外光被吸收，将照射分子的红外光用单色器色散，按其波数依序排列，并测定不同波数被吸收的强度，得到红外吸收光谱。通过比对样品的红外光谱和标准谱图库中定量标准物质的光谱在特征波数上的吸收峰进行定性分析；根据样品目标物的峰面积响应值与标准图库中对应的标准物质吸收峰的峰面积响应值之比来进行半定量分析。结构示意图如图 3-2 所示。

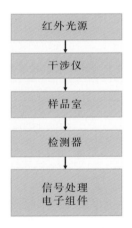

图 3-2　仪器结构示意图

3. 氡的检测　目前室内空气中氡的现场检测一般用便携式仪器，其测量原理多为闪烁瓶法或半导体法。闪烁瓶法仪器灵敏度及测量准确度较高；半导体法仪器结构简单，但测量灵敏度较低，只适用于氡浓度较高的地区。

闪烁瓶法：按规定的程序将待测点的空气吸入已抽成真空态的闪烁瓶内。闪烁瓶密封避光 3 小时，待氡及其短寿命子体平衡后测量 ^{222}Rn、^{218}Po 和 ^{214}Po 衰变时放射出的 α 粒子。它们入射到闪烁瓶的 ZnS（Ag）涂层，使 ZnS（Ag）发光，经光电倍加管收集并转变成电脉冲，通过脉冲放大、甄别，被定标计数线路记录。在确定时间内脉冲数与所收集空气中氡的浓度是函数相关的，根据刻度源测得的净计数率－

氡浓度刻度曲线，可由所测脉冲计数率，得到待测空气中氡浓度。

径迹蚀刻法：探测器采用固体核径迹材料（如柯达阿尔法胶片 LR-115 或碳本酸丙烯乙酸 CR-39），置于一定形状的采样盒内组成径迹蚀刻法测氡采样器（以下简称"采样器"），如表 3-4 所示。氡气经扩散窗进入采样盒内，氡及其新衰变产生的子体发射的 α 粒子轰击探测器时，使其产生潜径迹。将此探测器在一定条件下进行化学或电化学蚀刻，扩大损伤径迹，以至能用显微镜或自动计数装置进行观测统计或计数。单位面积上的径迹数与氡浓度和暴露时间的乘积成正比。用刻度系数将径迹密度换算成氡浓度。此方法可用于累积测量。

表 3-4 不同氡检测方法的优缺点比较

方法	装置结构图	优点	缺点
闪烁瓶法		快速，灵敏度高，取样简单，对住户干扰小，能反映氡浓度的时间变化	需要事先对房间条件进行控制，闪烁瓶本底易增高且消除困难，瞬时取样结果误差较大，对气压敏感
径迹蚀刻法	 1-采样盒；2-扩散窗；3-探测器	采样器操作及携带方便，价格低廉，适合于大面积长期测量	现场无法得到测量结果，低浓度测量时不确定度大，只能得到平均测量结果
活性炭盒法	 1-密封盖；2-扩散室（可选）；3-金属网；4-活性炭；5-活性炭盒	采样器批样性好，操作及携带方便，价格低廉，适合于短期大面积筛选测量	对温度和湿度敏感，暴露周期 < 7 天，只能得到平均测量结果，对于变化的环境氡浓度只能做半定量的测量，要有可靠的修正方法对测量结果进行修正
脉冲电离室法	 1-电离室；2-高压电源；3-放大器；4-分析器；5-计数器或多道分析器；6-扩散窗	测量设备灵敏度高，稳定性好，现场能得到测量结果，能够得到氡浓度随时间的变化	测量设备价格较高，野外长时间测量需提供电力保障，无法辨别氡钍射气

77

方法	装置结构图	优点	缺点
静电收集法	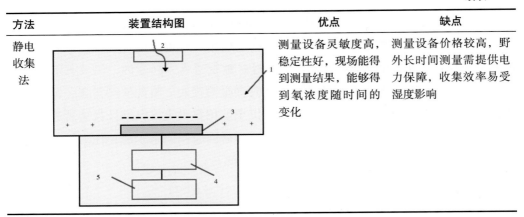	测量设备灵敏度高，稳定性好，现场能得到测量结果，能够得到氡浓度随时间的变化	测量设备价格较高，野外长时间测量需提供电力保障，收集效率易受湿度影响

活性炭盒法：活性炭盒一般由塑料或金属制成，直径 6 ~ 10 cm，高 3 ~ 5 cm，内装 25 ~ 100 g 活性炭。盒的敞开面用滤膜（过滤氡子体）封住，固定活性炭且允许氡进入炭盒。空气扩散进炭床内，其中的氡被活性炭吸附，同时衰变，新生的子体便沉积在活性炭内。用 γ 谱仪测量采样器的氡子体特征 γ 射线峰（或峰群）强度，根据特征峰面积计算出氡浓度。此方法可用于累积测量。在活性炭和被测空气间设置扩散垒，有助于减少活性炭已吸附氡的解析。扩散垒的存在也减少了活性炭对水蒸气的吸收，因此即使在湿度大于 75% 的地方，也能使采样器的暴露期超过 7 天。

脉冲电离室法：空气经过滤后，扩散进入或经气泵抽入电离室，在电离室灵敏区中氡及其衰变子体衰变发出的 α 粒子使空气电离，产生大量电子和正离子，在电场的作用下电子和正离子分别向两极漂移，在收集电极上形成电压脉冲或电流脉冲。这些脉冲经电子学测量单元放大后记录，记录的脉冲数与 α 粒子数成正比，即与氡浓度成正比。此方法可用于瞬时测量或连续测量。

静电收集法：空气经干燥后通过滤膜过滤掉氡子体后进入收集室，收集室一般为半球形或圆柱形，在中心部位装有 α 能谱探测器。收集室中的氡将衰变出新生氡子体（主要是带正电的 ^{218}Po），^{218}Po 在静电场的作用下被收集到探测器的表面，通过对氡子体放出的 α 粒子进行测量计算出氡浓度。此方法可用于瞬时测量或连续测量。

第二节　挥发性有机气体污染

一、挥发性有机气体种类

1. 总挥发性有机物　室内空气中挥发性有机污染物的构成成分较为复杂，无法通过单一命名进行概括，因此在实际发展中对存在多种异类污染物气体的物质，称其为总挥发性有机物（total volatile organic compound，TVOC）。TVOC 组成成分主要有醛类物质、苯类物质、三氯乙烯、二异氰酸酯等多类污染物。室内 TVOC 主要产生于各类黏合剂、化学涂料以及各类人造材料中。

TVOC 的出现对于室内空气质量、室内宜居性、人员安全性都造成了极大的危害，如人员长期处于总挥发性有机物的环境中，将会对人体的神经系统及呼吸道健康状况造成极大的危害，同时还会产生较高的致癌率。《室内空气质量标准 GB/T 18883—2022》规定室内空气中总挥发性有机物浓度的一般 ≤ 0.60 mg/m³。

2. 甲醛　甲醛是室内空气中挥发性有机物（VOCs）的主要构成成分，主要源于室内装修中应用的各种黏合剂、胶质物、油漆以及各类涂料。

甲醛对人体的健康危害有：刺激作用，甲醛对人的眼睛和呼吸系统有着强烈的刺激作用；毒性作用，甲醛可以跟人体的蛋白质相结合，使蛋白质变性，对细胞有强大的破坏作用，其危害程度与它在空气中的浓度和接触时间的长短有关；致癌作用，研究表明甲醛对人体有很强的致癌作用。美国职业安全卫生研究所（NOSH）将甲醛确定为致癌物质，国际癌症研究所也建议将甲醛作为可疑致癌物对待，而世界卫生组织及美国环境保护局均将甲醛列为潜在的危险致癌物与重要的环境污染物加以研究和对待。《室内空气质量标准 GB/T 18883—2022》规定室内空气中甲醛浓度 1 小时平均值为 0.08 mg/m³。

3. 苯及其同系物　苯及其同系物是室内空气中 VOCs 的主要构成成分之一。苯从其物理表现方面分析，特点是：无色，带有一定的芳香气味，易挥发，易燃，通常情况下为液体及气体两种相态，通常以蒸气气体的形式在室内环境存在。

人体过量吸入苯及其同系物，或长期皮肤接触该类物质，会造成人体急性中毒，会对人体的中枢神经系统、血液系统造成一定的危害，极大地影响人体健康，同时也造成较大的安全隐患。《室内空气质量标准 GB/T 18883—2022》规定室内空气中苯一般 ≤ 0.03 mg/m³·h，甲苯一般 ≤ 0.20 mg/m³·h，二甲苯一般 ≤ 0.20 mg/m³·h。

4. 苯并 [a] 芘　苯并 [a] 芘为多环芳香烃类化合物，无色至淡黄色，针状，晶体（纯品），熔点为 179℃，沸点为 475℃，是多环芳烃中毒性最大的一种致癌物。主要来源于含碳燃料及有机物的热解过程。烟气中的悬浮颗粒物上常吸附有苯并 [a] 芘，随颗粒散布于大气后，可污染空气、水源和土壤等。《室内空气质量标准 GB/T 18883—2022》规定室内空气中苯并 [a] 芘的 24 小时一般 ≤ 0.60 ng/m³。

二、检测方法

如表 3-5 所示，挥发性有机物常使用的检测方法主要有气相色谱－质谱法（gas chromatography-mass spectrometry，GC-MS）、气相色谱－氢火焰离子化检测器法（gas chromatography-hydrogen flameionization detector，GC-FID）、气相色谱－电子捕获检测器以及液相色谱法。有直接法和间接法。直接法即仪器直读法，可现场测试结果，但不进行混合物的分离，所以只能显示 VOCs 浓度的一个总值。所用检测器有 FID 检测器（photo ionization）和 PAS 检测器（photo-acoustic sensor）。应用较为普遍的是灵敏度较高的 PID 检测器，其工作原理是用具有一定电压的紫外灯为光源，电离电压低于此电位的气体被照射后发生电离，形成电流，通过检测该电流的强弱可测得空气中 VOCs 浓度的高低。间接法是对样品进行采集，然后带回实验室进行预处理和分析。

表 3-5　挥发性有机气体检测方法

物质	检测方法	检测标准
甲醛	高效液相色谱法	《室内空气质量标准 GB/T 18883—2022》
苯、甲苯、二甲苯的监测技术	固体吸附－热解吸－气相色谱法	
	活性炭吸附－二硫化碳解吸－气相色谱法	
	便携式气相色谱法	

第三节　重金属污染

一、重金属污染的来源

室内环境重金属污染物主要来自于各种涂料、壁纸和聚氯乙烯卷材地板等。涂料生产时需加入的各种助剂如催干剂、防污剂、消光剂、颜料和填料。

铅是最常用的聚合催干剂，在大多数醇酸漆中能促进漆膜底层干燥并能提高漆膜的附着力及耐候性；有机铅化合物是极有效的防污剂；有机汞如醋酸苯汞、油酸苯汞、丙酸苯汞都曾被用作杀菌剂；红丹、铅铬黄、铅白等常作为着色颜料；无机颜料通常是从天然矿物质中提炼并经过一系列物理化学反应制成，因此难免夹带微量的重金属，使得涂料中含有铅、镉、铬、汞等重金属。这些含有重金属的涂膜与人体接触易进入体内。聚氯乙烯卷材地板生产中仍有些厂家使用铅盐稳定剂，因此部分卷材地板中含有铅化合物。在使用过程中随着磨损铅不断向表层移动在空气中形成铅尘而摄入体内。

镉类稳定剂也是聚乙烯卷材地板生产中常用的稳定剂。壁纸在加工过程中也要加入各种助剂，使壁纸中存在锑、砷、钡、镉、铬、铅、汞、硒等重金属及特殊元素。

汞极少以纯金属状态存在，多以化合物形式存在，主要常见含汞矿物，如朱砂、氯硫汞矿、硫锑汞矿和其他一些与朱砂相连的矿物，常用于制造科学测量仪器（如气压计、温度计等）、药物、催化剂、汞蒸气灯、电极、雷汞等，也用于牙科医学和化妆品行业。这些用品在使用过程中随着磨损不断向表层移动，可能在空气中形成颗粒物而摄入人体内。

二、重金属的危害

铅通过呼吸道进入人体的沉积率大约在40%，当它侵入人体后，有90%～95%会形成难溶性物质沉积在骨骼中。铅对人体大多数系统都有危害，特别是损伤骨髓造血系统、神经系统和肾脏。血液铅含量达到较高水平时（80 μg/dL）可以引起肌肉痉挛，昏迷甚至死亡。低含量的铅对中枢神经系统、肾脏和血细胞均有损害作用，幼红细胞和血红蛋白过少性贫血是慢性低水平铅接触的主要临床表现。慢性铅中毒还可引起高血压和肾脏损伤。

汞的健康危害分为急性中毒和慢性中毒。急性中毒：患者有头痛、头晕、乏力、多梦、发热等全身症状，并有明显口腔炎表现，可有食欲不振、恶心、腹痛、腹泻等。部分患者皮肤出现红色斑丘疹，少数严重者可发生间质性肺炎及肾脏损伤。慢性中毒：最早出现头痛、头晕、乏力、记忆减退等神经衰弱综合征，汞毒性震颤。另外可有口腔炎，少数患者有肝、肾损伤。

铬是人体必需的微量元素。三价的铬是对人体有益的元素，而六价铬是有毒的。人体对无机铬的吸收利用率极低，不到1%；人体对有机铬的利用率可达10%～25%。铬在天然食品中的含量较低、均以三价的形式存在。健康危害：三价铬对人体几乎不产生有害作用，未见引起工业中毒的报道。进入人体的铬被积存在人体组织中，代谢和被清除的速度缓慢。铬进入血液后，主要与血浆中的球蛋白、白蛋白、γ-球蛋白结合。六价铬还可透过红细胞膜，15分钟内可以有50%的六价铬进入细胞，进入红细胞后与血红蛋白结合。铬的代谢物主要从肾排出，少量经粪便排出。六价铬对人体主要是慢性毒害，它可以通过消化道、呼吸道、皮肤和黏膜侵入人体，在体内主要积聚在肝、肾和内分泌腺中。通过呼吸道进入的则易积存在肺部。六价铬有强氧化作用，所以慢性中毒往往从局部损害开始逐渐发展到不可救药。经呼吸道侵入人体时，开始侵害上呼吸道，引起鼻炎、咽炎和喉炎、支气管炎。

三、重金属的检测方法

典型的重金属检测方法如表 3-6 所示。

表 3-6　典型重金属的检测方法

重金属种类	检测方法	检测原理
铅	石墨炉原子吸收分光光度法	用石英纤维等滤膜采集环境空气中的颗粒物样品，经消解后，注入石墨炉原子化器中，经过干燥、灰化和原子化，其基态原子对 283.3 nm 处的谱线产生选择性吸收，其吸光度值与铅的质量浓度成正比
汞	金膜富集 – 冷原子吸收分光光度法	以金膜微粒汞富集管采集环境空气中的气态汞，汞在金膜表面生成金汞齐；将采样后的富集管在 600 ℃以上加热解析，汞被定量释放出来，随载气进入测汞仪内经过再次富集和解析，在 253.7 nm 下，利用冷原子吸收分光光度法测定
	巯基棉富集 – 冷原子荧光分光光度法	在微酸性介质中，用巯基棉富集环境空气中的汞及其化合物；元素汞通过巯基棉采样管时，主要为物理吸附及单分子层的化学吸附；采样后，用 4.0 mol/L 盐酸 – 氯化钠饱和溶液解吸总汞，经氯化亚锡还原为金属汞，用冷原子荧光测汞仪测定总含量
六价铬		环境空气颗粒物中，以铬酸盐及重铬酸盐形式存在的六价铬被采集到经碱性处理的纤维素滤膜上，在碱性条件下经超声提取、阴离子色谱柱分离后，与显色剂二苯碳酰二肼形成化合物，用紫外可见检测器于 530 nm 处测定该化合物的吸光度，吸光度与样品中六价铬的浓度成正比

第四节　新型污染物质

新型污染物质是指那些具有生物毒性、环境持久性、生物累积性等特征的有毒有害化学物质，这些有毒有害化学物质对生态环境或者人体健康存在较大的危害性风险。但由于尚未被纳入环境管理中的四大类污染物，被称为新型污染物。

一、新型污染物质的典型特征

1. 危害比较严重　新型污染物质对器官、神经、生殖、发育等方面都可能有危害，其生产和使用往往与人类的生活息息相关，对生态环境和人体健康存在较大风险。

2. 风险比较隐蔽　多数新型污染物质的短期危害并不明显，一旦发现其危害性时，它们可能通过各种途径已经进入环境中。

3. 环境持久性　新型污染物质大多具有环境持久性和生物累积性的特征，在环境中难以降解并在生态系统中易于富集，可长期蓄积在环境中和生物体内。

4. 来源广泛性　我国是化学物质生产使用大国，在产在用的化学物质有数万种，每年还新增上千种新化学物质，其生产消费都可能存在环境排放。

5. 治理复杂　对于具有持久性和生物累积性的新型污染物质，即使以低剂量排放到环境中，也可能危害环境、生物和人体健康，对治理程度要求高。此外，新型污染物质涉及行业众多，产业链长，替代品和替代技术研发较难，需多部门跨领域协同治理，实施全生命周期环境风险管控。

二、新型污染物质的种类

1. 持久性有机污染物　持久性有机污染物（persistent organic pollutants，POPs）是指通过各种环境介质（大气、水、生物体等）能够长距离迁移并长期存在于环境，具有长期残留性、生物蓄积性、半挥发性和高毒性，对人类健康和环境具有严重危害的天然或人工合成的有机污染物质。持久性有机污染物具有 4 个重要特性：一是环境持久性，由于它对生物降解、光解、化学分解作用有较高的抵抗能力，故难以分解；二是生物累积性，由于它具有低水溶性、高脂溶性的特点，故能在生物体脂肪组织中进行生物积累，在动物和人体内达到中毒的浓度；三是远距离迁移能力，它能通过蒸发作用在大气环境中远距离迁移，从而导致全球范围的污染传播；四是高毒性，这些物质大多具有致癌、致畸、致突变的效应。持久性有机污染物有艾氏剂、狄氏剂、氯丹、滴滴涕、异狄剂、七氯、灭蚁灵和毒杀芬、六氯代苯和多氯联苯、二噁英和呋喃。

2. 内分泌干扰物　内分泌干扰物（endocrine disrupting compounds，EDCs），亦称为环境激素或环境荷尔蒙（environmental hormone）、内分泌活性化合物（endocrine active compounds，EACs）或激素活性物质（hormonally active agents，HAAs）等。是一种外源性干扰内分泌系统的化学物质，指环境中存在的能干扰人类或动物内分泌系统诸环节并导致异常效应的物质，它们通过摄入、积累等各种途径，并不直接作为有毒物质给生物体带来异常影响，而是类似雌激素对生物体起作用，即使数量极少，也能让生物体的内分泌失衡，出现种种异常现象。这类物质会导致动物体和人体生殖器障碍、行为异常、生殖能力下降、幼体死亡，甚至灭绝。

3. 抗生素及抗性基因　抗生素（antibiotic）是由微生物（包括细菌、真菌、放线菌属）或高等动植物在生活过程中所产生的具有抗病原体或其他活性的一类次级代谢产物，能干扰其他生活细胞发育功能的化学物质。目前已知的天然抗生素不下万种。

（1）β- 内酰胺类：青霉素类和头孢菌素类的分子结构中含有 β- 内酰胺环。后又有较大发展，如硫霉素类（thienamycins）、单内酰环类（monobactams），β- 内酰酶抑制剂（β-lactamadeinhibitors）、甲氧青霉素类（methoxypeniciuins）等。

（2）氨基糖苷类：包括链霉素、庆大霉素、卡那霉素、妥布霉素、丁胺卡那霉素、新霉素、核糖霉素、小诺米星、阿斯霉素等。

（3）酰胺醇类：包括氯霉素、甲砜霉素等。

（4）大环内酯类：临床常用的有红霉素、白霉素、依托红霉素、乙酰螺旋霉素、麦迪霉素、交沙霉素等、阿齐红霉素（阿奇霉素）。

（5）多肽类抗生素：万古霉素、去甲万古霉素、替考拉宁，后者在抗菌活性、药代特性及安全性方面均优于前两者。

（6）硝基咪唑类：甲硝唑、替硝唑、奥硝唑。

（7）作用于 G⁻ 菌的其他抗生素：多黏菌素、磷霉素、卷霉素、环丝氨酸、利福平等。

（8）作用于 G⁺ 细菌的其他抗生素：林可霉素、克林霉素、杆菌肽等。

（9）抗真菌抗生素：分为棘白菌素类、多烯类、嘧啶类、作用于真菌细胞膜上麦角甾醇的抗真菌药物、烯丙胺类、氮唑类。

（10）抗肿瘤抗生素：丝裂霉素、放线菌素 D、博莱霉素、阿霉素等。

（11）抗结核菌类：利福平、异烟肼、吡嗪酰胺、利福布丁等。

（12）具有免疫抑制作用的抗生素：环孢素等。

（13）四环素类：包括四环素、土霉素、金霉素及多西环素等。

4. 微塑料　微塑料性质相对稳定，可长期存在于环境中，但其表面理化性质会在阳光、风力、波浪等作用下发生变化。微塑料尺寸较小、比表面积大、疏水性强，是众多疏水性有机污染物和重金属的理想载体。聚合物类型：聚乙烯（PE）、聚丙烯（PP）、聚苯乙烯（PS）、聚对苯二甲酸乙二醇酯（PET）、聚氯乙烯（PVC）、乙烯 – 乙酸乙烯酯（EVAC）、聚四氟乙烯（PTFE）、聚醚砜（PES）、聚丙烯腈（PAN）、聚氨酯（PUR）。

一般而言，完整的大气微塑料分析步骤包括样品采集、预处理、仪器检测和结果分析（如图 3-3）。其中样品采集方法极为关键，分为被动采样技术和主动采样技术。

微塑料被动采样技术是利用重力或天气条件作用采集大气中沉降下来的微塑料。被动采样可以用于连续地采集大气的微塑料沉降物，并通过不锈钢或玻璃材质的漏斗收集，储存在漏斗底部的容器中（图 3-4）。微塑料被动采样技术操作简单、不需要电源、维护方便，能够适用于多种采样条件。

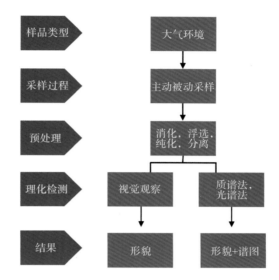

图 3-3　大气微塑料常用分析方法

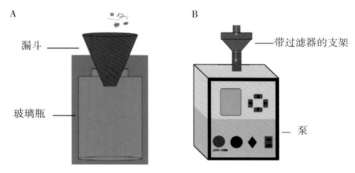

图 3-4　两种用于大气微塑料采样的装置

A.被动采集；B.主动采集

　　微塑料主动采样技术是在一定的时间内通过真空负压等方法采集并确定体积的大气中微塑料的技术。主动采样装置包括泵、可更换的管路和带有过滤器的收集容器（图 3-4）。其中，泵的采样流量可以根据不同检测目的进行调整，采样的空气体积是计算大气微塑料浓度的必要参数，采集的空气体积量可通过采样流量和采样时间计算得到。实验表明，收集容器过滤器的孔径大小会对微塑料的检测结果产生影响。常用的过滤器包括石英纤维 GF/A Whatman 过滤器（孔径：1.6 μm；直径：47 mm）、聚四氟乙烯 ECHO PM 环境过滤器（孔径：2 μm；直径：46.2 mm）和玻璃微纤维 Whatman GF/A 过滤器（孔径：1.6 μm；直径：90 mm）。此外，主动采样技术还可用于估算不同的呼吸高度和呼吸频率下人体每天吸入的微塑料量。主动采样方便快捷、易于操作、参数（空气流量、采样体积及过滤器孔径等）可控且重复性高。然而主动采样受电源、采样高度和采样持续时间等条件的较大影响。因此，开发新型的主动采样技术摆脱当前的限制条件是未来的研究方向之一。

第五节　健康风险评价

风险定量估计是对暴露人群可产生有害影响的频率和严重性的一种预测。健康风险评价有两种定量评价的方法，分别为致癌风险评价和非致癌风险评价。污染物的危害除了与浓度有关外，还与污染物的毒性参数密切相关。为了量化评价密闭空间空气质量对作业人员的健康影响，需要筛选主要健康风险因子和主要污染物，提出针对性的风险控制措施（图 3-5）。

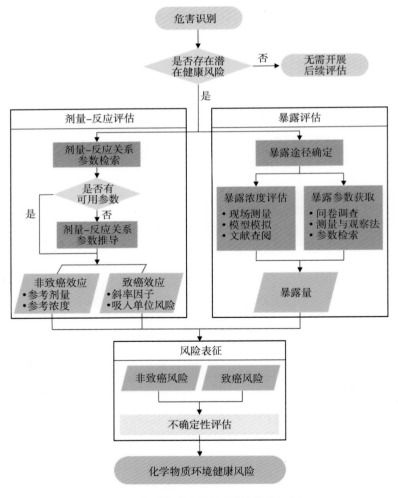

图 3-5　化学物质环境健康风险评估流程

一、危害鉴定

危害鉴定属于定性危险评定，要回答是否有证据表明受评化学物质会对暴露人群的健康产生危害：明确室内污染物的主要来源，分析室内的主要污染物及其危害，分析健康效应，重点针对室内主要的污染物（甲醛，氨，苯，挥发性有机物，氡等）进行健康危险度评价。采用的健康效应终点应包括如下几点：呼吸道、心血管、脑血管疾病的死亡率；呼吸科、皮肤科、儿科门诊人次及急诊人次的增多；呼吸系统疾病及肺功能的改变。

二、暴露评价

人群的暴露评价是风险评价中的关键步骤。通过暴露评价，我们可测量或估计人群对某一化学物质暴露的强度、频率和持续时间，也可预测新型化学物质进入环境后可能造成的暴露水平。一般可通过测定环境中有害物质的水平即外暴露量初步了解人群的暴露情况。为减少评价中的一些不确定因素，较准确地对暴露水平作出判断，可通过测量内暴露剂量和生物有效剂量掌握有害物质实际进入或作用于人体的量。在暴露评价中，我们应特别注意了解暴露的开始时间和持续时间，它们与毒性效应的诱发时间和潜伏期有很大的关系。

（一）暴露方式

污染物进入人体分为暴露、吸收两步。

1. 暴露　污染物与人体外表面接触造成的暴露量的计算公式为：

$$E = \int_{t_1}^{t_2} c(t)dt$$

式中：E——暴露量，mg/（$m^3 \cdot h$）；

c——暴露空气中的污染物浓度，mg/m^3；

t_1——暴露开始时间，h；

t_2——暴露结束时间，h。

2. 吸收　吸收可分为摄入和吸收两个过程。

摄入指污染物通过空气、食物、水、呼吸、吞食、饮入等穿过人体的外界面而进入人体。摄入速率表示单位时间内摄入人体的污染物量，它等于暴露浓度（mg/m^3）与吞咽或呼吸速率（m^3/h）之乘积。呼吸速率随人群年龄、活动方式、所处环境不同而有差异（表3-7、表3-8）。

吸收指污染物透过皮肤、眼睛、肿泡、胃肠道等组织而进入体内。污染物的吸收速率是指单位时间内被吸收的污染物的量。

表3-7 不同年龄人群、不同活动方式的呼吸速率

长期暴露		不同活动方式的呼吸速率	
人群	平均 / (m³/d)	人群	平均 / (m³/h)
婴儿		成人	
＜1岁	4.5	休息	0.4
		坐	0.5
		轻微活动	1.0
		中等活动	1.6
		重活动	3.2
儿童		儿童	
1～2岁	6.8	休息	0.3
3～5岁	8.3	坐	0.4
6～8岁	10	轻微活动	1.0
9～11岁		中等活动	1.2
男性	14	重活动	1.9
女性	13		
12～14岁			
男性	15		
女性	12		
15～18岁			
男性	17		
女性	12		
成人（19岁以上）		室外工人	
男性	15.2	慢	1.1
女性	11.3	中等活动	1.5
		重活动	2.2

表3-8 成人/儿童在各类环境中的呼吸速率及在不同环境中的停留时间

环境		呼吸速率 /(m³/h)	环境		呼吸速率 /(m³/h)	各类环境停留时间 /h	占全天时间 /%
成人	家中	0.5	儿童	家中	0.4	13	54
	办公室	1.0		学校	1.0	6	25
	途中	1.6		途中	1.2	1	4
	其他	1.6		其他	1.2	4	17

（二）定量暴露的方法

1. 个体暴露量 直接测量人体与环境交界面上某点的化学品浓度，得到浓度 –

时间曲线，从而定量估算暴露量。例如，对空气污染物而言，常使用个体采样器，佩戴在人口袋或衣领处，跟随人的活动，连续采样，测定个体接触空气污染物的时间加权平均浓度。该方法的优点是可以直接测量暴露浓度，并给出一段时间内不能用于精确所有化学品，不针对某一特定源，需要对短期测量与长期暴露之间的关系做一定的假设。

2. 方案评价法　测量或选取化学品在介质中的浓度，结合个人或人群接触时间来评价暴露。对每一种暴露情况的假设即为一个暴露方案。在设计暴露方案时，通常需要分别估算暴露浓度和接触时间。暴露浓度一般通过测量、模型或已有数据来间接估算，通常不直接测量接触点的浓度。暴露频率和持续时间一般也是利用人口统计数据、调查统计、行为观察日常活动、行为模型等来间接估算，在缺乏实际数据时，也可以作出相应的假设。该方法，优点是花费最少，适合于分析假想行为的风险后果，而且可以在数据很少甚至没有的情况下评价。在明确假设的恰当性、有效性和不确定性的基础上，该方法为一种很有效的方法。

3. 内部剂量反推法　过去某一段时间的平均暴露量也可以用通过总剂量、摄入速吸收速率来估算。其中总剂量可用暴露、摄入、吸收发生后的体内指标（如生物标记物体负荷等）反推得到。暴露的生物标记物是指外来化学品，或其代谢产物，或其与异形化学品和某些靶分子靶细胞的反应产物。人体负荷是指某一时间贮存在人体内的某一特定化学品的量，尤其是指暴露后在人体内的某一潜在化学毒物。该方法的优点是能反映过去某段时间内化学品的暴露和吸收，缺点是由于化学品的干扰或反应特性而并非对任何化学品都有用。目前对于很多化学品还未建立方法学，需要建立内部剂量与暴露的关系。该方法花费较高。

（三）暴露与剂量的关系

根据暴露评价的目的，需要估算各类形式的暴露与剂量。剂量即人体吸入污染物的量，计算式为：

$$D = \int_{t_1}^{t_2} C(t)V(t)dt$$

式中：D——剂量，mg

V——吸收速率，m^3/h。

其他常用的剂量概念还有：有效剂量、内部剂量和送达剂量。有效剂量指接触初次吸收界面（如皮肤、肺、胃肠道）并被吸收的化学品的量。内部剂量指经物理或生物过程穿透吸收屏障或交换有效截面的化学品的量。送达剂量指与特定器或细胞作用的化学品的量。

对于有些污染物而言，室内浓度高于室外浓度；对有些污染物而言，室外浓度高于室内浓度。暴露量反映的是暴露浓度与时间的乘积加和，而潜在剂量还需要考虑呼吸速率，人在不同的状态下，呼吸速率相差可达几倍，如表 3.7 和表 3.8 所示。而且，对一般人来说，人在室外活动时，其呼吸速率经常会高于在室内的呼吸速率。因此，一个人在室内、室外暴露量大小的顺序很可能与潜在剂量大小顺序不同。在一些特殊的室内场所如健身房，由于健身运动人员的呼吸速率明显大于在家庭中生活和在办公室工作时的呼吸速率，用潜在剂量代替暴露量，更能反映和说明特殊场所的空气污染对健康的危害。这些特殊场所包括重体力劳动和运动场所。

三、剂量–反应关系评定

剂量–反应关系评定是通过人群研究或动物实验资料，确定适合于人的剂量–反应曲线，并由此计算出评估危险人群在某种暴露剂量下危险度的基准值。有阈值化学物质如非致癌和非致突变物的剂量–反应关系评定，一般采用 NOAEL 法推导出参考剂量或可接受的日摄入量，而无阈化学物质如遗传毒性致癌物剂量–反应关系评定的关键是通过一些数学模型外推低剂量范围内的剂量–反应关系，并由此推算出终生暴露于一个单位剂量的化学物质所导致的超额危险度。

四、危险特征分析

危险特征分析是定量危险评定的最后步骤。它通过综合暴露评价和剂量–反应关系评定的结果，分析判断人群发生某种危害的可能性大小，并对其可信程度或不确定性加以阐述，最终以正规的文件形式提供给危险管理人员，作为他们进行管理决策的依据。

五、案例研究思路

目前在人行为模拟研究领域，比较流行的一种方法为采用全建筑模拟（whole building simulation）和人行为功能模块进行联合模拟（co-simulation）的方法，来获得在特定室外环境下室内多种人行为模式及其对室内环境的宏观调节效果。其中，全建筑性能模拟最为权威的软件为 EnergyPlus，是由美国劳伦斯伯克利国家实验室与能源部联合研发的建筑能耗模拟引擎，可以对室内的供热、制冷、通风和照明等工况进行全面的能耗模拟研究。而对于人行为功能的接入，目前比较流行的为美国劳伦斯伯克利国家实验室开发的一款模块单元（occupant behavior function mockup unit，obFMU），其主要基于人员行为的"驱动－需求－动作－系统"（DNAS）框架，对人行为进行定量的描述和预测，取代了以往固定作息的描述。

在全建筑模拟和人行为功能模拟两者间的联合模拟过程中，人员行为决策与室内环境信息（如温度，湿度，照度，浓度等）将在两个模块之间不断更新和交互，并最终模拟获得在特定的温湿度、风速风向等条件下，室内人员在不同时间的行为模式的室外环境以及相应的室内环境水平（如开关窗，启动和关闭空调，行走及进出房间等）。但由于 EnergyPlus 的模拟结果仅获得室内温度和浓度的整体水平，并不关注室内流场及污染气体扩散规律的细节。整个评估过程给出了人行为对室内流场及浓度分布的影响，更贴近实际情况的室内环境质量评估过程。研究成果将为如何在火灾、危化品泄漏等室外灾害事故下降低室内人员的暴露风险提供可行性策略，为室内人员行为决策评估提供理论依据，并为进一步的人体呼吸损伤评估研究提供实时的入口边界条件（图 3-6）。

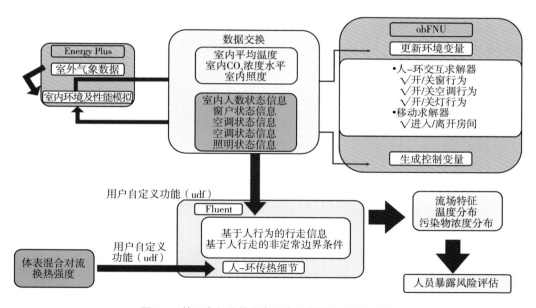

图 3-6　基于人行为的室内污染物暴露风险研究思路

第四章

密闭环境物理污染健康风险识别及评估

第一节 电离辐射

一、常用电离辐射术语

凡作用于物质能使其发生电离现象的辐射称电离辐射，其种类很多，有能直接致电离的带电粒子 α 粒子、β 粒子和质子等，有间接致电离的不带电粒子 X 射线、γ射线和中子等。

1. 放射性活度　在给定时刻，处在某一能态的一定量的某种放射性核素的放射性活度 A 是该核素从该能态发生自发核跃迁的期望值 dN 除以该时间间隔 dt 而得的商，也称活度。放射性活度的国际制单位是秒的倒数（s^{-1}），单位名称为"贝克勒尔"，符号 Bq，旧专用单位为"居里"，符号 Ci。其换算关系为：$1\ Ci = 3.7 \times 10^{10}\ Bq$。

2. 吸收剂量　电离辐射授予质量为 dm 的某体积元中物质的平均能量 dε 除以该体积元物质的质量 dm 所得的商。吸收剂量是对某个点定义的，人体特定组织或器官中的平均吸收剂量称为器官剂量。吸收剂量的国际制单位名称为"戈瑞"（Gy）。

3. 当量剂量　辐射种类 R 在某个组织或器官 T 上产生的平均吸收剂量与该辐射种类 R 的辐射权重因子的乘积。当辐射场由具有不同辐射权重因子的不同辐射种类组成时，当量剂量则为不同辐射种类的当量剂量的和。任何辐射类型对特定组织或器官产生的当量剂量的数值均可直接进行比较。当量剂量的国际单位是焦耳／千克，称为希沃特（希，Sv）。

4. 剂量当量　指人体组织吸收剂产生的效应与吸收剂量、辐射类型、射线能量等因素有关，根据综合因素修正后的吸收剂量为剂量当量，即组织中某点处的剂量当量是该点处的吸收剂量、辐射的品质因子和其他修正因子的乘积。用于度量不同类型电离辐射的生物效应。剂量当量的国际制单位是希沃特（希，Sv），1 Sv =

1 J/kg。原有专用单位为"雷姆"（rem），1 Sv = 100 rem。剂量当量一般在辐射防护中应用，主要是在长期小剂量慢性照射时的相应剂量限制范围内使用，而不用于急性大剂量照射。

5.有效剂量 当所考虑的效应是随机性效应时，在全身受到非均匀照射的情况下，人体所有组织或器官的当量剂量与相应的组织权重因子乘积的总和。国际辐射防护委员会（ICRP）第 26 号出版物（1977 年）推荐使用的量是有效剂量当量，ICRP 第 60 号出版物（1991 年）改为有效剂量。

二、辐射的作用方式和影响因素

电离辐射主要是以外照射、内照射和内外混合照射的形式作用于人体。外照射的特点是只要脱离或远离辐射源，辐射作用即停止。内照射是由于放射性核素经呼吸道、消化道、皮肤或伤口、注射途径进入人体后，随血液循环分散到各器官和组织，对机体产生作用。体内的放射性核素经泌尿道、呼吸道、胃肠道和汗腺、乳腺、皮肤、黏膜等方式排出体外，经肾排出是最重要的途径。其辐射损伤作用直至放射性核素排出体外或经 10 个半衰期（对短寿命放射性核素而言）以上的蜕变，才可忽略不计。电离辐射对机体的损伤受辐射和机体两方面因素的影响。

（一）辐射因素

1.辐射种类 辐射的电离强度和穿透力是影响损伤的重要因素。例如，α 粒子的电离密度较大，但穿透力很弱，其主要危害是进入人体后的内照射，而外照射的作用很小；β 粒子的电离能力较 α 粒子小，对人体的作用也是内照射，但 β 粒子具有穿透皮肤表层的能力；X 射线、γ 射线和中子的穿透力远较 β 粒子强，可穿透至组织深部或整个人体组织，具有强大的贯穿辐射作用，多引起早期效应。

2.剂量和剂量率 电离辐射的照射剂量与生物学效应间总的规律是剂量愈大，生物效应愈强。剂量率对生物效应的影响也比较大，特别是剂量率介于 0.1 Gy/h 和 1 Gy/min 之间时，这种关系更明显，低于或高于这个剂量率范围则影响不太明显。

3.单次或分次照射 同一剂量的辐射，在分次给予的情况下，其生物效应低于 1 次给予的效应。分次愈多，各次间隔的时间愈长，则生物效应愈小。

4.照射部位 照射的几何条件不同，使机体各部位接收不均匀照射而影响吸收剂量，人体以腹部照射的效应最强。

5.照射面积 受照射面积越大，生物效应越明显。

（二）机体因素

不同种属、不同个体、不同组织器官、不同细胞对辐射损伤敏感性不同。种系演化愈高，机体组织结构愈复杂，辐射易感性愈强。淋巴组织（淋巴细胞和幼稚淋巴细胞）、胸腺、骨髓（幼稚红、粒和巨核细胞）、胃肠上皮（特别是小肠隐窝上皮细胞）、性腺（睾丸和卵巢的生殖细胞）和胚胎组织呈高度易感性，而肌肉、结缔组织、软骨和骨组织的易感性较低。机体对辐射的敏感性自高向低顺序依次是腹部、盆腔、头颈、胸部、四肢。不同种类细胞的辐射敏感性由高到低可依次排列为：淋巴细胞、原红细胞、髓细胞、骨髓巨核细胞、精细胞、卵细胞、空肠与回肠的腺窝细胞、皮肤及器官的上皮细胞、眼晶状体上皮细胞、软骨细胞、骨母细胞、血管内皮细胞、腺上皮细胞、肝细胞、肾小管上皮细胞、神经胶质细胞、神经细胞、肺上皮细胞、肌细胞、结缔组织细胞和骨细胞。

（三）环境因素和其他因素

距离辐射源的距离、反复照射的时间间隔、辐射源与受照部位间是否阻隔、单一或者多因素暴露等都会影响辐射所致生物学效应。

三、致病机制

电离辐射作用于机体后，通过原发作用和继发作用致电离辐射损伤，其能量传递给机体的分子、细胞、组织和器官等基本生命物质和分子后，引起一系列复杂的物理、化学和生物学变化，由此所造成生物体组织细胞和生命各系统功能、调节和代谢的改变，产生各种生物学效应。依照不同分类方法，电离辐射生物学效应可分为三类，按效应表现的个体分类可分为躯体效应和遗传效应，按效应出现的时间分类可分为近期效应和远期效应，按剂量－效应关系分类则可分为随机效应和确定效应。

随机效应是指辐射损伤效应发生的概率随辐射剂量的增加而增加，而其（如果发生）严重程度与剂量无关，并且其发生通常不存在损伤效应的剂量阈值水平，如致癌效应、遗传效应等。确定性效应是指辐射效应的严重程度取决于所受剂量的大小，且有明确的剂量阈值水平，在阈值水平以下不会见到有害效应，当超过该水平时，剂量越高，该效应的严重性越大，如红斑和放射病等，确定性效应还被称为"有害的组织反应"。

四、放射性疾病

放射性疾病是指电离辐射所致损伤或疾病的总称，也称为放射病。放射性疾病分为四类：①电离辐射所致的全身性疾病，如外照射急性放射病、外照射亚急性放射病、外照射慢性放射病、内照射放射病；②电离辐射所致的器官或组织损伤，如皮肤损伤、甲状腺损伤、眼晶状体损伤、肺损伤、骨损伤、性腺损伤等；③电离辐射诱发的恶性肿瘤，如白血病（慢淋除外）、骨肿瘤、甲状腺癌、肺癌、乳腺癌、皮肤癌、其他恶性肿瘤（包括肝和胆道恶性肿瘤）；④放射复合伤，如放烧复合伤、放冲复合伤。

放射性疾病具有如下特点：放射性疾病大部分属于确定性效应，小部分属于随机性效应；各个疾病间有受电离辐射照射共性；临床表现不具备特异性；外照射急性放射病剂量－效应关系比较明确；放射性肿瘤的特殊性，是在接受电离辐射后，经潜伏期后发生的与所受照射具有一定程度病因学联系的恶性肿瘤；是病因学判断。

放射性疾病的诊断应遵循疾病认定原则、危害因素判定原则和因果关系判定原则。根据有明确的电离辐射受照史和一定受照剂量，结合临床表现、相应的辅助检查结果和与辐射作用有关的特殊实验室检查结果作为主要诊断依据，按照循证医学的要求进行综合分析，并参考既往健康状况，排除其他相关疾病作出诊断结论。放射性疾病处理原则是：及时进行正确的现场抢救，特别是对危及生命的损伤，应全力抢救生命；尽快使受照者脱离放射源，洗消放射性沾染，采取阻止放射性核素吸收或促进放射性核素排出的措施；及时采取综合对症治疗，包括消毒隔离、周密护理、预防感染、出血以及全身支持性治疗；对受照者尽早进行心理干预，放射病患者经积极治疗，疾病可好转、治愈。

五、辐射卫生防护

辐射防护的目标是防止对健康危害的确定性效应，同时采取积极措施，尽可能降低随机效应的发生率，使照射剂量达到可接受的安全水平。在放射工作实践中，严格执行辐射防护的原则，即国际辐射防护委员会（ICRP）11977 年第 26 号出版物中提出辐射防护的基本原则：放射实践正当化（权衡利弊），辐射防护的最优化（合理可能尽量低，ALARA）和个人剂量限值（个人防护）。我国目前颁布了一系列辐射卫生防护规定和标准，2002 年所制定的《电离辐射防护与辐射源安全基本标准》（GB18871—2002）是我国现行的辐射防护基本标准，主要包括行为准则和剂量限值两部分内容。

（一）辐射防护的要点

1. 外照射防护　外照射防护中主要考虑的是来自体外辐射源,如 X 射线、γ 射线、中子和 β 射线等穿透能力较强的贯穿辐射。外照射防护的基本方法有以下 4 种：缩短受照时间、增大与辐射源的距离、设置防护屏障和控制照射强度与照射面积等。

2. 内照射防护　内照射防护原则是防止或减少放射性核素对空气、水和食品、土壤、工作场所的污染,尽可能阻断放射性物质经呼吸道、消化道、皮肤或伤口进入人体的途径。

（二）辐射监测

指为估算公众及工作人员所受辐射剂量而进行的测量,它是辐射防护的重要组成部分,是衡量公众和工作人员生活环境条件的重要手段。分为个人剂量监测和放射性场所监测。

1. 个人监测　是对个人实际所受剂量大小的监测。它包括个人外照射监测、皮肤污染监测和内照射监测。

2. 放射性场所监测　目的是保证场所的辐射水平及放射性污染水平低于预定的要求,以保证工作人员和公众处于合乎防护要求的环境中,同时还要及时发现一些剂量波动的原因,以便及时纠正和采取临时防护措施。放射性场所监测一般包括：X 射线、γ 射线、β 粒子和中子等外照射水平监测,表面污染监测,放射性活度监测和空气中气载放射性核素浓度监测。

（三）放射工作人员的职业健康检查

由具备资质的医疗机构实施的对放射工作人员的健康检查。职业健康检查包括上岗前、在岗期间、离岗时、受到应急照射或者事故照射时的健康检查,以及职业性放射性疾病患者和受到过量照射的放射工作人员的医学随访观察。放射工作单位应当为放射工作人员建立并终身保存的职业健康档案。

六、电离辐射所致疾病

（一）外照射急性放射病

外照射急性放射病是指人体一次或短时间（数日）内分次受到大剂量外照射引

起的全身性疾病。外照射引起的急性放射病根据其临床特点和基本病理改变分为骨髓型、肠型和脑型三种类型，其病程一般分为初期、假愈期、极期和恢复期四个阶段。

1. 职业接触　在核工业应用方面，职业接触人员主要是从事铀矿山开采、核燃料制造、反应堆运行、燃料后处理、核燃料循环研究等方面的核燃料循环人员。在工业应用方面，接触人员主要是工业辐照、工业探伤、测井、放射性同位素生产等的工作人员，以及在教育、科研等方面使用放射源或射线装置的人员。在医学应用方面，接触人员主要是从事放射治疗、核医学、放射诊断和放射介入的医技人员。此外，在处理放射性事故中，应急行动救护人员易受到严重辐射而导致急性放射病，以及因治疗需要而给予患者大剂量照射，从而导致急性放射病。

外照射急性放射病以前多见于核战争、核试验与核电站意外事故，近十年来主要是以意外事故为主，多发生于放射从业人员的意外照射事故及放射源丢失引起的公众意外受照事故。

2. 致病机制　组织受损的轻重取决于放射线剂量大小、受损伤的细胞多少、范围和受照部位的器官和组织的重要与否。电离辐射可以引起生物体内分子水平的变化特别是核酸、蛋白质（包括酶类）等生物大分子的改变，使其发生电离、激发或化学键的断裂等，从而造成这些生物大分子结构和性质的改变。一般认为，放射的直接损伤表现为细胞的死亡，不能再增殖新的组织，抵抗力降低，血管破裂出血，组织崩溃，出、凝血时间延长等。放射的间接损伤可以引发肿瘤、白血病，寿命缩短，反复感染，发生贫血和溃疡等。放射的局部损伤可在受照后几个月或几年后才出现。全身性疾病只有在机体内几个器官组织受损或全身受照时才发生。

3. 临床表现

（1）骨髓型急性放射病：又称造血型急性放射病，是以骨髓造血组织损伤为基本病变，以白细胞数减少、感染、出血等为主要临床表现，具有典型阶段性病程的急性放射病。按其病情的严重程度，又分为轻、中、重和极重四度。

（2）肠型急性放射病：是以胃肠道损伤为基本病变，以严重恶心、频繁呕吐、严重腹泻、血水便以及水、电解质代谢紊乱为主要临床表现，具有初期、假愈期和极期三阶段病程的严重的急性放射病。

（3）脑型急性放射病：是以脑组织损伤为基本病变，以意识障碍、定向力丧失、共济失调、肌张力增强、抽搐、震颤等中枢神经系统症状为特殊临床表现，具有初期和极期两阶段病程的极其严重的急性放射病。

4. 诊断与鉴别诊断　外照射急性放射病诊断参见国家职业卫生标准《外照射急性放射病诊断标准》（GBZ 104—2002）。

（二）外照射慢性放射病

外照射慢性放射病是指放射工作人员在较长时间内连续或间断受到超剂量限值的外照射，达到一定累积剂量后引起的以造血组织损伤为主并伴有其他系统改变的全身性疾病。

1. 职业接触　外照射慢性放射病可发生在健康状况较差，修复能力较弱，不遵守防护和操作规程的各类放射工作人员，如应用 X 射线或放射性核素进行诊断和治疗的医务人员，X 射线或 γ 射线工业探伤、中子测井、核反应堆或加速器等的工作人员。

2. 致病机制　长期连续或间断受到 X 射线，γ 射线或中子等贯穿辐射是外照射慢性放射病的特异因素和主要条件。电离辐射长时间低剂量照射，使机体的细胞、组织因电离作用发生损伤，同时伴有修复；当损伤份额大于修复时，可导致以造血组织为主的病理改变。

3. 临床表现

（1）临床特点：①起病慢，病程长；②症状多，阳性体征少；③症状出现早于外周血象改变，外周血象改变又早于骨髓造血变化；④症状的消长、外周血白细胞数的升降与接触射线时间长短和剂量大小密切相关。

（2）自觉症状：主要表现为神经衰弱症和自主神经功能紊乱症状。常见症状有疲乏无力、头昏头痛、睡眠障碍、记忆力减退、易激动、心悸气短、多汗、食欲减退等。男性患者还可能有性功能减退，女性患者则可能有月经失调，如经期延长、周期缩短或月经减少甚至闭经等。慢性内照射损伤患者，除上述症状持续较久外，部分患者，特别是受亲骨性核素损伤的患者，可有特殊的"骨痛症候群"。疼痛多见于四肢骨、胸骨、腰椎等部位，其特点是部位不确切，与气候变化无一定关系。有些外照射患者亦见骨、关节疼痛症状。

（3）体征：发病早期，通常没有明显的异常体征。用手接触射线者可见手部皮肤粗糙、角化过度、皲裂、指甲变脆增厚等慢性放射性皮炎的表现。有些患者可有早衰体征，如牙齿松动、脱发、白发、皮肤皱纹增多和晶状体放射性损伤表现，在晶状体后极皮质下出现点状或小片状混浊。部分患者出现神经反射异常，如腱反射及腹壁反射减弱、消失或不对称。自主神经系统可出现眼心、立卧反射异常。较严重的患者还可有明显的出血体征，如皮肤瘀点、束臂试验阳性、牙龈出血、鼻出血等。

上述症状出现在病程的早期，脱离射线后可逐渐减轻或消失。若不及早采取措施，症状继续加重，则可由功能性变化发展为器质性改变。

4. 诊断与鉴别诊断　外照射慢性放射病诊断参见国家职业卫生标准《外照射慢性放射病诊断标准》（GBZ 105—2002）。

（三）内照射放射病

内照射放射病是指放射性核素过量摄入体内，作为放射源对机体照射而引起的全身性疾病。内照射放射病比较少见，临床工作中见到的多为放射性核素内污染，即指体内放射性核素累积超过其自然存量。

1. 职业接触　造成体内污染放射性核素的来源主要有核工业生产中的探矿、开采矿石、选矿、冶炼、精制加工及核燃料的后处理；放射性核素生产中的各个工序，工、农、医等行业中应用放射性核素的各个环节；核反应堆事故处理；反应堆和核动力装置的运行和维修等方面。

2. 致病机制　内照射放射病的发病机制和病变的本质与外照射损伤类似。放射性核素进入人体的主要途径是通过消化道、呼吸道吸收，也可通过皮肤或从伤口吸收。放射性核素在体内长时间持续作用，新旧反应或损伤与修复同时并存。靶器官损伤明显，如骨髓、网状内皮系统、肝、肾、甲状腺等。另外，某些放射性核素本身的放射性虽很弱，但具有很强的化学毒性，如铀对机体的损伤就是以化学毒性为主。此外，内污染还可能造成远期效应，对人体健康产生更为深远的危害。

3. 临床表现　内照射放射病的临床表现，以与外照射急性或亚急性放射病相似的全身性表现为主；因放射性核素动力学特征不同而往往伴有该放射性核素靶器官和源器官的损害，并具有放射性核素初始人体部位和经过的代谢途径（如肺、肠道和肾脏）的损伤表现。

（1）内照射放射病初期反应症状不明显或延迟，恶心、呕吐和腹泻仍为其主要临床表现。但放射性核素以吸入途径进入人体时，一般无腹泻表现。呕吐出现时间和严重程度与放射性核素摄入量密切相关。

（2）均匀和比较均匀地分布于全身的放射性核素（如 ^{3}H，^{137}Cs）引起的内照射放射病，其临床表现和实验室检查所见与急性或亚急性外照射放射病相似，以造血障碍、骨髓功能低下为主要临床表现。

（3）选择性分布的放射性核素引起的内照射放射病，呈现造血功能障碍等急性或亚急性外照射放射病相似的全身性表现，还伴有靶器官和（或）源器官的损害为特征性临床表现。源器官和靶器官的损害因放射性核素种类、清除速率和人体途径而异。

4. 诊断与鉴别诊断　内照射放射病诊断参见《内照射放射病诊断标准》（GBZ 96—2011）。

（四）放射性皮肤损伤

放射性皮肤病是由于放射线（主要是 X 射线、β 射线、γ 射线及放射性同位素）照射（包括外照射和体表放射性核素沾染）引起的皮肤损伤。它主要包括急性放射性皮肤损伤、慢性放射性皮肤损伤和放射性皮肤癌。

1. 职业接触　在核反应堆、加速器、核燃料后处理等放射职业活动中发生事故，或者医疗活动中超剂量照射事故，或者在参加事故救援受到应急照射，身体局部意外受到大剂量 X、β、γ 射线等外照射的照射，可发生皮肤放射损伤。

2. 致病机制　放射性皮肤损伤的分子生物学机制目前尚不十分清楚。在细胞生物学机制方面，主要是上皮的生发层细胞和皮下血管的变化，首先见到在照射部位毛细血管反射性扩张，局部形成充血性反应，出现红斑，并在皮肤溃疡形成前可发生血管损伤和微循环障碍。而引起伤口愈合不良的原因是进行性的微血管阻塞，上皮细胞以及成纤维细胞增生不良。

3. 临床表现

（1）急性放射性皮肤损伤：急性放射性皮肤损伤是一次大剂量照射或短时间多次照射皮肤后所引起的皮肤放射损伤。临床上分为四度（Ⅰ度：≥ 3 Gy，红斑、脱毛反应；Ⅱ度：≥ 5 Gy，红斑、脱毛反应；Ⅲ度：≥ 10 Gy，水疱反应；Ⅳ度：≥ 20 Gy，溃疡、坏死反应）。临床经过分为四期：初期反应期、假愈期、症状明显期（反应期）和恢复期。

（2）慢性放射性皮肤损伤：慢性放射性皮肤损伤是由于经常受到超过剂量限值电离辐射局部照射所引起的。多见于长期接触放射源，而又不注意皮肤防护的工作人员；也可由急性放射性损伤 6 个月后迁延为慢性改变转化所致。

慢性放射性皮肤损伤有较长的潜伏期，病情有明显的潜在性、进行性、反复性和持续性等特点。皮肤损伤表现为皮肤萎缩，腺体和毛囊均萎缩或消失，皮肤干燥、失去弹性，色素沉着与色素脱失相间并存，表皮变薄、浅表毛细血管扩张，脱屑，皮肤瘙痒。放射性溃疡创面污秽苍白，有不同程度的感染，溃疡四周呈放射性皮炎表现。

4. 诊断与鉴别诊断　放射性皮肤损伤诊断可参见《职业性放射性皮肤损伤诊断》（GBZ 106—2016）。

（五）放射性甲状腺疾病

放射性甲状腺疾病是指电离辐射以内和（或）外照射方式作用于甲状腺和（或）机体其他组织，所引起的原发或继发性甲状腺功能和（或）器质性改变。包括慢性甲状腺炎、甲状腺功能减退症、甲状腺良性结节和甲状腺癌。

1. 职业接触　内外照射均可诱发。多见于需要使用 ^{131}I 等放射性核素受到内照射或其他原因受射线外照射的人群。不同类型的放射性甲状腺疾病其甲状腺累积吸收剂量阈值不同。

2. 致病机制　不同甲状腺疾病致病机制不同。甲状腺受照后抗原性的甲状腺球蛋白和微粒体漏出，体内产生自身抗甲状腺抗体而引起自身慢性免疫性甲状腺炎；受照射后甲状腺细胞受损，甲状腺滤泡上皮细胞破坏，甲状腺素合成减少，失去功能，或因下丘脑、垂体受辐照后继发甲减，引起甲状腺功能减退症；放射性甲状腺良性结节是甲状腺一次或短时间（数周）内多次或长期受电离辐射照射后诱发的非恶性结节性病变。

3. 临床表现　慢性放射性甲状腺炎的病程发展缓慢，潜伏期 1 年以上，甲状腺逐渐呈弥漫性增大、对称、表面光滑、质地坚硬，颈部局部有压迫症状、多无压痛；实验室检查可有甲状腺微粒体抗体（Tm-Ab）和（或）甲状腺球蛋白抗体（Tg-Ab）阳性，促甲状腺激素（TSH）增高，50% 以上患者有甲状腺功能减退。

放射性甲状腺功能减退症分为亚临床型和临床型，其潜伏期为受照后数月或数年甚至数十年。血清 T_3、T_4 在亚临床型表现为正常，临床型则表现为降低。TSH 检查在亚临床型表现为增高，而在临床型表现为原发增高或继发性降低。出现甲状腺摄碘率降低和（或）外周血淋巴细胞染色体畸变率升高。

放射性甲状腺良性结节和放射性甲状腺癌的临床表现与其他原因引发的甲状腺良性结节和甲状腺癌的临床表现基本一致。

4. 诊断与鉴别诊断　放射性甲状腺疾病的诊断原则：必须根据受照史和个人受照剂量、临床表现、辅助检查、鉴别诊断，加以综合分析方可诊断。具体可参照《放射性甲状腺疾病诊断标准》（GBZ 101—2011）进行诊断与鉴别诊断。

（六）放射性白内障

放射性白内障是指由 X 射线、γ 射线、中子及高能 β 射线等电离辐射所致的晶状体混浊。人类放射性白内障主要发生在头、面部接受放射治疗的患者中。在原子弹幸存者、反应堆事故受照者、早期从事核物理、加速器的工作者及早期从事 X 射线诊断工作人员中亦有发现。近年来，随着放射技术的快速发展和辐射防护措施的不断加强，从事 X 射线诊断和放射治疗的工作人员中鲜见放射性白内障患者报道，但核医学和放射介入医疗过程中因受防护技术限制，国内外仍有工作人员罹患放射性白内障的案例报告。

1. 职业接触　事故照射、放射源或射线装置使用中防护不到位，导致眼晶状体受到一定剂量的急、慢性外照射都可能致放射性白内障的发生。

2. 致病机制　电离辐射可引起晶状体电解质紊乱，使晶状体水分增加，在分子水平上讲，辐射也可使谷胱甘肽酶或其他含巯基酶减少，使晶状体内水溶性蛋白质降低，醌类物质增多，促进晶状体蛋白变性。晶状体皮质中 α- 晶状体蛋白的氨基甲酰化会导致晶状体蛋白的解折叠和错误折叠，从而会使晶状体蛋白聚集，蛋白质之间的交联形成高分子量聚合物，增强光线散射，使晶状体透明度下降，从而导致放射性白内障的发生。

3. 临床表现　放射性白内障的特点是病变初期常在后极部后囊下出现小泡或点状混浊，并逐渐扩大，在其周围可再出现颗粒或小泡，直径达数毫米，然后发展为环状或盘状混浊并向前极部囊下和赤道发展，严重者可形成全白内障。

4. 诊断与鉴别诊断　眼晶状体有一次或短时间（数日）内受到较大剂量外照射，或者长期超过晶状体年剂量限值的外照射经历，受照剂量超过 1 Gy（含 1 Gy），经过一定时间的潜伏期（1 年至数十年不等），在晶状体的后极后囊下皮质内出现从小的混浊点逐渐发展为具有放射性白内障的形态特点。

放射性白内障分为四期，具体诊断与鉴别诊断方法可参照《职业性放射性白内障的诊断》（GBZ 95—2014）。

（七）放射性性腺疾病

性腺对电离辐射高度敏感，在辐射事故及职业性照射条件下机体受到一次急性或长期慢性外照射，性腺受到一定剂量照射所致的性腺疾病，包括放射性不孕症及放射性闭经。根据剂量大小放射性不孕症又分为暂时性及永久性不孕症，电离辐射所致卵巢功能损伤或合并子宫内膜破坏、萎缩，停经 3 个月以上称为放射性闭经。

1. 职业接触　一次或长期受到 X、γ 射线或中子等贯穿辐射是致放射性性腺疾病的主要条件，属于组织反应，存在剂量阈值。详见外照射急性放射病。

2. 致病机制　性腺是对电离辐射敏感的器官。男性全身或睾丸局部受一定剂量照射后电离辐射破坏生殖细胞，可使精子数显著减少，活动度降低及畸形精子增加；受照剂量越大，精子数减少越明显，甚至可以引起永久性不育。电离辐射可致卵巢功能损伤或合并子宫内膜破坏、萎缩导致闭经，致妇女月经不调甚至绝经。

3. 临床表现　夫妇同居 1 年以上未妊娠。受到大剂量的照射晚期男性可出现睾丸萎缩、变软，第二性征及性欲无改变，女性可出现子宫、卵巢、输卵管、阴道、乳房萎缩变小，不孕的同时引起闭经，可能影响到第二性征，出现类似更年期综合征临床表现。

4. 诊断与鉴别诊断　放射性性腺疾病诊断参见《职业性放射性性腺疾病诊断》（GBZ 107—2015）。

第二节　电磁辐射

人们通常所说的电磁波主要是指无线电波。然而，在经典物理学里所说的电磁波，除了无线电波之外，还包括可见光、紫外线、红外线、X射线、γ射线等。环境中的电磁波污染，已经成为一种严重的社会公害。电磁波污染，是比化学污染更普遍、危害更大的一种物理因子污染。人们通常所说的电磁波，主要是指无线电波。19世纪60年代，英国物理学家麦克斯韦在前人的理论和实验研究的基础上，总结提出了完整的电磁波理论，建立了电磁波的基本方程组。1887年，德国物理学家赫兹用振荡器产生了电磁波，并首先发现了控制电磁波传播的方法，为电磁波的应用开辟了道路。1895年，俄国物理学家波波夫完成了无线电报的发射和接收试验。此后，电磁波开始广泛应用于无线电广播、无线通信、卫星通信、无线电导航、雷达、电视广播等通信系统，以及高压输电网，高频淬火、焊接、熔炼、塑料热合，微波加热、微波干燥，微波治疗等工业生产、医疗卫生和科学研究等领域。

一、基本概念

1.电磁波　麦克斯韦的电磁场理论指出，如果空间某一区域内有变化的电场，那么在其邻近区域内，必将产生变化的磁场。这种变化的磁场又在较远的区域内产生新的变化电场。同样，如果空间某一区域内有变化的磁场，那么在其邻近区域内必将产生变化的电场。这种变化的电场又在较远的区域内产生新的变化磁场。这种交替变化产生的电场和磁场，以波动方式向空间传播能量的过程，称为电磁辐射，或者电磁波。

电磁波是能量在空间传播的一种形式。在传播的过程中，电场和磁场在空间里是相互垂直的，两者又都垂直于传播方向（图4-1）。电磁波的传播速度与传播媒质有关。电磁波在空气中的传播速度略小于光速，通常近似认为等于光速。

在真空中电磁波的传播速度，等于光速。在介质中的传播速度 v_{ε} 等于：

$$v_{\varepsilon} = \frac{C}{\sqrt{\varepsilon_r}}$$

式中，C 为真空中电磁波的传播速度（3×10^{-8} m/s），ε_r 为介质的相对介电常数。空气中的相对介电常数略大于1，因此，电磁波在空气中的传播速度略小于光速，通常近似认为等于光速。

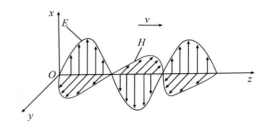

图 4-1　平面电磁波的空间传播形式

2. 波长、频率和周期　电磁波有波长、频率和周期。在一个运动周期内，电磁波传播的距离称为波长（λ）。电磁波传输一个波长的距离所需要的时间称为电磁波的周期（T）。在单位时间内，电磁波在传输的距离中完成的波动周期的个数称为电磁波的频率（f）。单位时间内，电磁波传播的距离称为电磁波的波速。电磁波的波长、频率和传播速度之间有如下的数量关系：

$$\lambda = vf \text{ 或 } \lambda = Tv$$

式中，v 为电磁波的传播速度（m/s），f 为电磁波的传播频率（Hz），λ 为电磁波的波长（m），T 为电磁波的周期（S）。

3. 电磁波的分类　按照波长（或频率）的大小，电磁波大致可以分为无线电波、紫外线、可见光、红外线、γ 射线和 X 射线等（图 4-2）。

4. 无线电波　一般国家电力系统的交流电频率为 50 Hz 或 60 Hz。我国电力系统的交流电的频率为 50 Hz。当交变电流的频率达到每秒钟 100 000 Hz 以上时，在振荡电路（发射天线）周围形成高频率变化的电磁场，这就是人们所说的高频电磁场，又称为射频电磁场。因为它们早期主要用于无线电广播，所以又称为无线电波。无线电波在电磁波谱中占有很宽的谱段。按照波长的大小，无线电波可划分为超长波、长波、中波、短波及超短波等波段。

二、电磁辐射的生物效应

（一）电磁波的热效应和非热效应

1. 热效应　所谓热效应是指进入生物体的电磁能转化为热能后，当超过体温调节功能时，可使局部或整体温度升高，导致其组织结构改变或发生生理生化功能紊乱等的生物学效应。

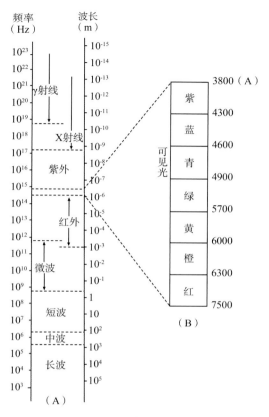

图 4-2 电磁波谱

（1）机体吸收能量：电磁波在生物体或组织表面经反射和散射后，部分能量进入生物体或组织内。由于生物体各种组织不同程度的吸收作用，电磁波便产生衰减，即幅值下降，相位也发生改变。电磁波的穿透能力不但与各层组织的介电常数、电导率和组织厚度有关，而且还与电磁波的频率有关。电磁波频率越高，穿透能力越浅表。目前认为，不同频率电磁辐射按其能量吸收特性可分为四个频段。

①亚共振区：频率范围为 100 kHz ~ 30 MHz，能量以整体表面吸收为主，并随频率增高而呈线性增加。

②共振区：频率范围为 30 MHz ~ 300 MHz，与整体或局部形成共振，产生较高的电磁吸收。

③热点区：频率范围为 400 MHz ~ 3000 MHz，能量以体内局部显著吸收为主，较低频段由共振引起，较高频段由准光学聚焦所致。

④表面吸收区：频率远远大于 300 GHz，穿透较浅，以体表吸收为主。

人和不同种类的动物具有相同的电磁辐射能量吸收特性，但不同的是各自有不同的响应频率。

（2）机体局部或全身体温升高：电磁辐射作用于人体后，一部分被吸收，被吸收的能量使人体组织内的电介质和分子的偶极产生振动，媒质的摩擦把动能转变成热能，引起机体升温，若温度升高过多或持续时间过长，则可引起一系列生理、生化和组织形态学的改变，如酶的灭活、蛋白质变性、生物膜通透性或激素形成方面的改变，进而导致细胞和组织的损伤。

2. 非热效应　指生物系统吸收电磁能量后，产生的不可归属于温度变化的生物学变化。非热效应也称为场的特异性效应。

在理解非热效应时应注意，即使入射场确已引起生物系统温度升高，也不能排除场的特异性效应部分的存在，正像热响应并不一定伴随温度升高一样。人们并不怀疑在弱场作用下生物系统中会形成"热点"，也不怀疑效应有可能起源于热点，但这只是能量的分布问题，热点的存在不是机制的本质，源于热点的效应不能统称为热效应。现在已有充分的证据证明，在生物系统中非热效应不仅是可能的，而且在强场和弱场两个领域都可能产生。

非热效应的特点是：发生在远离热平衡状态，生物系统对满足一定条件的电磁波的响应是非线性的，并表现出频率特异性和功率特异性。效应的能源有时来自于生物系统内部，而外部电磁场仅起触发信号的作用。

非热效应是一个内涵很广的概念，其原因是，非热形式的能量不止一种，生物靶器官的结构和功能各异，因而作用方式也会不同，这就意味着不可能用一种统一的模式概括非热效应的全部内容，而要根据不同作用对象建立不同的生物学、物理学和数学模型。在尊重实验事实的基础上，对模型进行有理论根据的研究，无疑是促使非热效应机制发展的有效方法。

（二）电磁辐射的作用机制研究

已经有相当多的研究表明，电磁辐射与多种生物效应和致病机制相关。例如电磁辐射可以影响细胞增殖分化。有研究发现低频电磁场和高频电磁场均可促进神经干细胞的体外增殖，同时低频电磁场还可以促进神经干细胞分化为神经元。除此之外，电磁场还可以诱导骨髓干细胞分化为神经元，以及促进间充质干细胞的增殖和分化。电磁辐射可以通过非热机制影响细胞自噬。有研究发现暴露在 1800 MHz 电磁场中的小鼠胚胎细胞内活性氧（reactive oxygen species，ROS）水平显著增加，促进了细胞凋亡。同时，这种影响还受细胞类型、细胞微环境、剂量、时间等因素的影响。电磁场还可以影响细胞的信号转导。有研究发现，利用异氟醚可以保护大脑皮质神经元免受电磁场暴露的损伤，减轻炎症反应和细胞凋亡，改善电磁脉冲（electromagnetic pulse，EMP）诱导的认知障碍。另外有研究发现，暴露于 1760 MHz 的射频电磁场会诱导细胞内产生 ROS，刺激基质金属蛋白酶（matrix metalloproteinases，MMPs）家族蛋白产生并激活 ERK1/2 通路和 FoxO3a 通路，最终导致皮肤老化。最新研究表明，射频电磁场还可能通过激活 Akt/mTOR/p53 通路的方式引起细胞衰老。电磁场还会通过增加氮中间体和 ROS 水平的方式间接引发 DNA 链断裂。有研究发现，暴露于电磁辐射后，人成纤维细胞染色体畸变和微核数量显著增加。后续研究还发现，反复电磁场暴露将导致宫颈癌细胞和正常肺成纤维细胞中的 DNA 双链断裂。以上研究表明，电磁场可以通过多种方式影响细胞的生理活动，进而导致人体健康失衡。

（三）流行病学研究

目前已有许多流行病学研究表明，电磁辐射与多种疾病的患病风险高度相关。例如，一项研究结果发现，当儿童暴露在磁感应强度高于 0.3 μT 的极低频电磁场中时，罹患白血病风险将增加 1.4 ～ 1.7 倍。英国研究人员对 29081 例患儿（包括 9700 例白血病和 6605 例脑瘤）进行病例对照研究，结果表明居住在高压线附近的患儿，白血病及脑肿瘤发病率显著增高。在瑞典 1997—2003 年和 2007—2009 年的一项联合案例研究中发现，使用便携式手机会增加患神经胶质瘤的风险。2017 年一项荟萃分析结果也显示，长期使用手机（超过 10 年）与胶质瘤风险呈显著正相关，其中低级别胶质瘤发生概率将增加 2.22 倍。这些研究表明，电磁辐射暴露可能伴随着多种疾病患病风险。除了与癌症患病风险之间存在相关性之外，电磁辐射还与非肿瘤疾病发病率相关。早在 1995 年，芬兰的一项研究就表明中高度的极低频电磁场与散发性阿尔茨海默病之间存在关联。随后在美国、丹麦、瑞典等地的类似研究也发现了这种联系。近年来，多项研究提出极低频电磁场暴露可以通过激活钙信号和过氧亚硝酸盐 / 氧化应激 / 炎症等多种生物通路，改变细胞内钙离子的浓度进而引起早发性阿尔茨海默病。

三、电磁辐射损伤的靶器官

电磁辐射可以同时作用于多个靶器官，影响人和动物的功能、组织结构，导致多个组织器官的损伤。

1. 心脏　心脏是电磁辐射的敏感靶器官之一。电磁辐射可造成心脏组织结构改变和功能损伤，可能的机制有如下几种：通过增加心肌细胞膜的通透性；心肌细胞膜蛋白构象的完整性受损、膜稳定性及流动性下降，膜上多种生物活性结构被破坏；电磁辐射可改变钙离子通道的形态和结合位点，通过增加能量和钙离子与细胞膜之间的碰撞频率影响钙离子的运动，从而引起心肌细胞钙离子浓度的变化，改变心肌细胞肌浆网对钙离子的吸收速率，进而影响心脏功能；辐射导致心肌细胞信号分子及激酶的变化；辐射后儿茶酚胺增高可能是引起心肌受损的原因之一。用频率为 9 GHz，峰值功率为 950 mW/cm^2 的电磁辐射后，心肌细胞搏动减慢，出现细胞肿胀、体积增大、伪足缩短或者消失等形态结构异常，活力下降、凋亡和坏死率明显增加，左心室的透壁性退行性改变，随着时间的延长，病变范围扩大。电磁辐射对心脏损伤呈明显量－效关系，一般认为心脏损伤的效应与微波辐射的平均功率密度密切相关，电磁微波功率密度越大，损伤越严重，病变出现越早，恢复越慢。

2. 海马　海马是参加学习和记忆的重要神经核团、记忆储存的场所，其正常结构是维持动物正常神经行为功能的物质基础。电磁辐射具有特异性的中枢神经继发损伤的效应，以平均功率密度为 65 mW/cm^2 的急性电磁辐射辐照大鼠 20 分钟后，大鼠学习记忆功能障碍，海马脑区组织病理和神经细胞损伤，并且导致的神经损伤早于组织病理学损伤。电磁辐射也可能影响神经传导，使其对外界刺激反应迟缓、兴奋性降低，条件反射能力减弱，从而影响到学习记忆能力。Raf 激酶抑制蛋白（raf kinase inhibitor protein，RKIP）介导的磷酸化胞外调解激酶（extracellular signal-regulated kinase，ERK）通路过度激活，导致海马神经元凋亡与坏死，是电磁辐射损伤引起海马神经元损凋亡与坏死的重要机制之一。电磁辐射与海马损伤也存在剂量－效应正相关，高功率微波（high power microwave，HPM）辐射后大鼠海马组织水肿、疏松、血管扩张，神经元变形、坏死，尼氏体消失。

3. 小脑　小脑是中枢神经系统的重要组成部分，浦肯野细胞是小脑皮质唯一的传出性神经元，在小脑生理功能中起重要作用。刘勇等用 120mW/cm^2 的电磁持续辐射家兔 30 分钟发现，家兔在辐射过程中出现精神亢奋和大小便失禁等明显的神经行为学异常、机体平衡功能障碍。光镜下可见小脑组织出现以浦肯野纤维细胞萎缩变形和颗粒细胞排列紊乱并进行性加重；电镜下可见以小脑浦肯野纤维细胞线粒体空泡化和粗面内质网扩张，以及突触小泡空泡化，并且损伤呈进行性加重。电磁损伤热效应可能是这一损伤的启动因素，但是损伤并不能完全归因于热效应，其损伤机制有待进一步研究。

4. 生殖器官　由于睾丸结构和生理功能的特殊性，容易受到电磁辐射的影响，引起生精细胞形态和功能的改变、精子畸形。钙离子是重要的第二信使，在细胞信息传递过程中起着重要的作用。曾丽华等的研究结果表明：HPM 使大鼠精子细胞内 Ca^{2+} 浓度迅速上升，一段时间后又恢复，而这一迅速的反应过程有可能作为信息分子激活一个控制代谢、信使和细胞生长的酶系统级联反应，从而对细胞产生功能性的变化；HPM 辐照还能够引起精子细胞膜发生变化，改变顶体酶活性，影响生殖细胞的功能，但是细胞膜的具体改变机制则尚不明确。性功能与多种因素有关，包括心理和生理的，而睾酮与性功能有着密切的关系，它在维持正常性功能上起着重要作用，电磁辐射还可以损伤睾丸的间质细胞分泌功能，降低睾酮水平，影响性功能。机体的反应程度与辐照的剂量和辐照时间存在一定的关系：辐射时间越长、辐射剂量越大，受损越严重。

5. 眼 电磁辐射对视觉系统的损伤主要涉及角膜、晶状体和视网膜。视网膜位于眼球的后部，距离眼球较远，因为其中丰富的毛细血管组织，以及神经节细胞层及神经纤维层均位于视网膜内侧，所以仍然较易受到电磁辐射影响而造成损伤。晶状体受影响最大，角膜次之，视网膜最轻。以 400 mW/cm^2 以上的电磁辐射可使视网膜出现不可逆性损伤。HPM 辐射早期抑制了晶状体上皮细胞的分裂和 DNA 合成，上皮细胞变性明显、细胞数量减少，4 周后上皮细胞增殖活性反而增加，细胞由单层变为双层，细胞分裂和 DNA 合成反跳性增强，导致上皮细胞急骤增生、晶状体后皮质水肿、水分潴留、空泡形成，甚至发生白内障，并且随着辐照功率的增加，晶状体后囊出现混浊的时间提前，病理改变也随着时间的推移呈持续性发展，辐照剂量与病理改变呈正相关，晶状体的损伤具有剂量 – 效应相关性。高强度的电磁辐射下，热效应和非热效应可能同时起效，造成兔眼损伤。

6. 造血系统 骨髓是对辐射敏感的又一靶器官，不同波长、不同功率的微波对骨髓造血功能的影响不同，并存在明显的剂量 – 效应关系，但其规律尚未明确。以 6×10^4 V/m 的电磁脉冲辐射健康猕猴后，发现辐照后骨髓中造血细胞进行性减少，各系统幼稚细胞减少尤其显著，同时发现血浆中凝血酶的时间和活化部分凝血酶时间延长，纤维蛋白含量减少，机体凝血功能发生障碍。电磁辐射损伤骨髓造血机制可能是骨髓微环境细胞脂质过氧化损伤；肿瘤坏死因子 -α（TNF-α）、白细胞介素 -1（interleukin-1，IL-1）、白细胞介素 -6（interleukin-6，IL-6）等细胞因子的释放受到抑制进而抑制造血；凋亡基因增加；辐射后 G_1 期骨髓细胞减少，S 期细胞增多；造血细胞 DNA 损伤；酶活性改变。另外，不同波长、不同频率的微波暴露，均引起不同程度的外周血变化，低功率进行长时间照射，可使红细胞结构异常，重复照射可影响红细胞生成，大功率微波辐射后红细胞脆性增加、大量溶血。连续 3 个月以上连续暴露于高强度电磁辐射人群中的血样显示外周血中血红蛋白、血小板计数下降，白细胞吞噬能力明显下降，淋巴细胞突变增加，且与辐照时间呈明显的线性关系。

7. 内分泌和免疫系统 内分泌系统主要包括外周的肾上腺、甲状腺、甲状旁腺和性腺以及中枢与内分泌有关的部位，如下丘脑、海马、垂体、松果体和杏仁等。电磁辐射可以直接作用于内分泌器官，引起内分泌系统紊乱，不同的辐射方式、辐射强度和时间均可以影响内分泌系统，但是在量效上并没有明确的相关性。电磁辐射对机体免疫功能的各个方面都可以造成影响，并且表现出明显的双向效应，适宜、短期辐射可对免疫功能起到正向的调节作用，而过量的辐射或一定剂量的长期电磁辐射可抑制机体的免疫功能。流行病学调查显示，3 个月以上的电磁辐射可使免疫球蛋白 A（immunoglobulin A，IgA）、免疫球蛋白 M（immunoglobulin M，IgM）含量明显降低，各项指标计数与累积辐照剂量均呈高度负相关。大剂量的微波还能损伤非特异性免疫效应细胞的功能，抑制淋巴细胞对丝裂原的反应，影响免疫球蛋白的质和量，可致淋巴细胞发生因染色体丢失或断片，损害免疫系统。

8. 电磁辐射的致癌作用　电磁辐射后染色体畸变、DNA 链断裂等遗传物质损伤和细胞增殖与转化异常都可以导致凋亡的发生和增加罹患癌症的危险。国际癌症研究机构（IARC）依据流行病学调查结果将人工磁场定位人类可疑致癌物，动物实验的结果支持电磁辐射可能诱发白血病的推论。松果体及其分泌的褪黑素与肿瘤的恶性失控有关，一些学者认为松果体对乳腺癌的影响的可能机制与电磁辐射影响褪黑素调控生长的信号转导途径有关。电磁场与脑瘤之间存在量效关系：长期暴露于电磁场的作业人员存在脑瘤高发生率的可能。一项周期大于 10 年的研究表明：使用手机的人群患听神经纤维瘤和神经胶质瘤的风险明显上升，同侧使用的风险更大。

四、电磁辐射损伤预防

电磁辐射随处可在，可同时损害人体多个靶器官、干扰医疗仪器的正常使用，影响临床救治。目前虽然针对电磁损伤进行了大量研究，甚至将电磁损伤引入新领域——电磁仿生学，但是仍没有针对电磁损伤的特异性诊断和治疗方法，所以防护显得尤为重要。

1. 健康宣教，减少电磁辐射损害　高密度电磁辐射对人体健康造成的不良影响已经被确认，越来越多的研究也表明长期暴露在低频或低强度电磁辐射中会损害人体健康，即接触功率很小、频率很低的电磁辐射，也可对机体产生危害，产生神经错乱、记忆力衰退、行为错误，甚至致盲、致聋或心肺功能衰竭等。在电磁环境下工作要采取适当的防护措施：穿防护衣（可产生与外界磁场相反相抵消的电流或者通过磁滞损耗大量的电磁波能量）、尽量缩短工作时间、经常用温水清洗暴露皮肤以清除有害物质、加强体育锻炼、注意保护眼睛、多做眼保健操，尽量缩短手机、电脑等电器使用时间，降低电磁辐射对人体的伤害。

2. 低温保护，降低热效应　热效应即电磁辐射对生物组织或系统加热而产生的损伤效应，是电磁辐射损伤的主要致伤因素之一。及时有效的降温措施是降低电磁损伤热效应的关键。静脉输注低温液体诱导亚低温对高能电磁辐射致肺损伤具有一定的保护作用。

3. 药物防护　中医认为急性和慢性辐射损伤分别是实热症和脾肾亏虚，常用的防治辐射损伤的药物有清热解毒、活血化瘀、补益药等。另外，在抗辐射药物研究中发现，氟伐他汀、丹参、参麦注射液等中药，鳖甲粗多糖、枸杞多糖等多糖类药物，粒细胞 – 巨噬细胞集落刺激因子（granuloyte-macrophage colony stimulating factor，GM-CSF）、白细胞介素 -3（interleukin-3，IL-3）等多种细胞因子能减轻电磁辐射损伤的程度，长期摄入硒、锌、维生素 E、维生素 C 等微量营养素能够对抗电磁辐射的过氧化损伤，但机制都有待于进一步探讨。

4. 保护医疗仪器，为患者提供良好的治疗康复条件　电磁辐射可大规模损害电气元件、干扰显像管，引起光导纤维发热，呼吸机失灵，干扰心脏起搏器工作，从而威胁到患者生命。所以在 ICU、手术室等需要使用精密仪器严密监测患者状况以及有心脏起搏器患者的场所应避免同时使用其他可产生电磁辐射的器具（如手机等工具），为患者救治和康复提供良好的治疗环境。

第三节　噪　声

一、噪声的基本概念

噪声是声音的一种，具有声波的一切特性。从物理学观点来讲，噪声是指声强与频率的变化都无规律的杂乱无章的声音；从心理学观点来讲，凡是人们不需要的声音都属于噪声。

（一）噪声的产生与传播

噪声与声有共同的特征，声音来源于物体的振动。例如，敲锣时，会听到锣声，此时如果你用手去摸锣面时，就会感到锣面在振动。如果用手按住锣面使其不振动，锣声就会消失。这表明锣声是由锣面振动引起的，它属于机械振动。当然，固体、液体和空气振动都会发出声音。

物体振动发出的声音要通过中间介质才能把声音传播出去，输送到人耳，使人感觉有声的存在。声音的传播就是物体振动形式的传播，故声音也称声波。产生声波的振动源为声源，介质中有声波存在的区域称为声场。声波传播的方向为声线。声源振动一次，声波传播的距离为波长，用 λ 表示，单位为米（m）。声波每秒钟在介质中传播的距离为声速，用 c 表示，单位为米每秒（m/s）。每秒振动的次数为频率，用 f 表示，单位为赫兹（Hz）。波长 λ、声速 c 和频率 f 的关系为：λ = c/f。

（二）噪声的物理度量

1. 声功率、声强、声压　声源在单位时间内辐射的总能量称为该声源的声功率，单位为瓦（W）。声波将声源的能量向空间辐射，辐射能量的强弱用声强表示。在单位时间内，通过垂直声波传播方向的单位面积的声能，称为声强。单位为瓦 / 米 ^{2}（W/m^2）。声功率的大小取决于声源，而声强不仅与声功率有关，还与声源的距离有关。

在实际工作中，测量声强比较困难，常采用测量声压的方法。声压的定义是，有声波时媒质中的压力与静压的差值，单位为帕（Pa）。正常人耳刚刚能听到的声压是 2×10^{-5} Pa，称为听阈声压，只有一个大气压的 1/50 亿。普通房间的声压约为 0.1 Pa；人们大声喧哗的声压为 1 ~ 1.5 Pa；凿岩机、球磨机、风铲、风钻等设备运行时的声压级约为 20 Pa，这样的声压会使人耳产生疼痛的感觉，此声压称为痛阈声压。当声压高达数百帕以上，如喷气式飞机发动机旁，或重型火炮炮口附近，会引起耳膜破裂出血。

2. 声压级　从听阈到痛阈，声压的绝对值数量级之比为 10^6：1，其声压变化了 100 万倍，所以用声压的绝对值表示声音的强弱是很不方便的。此外，人耳听觉对声信号强弱刺激的反应不是线性的，而是呈对数比例关系。因此，便引入了对数"级"的概念来表示声音的大小，这就是声压级（sound pressure level，SPL），单位是分贝（decibel，dB）。

声压级的定义：以 1000 Hz 纯音的听阈声压为基准声压，定为 0 dB，被测声压与听阈声压的比值，取对数即为被测声音的声压级。

$$SPL = 20\lg\frac{P}{P_0}(dB)$$

式中 P_0 为基准声压，$P_0 = 2 \times 10^{-5}$ Pa。

为便于读者对声压和声压级有直观的数量概念，在表 4-1 中给出一些声环境的声压和声压级的数据。

3. 频谱　声音按频率的高低可分为次声、可听声和超声。次声是指低于人们听觉范围振动的声波，即频率低于 20 Hz；可听声是人耳可以听到的声音，频率在 20 ~ 20 000 Hz；当声波频率高到超过人耳听觉范围的极限时，人们觉察不到声波的存在，这种声波称为超声波。在噪声控制中所研究的是可听声，通常把小于 500 Hz 的称为低频声，500 ~ 1000 Hz 的为中频声，大于 1000 Hz 的为高频声。

表 4-1　一些声环境的声压和声压级

声环境	声压 /Pa	声压级 /dB
喷气式飞机喷口附近	630	150
喷气式飞机附近	200	141
飞机铆钉机旁	63	130
风铲锅炉旁	20	120
高压鼓风机进口	6.3	110
织布车间	2	100
地铁、重型汽车	0.63	90
公共汽车内	0.2	80
繁华商业街道	0.063	70
一般谈话	0.02	60
微电机	0.0063	50
安静房间	0.002	40
轻声耳语	0.000 63	30
树叶沙沙声	0.0002	20
轻微呼吸声	0.000 063	10
听阈	0.000 02	0

单一频率的声音称为纯音，但在日常生活中或工作中所接触到的声音绝大部分是由各种不同频率的声音组合而成，称为复合音。把复合音的频率由低到高进行排列而形成的频率连续谱称为频谱。用频谱表示可以使声音的频率组成更加直观。

在实际工作中，对于构成某一复合音的频谱，一般不需要也不可能对其中每一频率成分进行具体测量和分析，通常人为地把声频范围（20 ~ 20 000 Hz）划分成若干小的频段，称为频带或频程。常用的有倍频程或 1/3 倍频程。

倍频程：按照频率成倍比关系将声频划分为若干频段，一个频段的上限频率（$f_上$）和下限频率（$f_下$）之比为 2 : 1，即 $f_上 = 2f_下$。根据声学的特点，每一个频段用一个几何中心频率代表，中心频率用公式计算：$f_中 = \sqrt{f_上 \times f_下}$。噪声测量时，测量的是倍频程的中心频率，表 4-2 给出了在一般的噪声分析中常用的倍频程的中心频率和上下限频率范围。

有时为了得到比倍频程更详细的频谱，通常也采用 1/3 倍频程，即 $f_上 : f_下 = 2^{1/3}$，表 4-3 给出了 1/3 倍频程的中心频率和频率范围。

表 4-2 倍频程中心频率和频率范围

（单位：Hz）

中心频率	31.5	63	125	250	500
频率范围	22.4 ~ 45	45 ~ 90	90 ~ 180	180 ~ 3355	355 ~ 710
中心频率	1000	2000	4000	8000	16000
频率范围	710 ~ 1400	1400 ~ 2800	2800 ~ 5600	5600 ~ 11 200	11200 ~ 22 400

表 4-3 1/3 倍频程中心频率和频率范围

（单位：Hz）

中心频率	频率范围	中心频率	频率范围
50	45 ~ 56	1000	900 ~ 1120
63	56 ~ 71	1250	1120 ~ 1400
80	71 ~ 90	1600	1400 ~ 1800
100	90 ~ 112	2000	1800 ~ 2240
125	112 ~ 140	2500	2240 ~ 2800
160	140 ~ 180	3150	2800 ~ 3550
200	180 ~ 224	4000	3550 ~ 4500
250	224 ~ 280	5000	4500 ~ 5600
315	280 ~ 315	6300	5600 ~ 7100
400	355 ~ 450	8000	7100 ~ 9000
500	450 ~ 560	10 000	9000 ~ 11 200
630	560 ~ 710	12 500	11200 ~ 14 000
800	710 ~ 900		

　　在实际工作中，要了解某一声源所发出的声音的性质，除了分析它的频率组成外，还要分析各频率相对应的强度。通常以频率为横坐标，声压级为纵坐标，把他们的关系用图来表示，称频谱曲线或频谱图。图 4-3 给出了典型设备噪声倍频程和 1/3 倍频程频谱。

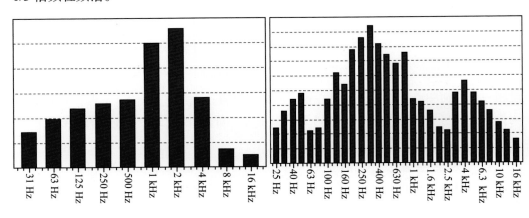

图 4-3 倍频程和 1/3 倍频程频谱

二、噪声的危害

（一）噪声对听觉器官的影响

听觉器官是噪声损伤的敏感部位，在其他器官系统尚未出现改变以前，听觉器官已出现形态和功能的变化。因此，听觉器官的损害正是评价噪声危害和制订噪声标准的主要依据。

1. 噪声对听觉功能的影响　主要表现在听觉敏感度下降、阈值升高、语言接受和信号辨别力变差，严重时可造成耳聋。在噪声对听觉功能损伤的研究中，常用的听力或听功能的测试方法，以人为对象时，多用纯音或语言测听；对于动物多用客观测听。客观测听法包括行为或条件测听和电反应测听。后者较为常用，如耳蜗微音器电位（cochlear microphonics，CM）、听神经复合动作电位（compound action potentials，AP 或 CAP）、脑干听觉诱发电位（听性脑干反应，auditory brainstem response，ABR）和总和电位（summating potential，SP）等，主要观察反应阈，也注意反应振幅及其时域和频域等参数的变化。

噪声对听觉功能的影响是生理移行至病理的过程，造成病理性听力损伤必须达到一定的噪声强度和接触时间。其损伤过程可区分为 4 类。

（1）临界级和听觉适应：噪声引起的听力损伤首先与噪声的强度有关。当强度低于某一水平时，无限期的噪声暴露也不会引起听力的变化，此水平称为临界级（critical level，CL）。临界级随频率不同而不同，人的临界级一般为 50 ~ 55 dB。短时间接触高于临界级的噪声，听力会暂时性下降 10 ~ 15 dB，脱离噪声环境数分钟内听力即恢复正常，这种现象称为听觉适应。

较长时间停留在强烈噪声环境中，引起听力明显下降 15 ~ 30 dB，离开噪声环境后数小时至一昼夜，恢复至原有听力水平，称听觉疲劳。

（2）暂时性听阈位移：持续暴露于强噪声环境，使听力下降 15 ~ 30 dB，在离开噪声环境数小时至数十小时甚至更长时间后听阈偏移可恢复者，称为暂时性听阈位移（temporary threshold shift，TTS）。TTS 是研究噪声损伤听力的重要指标。听觉适应和听觉疲劳属可逆性听力损失，可视为机体的生理性保护效应。

（3）永久性听阈位移：暴露强烈噪声或反复、长期暴露较强的噪声，使听阈由生理性移行至不可恢复的病理性过程，形成永久性听力下降，称永久性听阈位移（permanent threshold shift，PTS）。为了排除 TTS 的干扰，PTS 的测定应在脱离噪声环境较长时间（一日或数日）后进行。

在形成 PTS 的早期，2000 Hz 以下听阈一般正常，听力下降主要发生在高频段（3000 ~ 6000 Hz），形成高频听谷即在听力曲线图上表现出所谓的"V"字形曲线；当 PTS 出现在高频（3000，4000，6000 Hz）任一频段位移≥ 35 dB，且无语言听力障碍时，称高频听力损失。高频听力损失常早于语言频率听力损失出现，故可作为噪声性耳聋的早期指征。

（4）噪声性耳聋：当高频损失扩展至语言频率三个频段（500，1000，2000 Hz），造成平均听阈位移 > 25 dB，并伴有主观听力障碍感时，称噪声性耳聋。电测听检查发现听力曲线从低频到高频呈倾斜型下降，并在 4000 Hz 处有听力突然下降的听谷存在，严重时导致完全性失听。

关于噪声性耳聋的诊断和分级，目前我国实施的标准有《军事噪声性听力损失诊断标准及处理原则》（GJB2121—94）和《职业性噪声聋的诊断》（GBZ49—2014）。我军《军事噪声性听力损失诊断标准及处理原则》标准规定语言频率四个频段（500、1000、2000、3000 Hz）纯音气导的算术平均值阈移等于或超过 25 dB 时，称噪声性耳聋。我军事噪声性听力损失程度分级标准见表 4-4。

表 4-4 听力损失程度分级标准（GJB2121—94）

听力损失分级	语频平均听阈 dB（HL）
正常	≤ 25
轻度听力损失	26 ~ 40
中度听力损失	41 ~ 55
中重度听力损失	56 ~ 70
重度听力损失	71 ~ 90
极重度听力损失（全聋）	> 90

噪声性耳聋与噪声强度、频率和噪声暴露时间长短有关。国际标准 ISO R1999 公布了噪声性耳聋与等效 A 声级、噪声暴露年限的关系，见表 4-5 所示。

由表 4-5 可以看出，在等效连续 A 声级 80 dB（A）以下，不发生噪声性耳聋，即发病率为零。随着等效连续 A 声级的增加和噪声暴露年限的增长，发病率急剧上升。

噪声性耳聋有两个特点，一是除了高强噪声之外，噪声性耳聋是一个持续的累积过程，发病率与噪声暴露年限有关；二是噪声性耳聋是不能治愈的。

噪声暴露的累积过程可用累积噪声暴露量（CNE）描述，计算方法如下：

$$CNE = L_A + 10\lg(Y)$$

表 4-5 噪声性耳聋与等效 A 声级、噪声暴露年限的关系

等效连续 A 声级 [dB（A）]		各噪声暴露时间（年）的噪声性耳聋发病率、听力损伤率									
		0 年	5 年	10 年	15 年	20 年	25 年	30 年	35 年	40 年	45 年
≤ 80	发病率（%）	0	0	0	0	0	0	0	0	0	0
	听力损伤率（%）	1	2	3	5	7	10	14	21	33	50
85	发病率（%）	0	1	3	5	6	7	8	9	10	7
	听力损伤率（%）	1	3	6	10	13	17	22	30	43	57
90	发病率（%）	0	4	10	14	16	16	18	20	21	15
	听力损伤率（%）	1	6	13	19	23	26	32	41	54	65
95	发病率（%）	0	7	17	24	28	29	31	32	29	23
	听力损伤率（%）	1	9	20	29	35	39	45	53	62	73
100	发病率（%）	0	12	29	37	42	43	44	44	41	23
	听力损伤率（%）	1	14	32	42	49	53	58	65	74	83
105	发病率（%）	0	18	42	53	58	60	62	61	54	41
	听力损伤率（%）	1	20	45	58	65	70	76	82	87	91
110	发病率（%）	0	26	55	71	78	78	77	72	62	45
	听力损伤率（%）	1	28	58	76	85	88	91	93	95	95
115	发病率（%）	0	36	71	83	87	84	81	75	64	47
	听力损伤率（%）	1	38	74	88	94	94	95	96	97	97

式中，CNE 为累积噪声暴露量，单位为 dB（A）；L_A 为每天 8 小时的等效连续 A 声级，单位为 dB（A）；Y 为噪声暴露年限，单位为年。

听力损伤率与累积噪声暴露量、等效连续 A 声级的关系如图 4-4 所示。在一定的等效连续 A 声级时，听力损伤率随着累积噪声暴露量的增加而增加，当累积噪声暴露量数字为等效连续 A 声级数字加 7 dB（A）时，听力损伤率出现急剧上升的拐点。如在等效连续 A 声级为 90 dB（A）时，听力损伤率随着累积噪声暴露量的增加而增加，当累积噪声暴露量数字为 97 dB（A）时，听力损伤率出现了急剧上升现象。

（5）爆震性耳聋：又称为爆震性声损伤，简称爆震伤。因枪炮、导弹、鱼雷和火箭等发射声或爆炸声所形成的强脉冲噪声和弱冲击波的复合作用，使外耳道气压瞬间达到峰值，强大的压强可使鼓膜充血、出血或穿孔，严重时可致听骨链骨折。瞬间高压传入内耳，造成内淋巴强烈振荡导致基底膜损伤，出现听力障碍。自觉症状为耳鸣、头晕、耳胀痛、听力降低等，并可伴有胸闷、胸痛、恶心、食欲减退。评估声损伤的依据除中耳鼓膜有无出血、穿孔外，主要依赖于听力图的分析。火炮射击后，在高频任一频段呈现的听力下降 ≥ 35 dB，并在 48 小时后经听力检查仍未恢复者；或同时出现语言频率平均听力下降 > 25 dB，且不可恢复，称爆震性耳聋。

脉冲噪声引起听力损伤的主要特点：听力损伤主要取决于压力峰值、持续时间

和脉冲个数。中耳和内耳都可能发生损伤，但是两者的损伤不一定平行，尤其在反复暴露时，已受损的中耳鼓膜或听骨链，因不能有效地将压力波传至内耳，从而在一定程度减轻内耳承受的压力。压力峰值不高，但持续时间长或重复次数多时容易损伤内耳。中耳损伤表现为鼓膜和鼓室充血、出血，鼓膜穿孔、听小骨脱位或断裂，以鼓膜穿孔最为常见。内耳损伤既可损伤前庭又可损伤耳蜗，引起鼓阶出血、支持细胞折损、Corti's 器与基底膜分离。早期听力损伤并不一定呈现"V"字曲线，晚期听力曲线呈多样化，也可见到 6000 Hz 处有一听力下降的低谷。

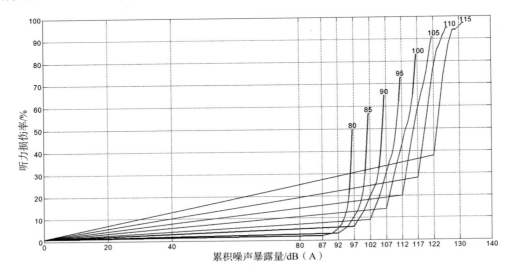

图 4-4　听力损伤率与累积噪声暴露量、等效连续 A 声级的关系

2. 噪声对耳蜗形态学的影响　噪声类型及其对人耳的作用方式多种多样，但所引起的听觉器官损伤的机制基本是物理（机械力学）、生理生化或代谢的作用，使感觉毛细胞受到损伤。严重时 Corti's 器全部消失或破坏。造成感音能力亦即听力下降或障碍。

噪声引起听觉器官损伤的形态学观察资料，主要来源于实验动物，人的资料是有限的。连续噪声主要损伤内耳，耳蜗是噪声损伤的主要部位，外耳和中耳传导结构一般较少有变化。动物实验表明，噪声暴露后内耳 Corti's 器发生变性，最后消亡，被上皮细胞代替。主要形态学变化包括毛细胞表面结构发生变化，盖膜断裂、穿孔，毛细胞静纤毛紊乱、倾斜、倒伏、折断和融合；毛细胞肿胀，空泡变性，胞膜穿孔、胞质外溢，线粒体变形、内质网扩张，核肿胀，细胞变性死亡；毛细胞下区传出神经末梢肿胀，线粒体增多；螺旋神经节的神经纤维和神经细胞变性。毛细胞表面结构的变化首先发生，毛细胞下区和螺旋神经节的病变出现较晚。毛细胞损伤的好发部位大多集中在距基底膜末端 8 ~ 12 mm 处，即耳蜗基底圈和第二圈交接处。

（二）噪声的听觉外效应

1. **噪声诱发的疾病** 噪声不仅引起听觉器官的损伤，还可对神经系统、心血管系统、消化系统、前庭功能、视觉功能、内分泌、代谢和免疫功能等产生非特异性影响。

噪声作用于人的中枢神经系统，可引起大脑皮质功能紊乱，使兴奋和抑制平衡失调，条件反射异常。长期暴露于噪声下，会产生积累效应，引起自主神经功能紊乱，使人出现头晕、头痛、烦躁、失眠、多梦、乏力、嗜睡、心悸、恶心、记忆力减退等神经衰弱症。噪声对心血管系统的影响，主要表现为心率、血压、心电图的改变。高噪声刺激可引起消化功能减退，胃功能紊乱，消化液分泌异常，胃张力减低，蠕动无力，排空减慢，胃酸度改变，从而导致消化不良、食欲不振、营养不良、体重减轻等。噪声刺激前庭器官，可出现眩晕和眼球震颤，严重时可使身体平衡和空间定向功能出现障碍。噪声作用可引起瞳孔散大，视野向心性缩小，视敏感度和视野调节速度减低。噪声作用可使肾上腺素分泌增加，儿茶酚胺排出量提高。总之，高强度的噪声可诱发多种疾病。

2. **噪声对睡眠的影响** 休息和睡眠是消除疲劳保持正常状态所必要的生理过程。噪声作为一种干扰因素，使人感到烦恼甚至无法休息和入睡，心烦意乱。噪声引起的睡眠障碍是一种生理功能紊乱，其影响主要表现为两方面：一方面引起觉醒，其阈值大约只比听阈高 20 dB；另一方面改变人的睡眠状态，使睡眠由熟睡变为浅睡或使睡眠中断、时间缩短。经常性睡眠不足，将会造成皮质细胞的损伤，从而导致疲劳，并进一步影响工作效率。

3. **噪声对工作效率的影响** 在噪声的长期作用下，人的大脑皮质兴奋和抑制容易失调，注意力不容易集中，情绪不稳定，心情烦躁，激动易怒，思维反应迟钝，学习能力、记忆力和认知能力下降，警觉性、空间想象和逻辑推理能力发生改变，最终将导致工作能力和工作效率下降。

噪声对工作的危害：一是影响听力或干扰听觉信号辨别；二是引起生理心理效应，从而影响操作者的知觉水平或信息传递。容易受噪声干扰的工作是：需要集中注意力的学习或分析过程；需要精细的肌肉活动场所；需要进行语言交流或辨别声音信号的岗位；需要持续操作的任务或同时完成多通道任务；需要长时间维持警觉的任务；需要较多的记忆或注意力参与的作业等。

三、噪声控制原则

噪声控制一般需从三个方面考虑，控制噪声源、控制噪声传播途径和减少噪声暴露量。

1. 控制噪声源　在噪声源处降低噪声是噪声控制最有效的方法。通过研制或选择低噪声设备，改进设计方法或生产加工工艺，提高零部件加工精度和装备技术，合理选择材料等，都可在一定程度上在噪声源处控制噪声。但是，随着武器装备的发展，装备的功率越来越大，从而导致在噪声源处控制噪声非常困难，往往无法把噪声控制到标准容许的限值之内。

2. 控制噪声传播途径　当噪声源控制达不到降噪要求时，就需要在噪声传播的途径上采取声学措施控制噪声的传播，措施包括吸声、隔声、消声、隔振和减振（阻尼）等。这些技术措施都有其特点和适用范围，其原理主要是在噪声传播的途径上阻断或降低或消耗噪声能量，从而达到在噪声传播的途径上降低噪声。

3. 减少噪声暴露量　控制噪声的最后一个重要环节就是人员减少噪声暴露量。减少噪声暴露量有很多措施，如佩戴防护装具、远离声源、缩短暴露时间等。

噪声防护装具包括耳塞、耳罩、头盔（含耳罩）和防护衣。耳塞、耳罩、头盔（含耳罩）主要是对听觉系统防护，同时佩戴耳塞与耳罩或耳塞与头盔（含耳罩）的防护称为双重防护。防护的目的是减少暴露的噪声强度。当噪声超过 140 dB 时，噪声不仅对听觉系统造成严重伤害，而且对胸部、腹部也有严重危害，尤其是心脏。防护衣可以防冲击波和噪声，以达到对胸部、腹部的保护。需要指出的是，佩戴防护装具一定要坚持全工作时间佩戴，否则会事倍功半，效果甚微。

远离声源是指在设定工作岗位位置时，工作岗位位置尽量远离声源。噪声能量随着传播距离的增加而衰减。因此远离声源可以减少噪声暴露量。

缩短暴露时间是指轮岗轮休。对于作业岗位的噪声，尽管采取各种措施还是达不到噪声卫生标准的要求时，可以考虑轮岗轮休，以缩短噪声暴露时间，从而达到保护作业人员健康之目的。

第四节　冲击和振动

一、冲击

在物理学上，冲击是指在相对较短的时间内能量发生骤然、剧烈地释放，转换或传递的过程。冲击波是一种不连续峰在介质中的传播过程。因此，根据传播介质的不同，冲击波可划分为固体、液体、气体三类冲击波。由于不同传播介质的属性不同，各类冲击波的测量、对机体的损伤机制、安全标准、防护方法等各具特色。本节主要介绍水下武器爆炸产生的水下冲击波对舰船舱室内人员的冲击影响及防护措施。

（一）冲击波的来源

水中兵器在水下爆炸的瞬间，释放出巨大能量，形成过热、超速、高压的气泡，该气泡迅速向四周膨胀扩散，产生威力强大的水下冲击波。当附近的舰船受到该水下冲击波的作用时，冲击波经船体传导而转变为固体冲击波，引起整个舰船产生突然而剧烈的冲击运动（特称为舰船冲击运动），舰船冲击运动不仅对舰船上武器、设备等系统造成严重的危害，而且还将造成舰船上人员发生一定程度的冲击性损伤。

（二）舰船冲击波的特点

舰船冲击波不同于水下冲击波、空气冲击波，它的主要特点如下：

1. 冲击作用时间极短，通常在几毫秒至十毫秒以内；冲击加速度值很高，有时高达上千个 g（g 为重力加速度单位），如图 4-5 所示。

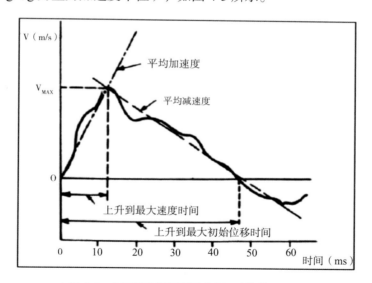

图 4-5　水下爆炸舰船甲板冲击运动的典型曲线

2. 对于水面航行的舰船，由于横向载荷和横漂阻力的作用，水平方向的冲击载荷衰减较快；垂直方向冲击运动较侧向冲击力大，侧向冲击力又较艏艉向来得大。对于水下航行舰船，舰船遭受垂直和水平方向载荷两方面作用，当舰船位于远离爆炸中心的水下深度时，爆炸产生的垂向载荷向量小于横向向量，此时，冲击载荷以横向运动为主。

3. 船体各部位呈现不同的冲击运动特性，当爆炸冲击波抵达船壳后，经由船壳板、肋骨、甲板、隔舱板等结构传导至机座和装备，此时船体结构类似一个滤波器，越远离冲击波接触船体位置所受的冲击加速度越小。

4. 船体各部位的冲击运动还受到附近安装的设备的重量的影响，如装备重量越轻，瞬间反应越强；设备重量越大，冲击衰减的效果越显著。

（三）舰船冲击波对机体的影响

舰船因遭受水下爆炸产生的冲击波作用而导致舰船上人员发生的各种损伤称为舰船冲击伤，它属于固体冲击伤。由于舰船冲击作用的时间极短但冲击加速度值很高，故舰船冲击波对人体的影响不同于其他类型的冲击波作用。

根据舰船遭受水下爆炸甲板冲击运动的特性曲线，舰船上处于自由状态的船员对舰船冲击运动的反应有两种状态：加速度阶段的初始压缩状态、减速度阶段的飞离状态。采用高速摄影方法获得某次水下爆炸动物冲击运动的位移曲线如图4-6所示。

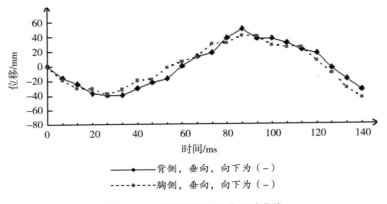

图 4-6　水下爆炸动物机体运动曲线

1. 加速度阶段的压缩性损伤　在水下冲击波作用于舰船瞬间，甲板产生一个突然向上的冲击加速度运动，此时舰船上的人员由于受到向下的惯性力作用而产生超重现象，人体被压缩。压缩过程中如果负重部位骨骼所承受的压缩应力超过骨骼抗压强度，即可能引起压缩性损伤，其损伤部位与人员体位有关。站立人员主要为下肢损伤，如跟骨、距骨、胫骨下端骨折，有时伴有腓骨下端骨折和踝关节损伤等，严重者发生粉碎性骨折；还可出现小腿下 1/3 急剧肿胀和剧烈疼痛，并有皮下出血点和瘀血等，肿胀严重者可出现下肢循环障碍症状。坐位人员的主要损伤为脊椎压缩性骨折，严重者呈粉碎性骨折，多发于脊柱的生理弯曲处，尤以第 12 胸椎和第 1 腰椎为多见；还可引起椎间盘的压缩性损伤，表现为纤维环破裂、髓核脱出，严重者亦呈粉碎性损伤。

2. 减速度阶段的二次冲击损伤　舰船在到达最大冲击速度后进入减速阶段，此时舰船人员身体由于受到向上的惯性力作用而产生飞离状态。人体以一定的速度飞离甲板，达到终止速度后就以自由落体的速度跌落在甲板上，或者落入海中。人体处于飞离状态时易发生二次损伤，在飞离甲板和跌落时均可能撞击于舱壁、舱顶、甲板或仪器设备表面等，造成颅骨、四肢、骨盆、肋骨等处骨折以及皮肤挫伤裂伤，有时还会发生脑震荡。飞离速度本身并不会引起人体损伤，但它可影响飞离阶段终末与舰船物体碰撞的速度。据模拟实验测试结果发现，人体飞离速度（V_k）与甲板运动最大速度（V_d）的比值是甲板达到最大速度所需时间（t_p，单位 ms）与人体自振周期（T，单位 ms）比值的函数，其函数关系如下式所示：

$$V_k / V_d = 2.7(t_p / T)^{0.44}$$

式中人体自振周期 T（ms），对于站立者为 100 ms，对于坐位者为 167 ms。

3. 内脏器官冲击损伤　在加速与减速阶段时均可引起内脏器官移位与变形，致使内脏与骨骼间或内脏相互间发生碰撞、挤压和牵拉等，造成肝、脾、肺、肾、胃肠、心、脑等器官（尤其是腹腔实质性器官）的闭合性损伤，轻者出现点状出血和瘀血，较重者出现片状或条状出血，严重者导致脏器破裂或大血管断裂等。在内脏损伤中，以肝、脾、肺损伤的发生率较高。图 4-7 为某次实船水下爆炸实验中获得的舰船冲击运动作用下动物内脏损伤的发生状况，均显示出肝、脾、肺损伤的发生率较高。

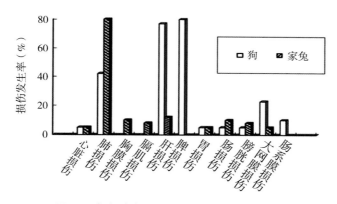

图 4-7　舰船冲击作用下狗和家兔内脏损伤状况

4. 其他冲击性损伤　水下爆炸产生的舰船冲击运动，可将舰船员抛起，有时可能落入水中，造成溺水，或者落水后因水下冲击波的作用而产生水下冲击伤。水下冲击伤的特点，主要表现为含气脏器（如肺、中耳等）和含有气体与液体的空腔脏器（如胃肠道等）容易出现损伤，极少发生体表损伤。通常，水下冲击波对暴露于水中的部位造成损伤，如极易发生的肺部损伤；若爆炸时头部浸没在水中，则可能引起鼓膜破裂、听小骨骨折等，还可能引起颅脑损伤。

（四）舰船冲击伤的主要特点

1. 头部、下肢损伤概率较高　舰艇冲击运动通过与甲板接触的脚或臀部将冲击载荷迅速传递到整个人体，当施加在人体上的外力超过一定限值时，人体亦会遭受损伤。大量国外海战损伤临床资料统计显示，人体的头部和下肢最易损伤，其次是手臂、肩背等部位。

2. 以骨和关节损伤为主　舰员冲击伤以骨骼、关节部位损伤较重，但也常伴随软组织和内脏器官的损伤，尤其是胸腹部内实质性器官的损伤较为多见。同时损伤部位也与冲击发生时人体的姿态有关，如站立人员主要发生跟骨、距骨、胫骨、腓骨下端骨折和踝关节损伤等骨折。坐位人员主要发生脊椎压缩性、粉碎性骨折等。

3. 具有"外轻内重"的特点　典型的舰船冲击伤往往是闭合性损伤，体表损伤不明显，而内脏和骨骼等内部组织器官损伤较重的征象，这就是典型的"外轻内重"的征象，易被误诊或漏诊。如果发生二次碰撞或其他继发性损伤，才可能出现不同程度的体表损伤。

4. 多伴随二次损伤　当舰艇上人员被抛入水中遭受水下爆炸冲击波作用，可能造成水下冲击伤；或者遭受空中爆炸导致空气冲击伤等。水下冲击伤和空气冲击伤主要表现为含气脏器（如肺、中耳等）和含有气体与液体的空腔脏器（如胃肠道等）出现损伤，如引起鼓膜破裂、听小骨骨折，以及颅脑损伤等。

5. 其他器官功能性变化　水下爆炸引起的舰船冲击运动除了可能导致人体骨骼系统、内脏器官等发生伤害外，也可能导致人体其他系统发生功能性变化。

（1）心功能变化：在冲击作用瞬间可出现心律异常、心电图改变等。

（2）神经系统功能变化：在冲击作用瞬间可能出现目瞪口呆的现象和面色苍白、出汗、恶心等症状，以及脑电图出现异常波形等。

（3）肝功能变化：可出现转氨酶升高等，并与冲击加速度大小相关。

（4）休克：较强的冲击作用后，可能出现休克状态，血压显著降低。

（五）舰船冲击伤的卫生防护

1. 提高舰船结构抗冲击能力　应提高舰船总体的抗冲击性能，主要包括：应从舰船本身考虑，在舰船设计、建造时就应达到抗冲击设计要求；在重要部位尽可能设置减震甲板，并在座椅和床铺的底部装有垂直与水平方向的减震器，均可显著衰减冲击能量；在舱壁、舱顶和仪器设备表面等处（尤其是突出部位）敷设一定厚度的软木或无毒性泡沫塑料，以防人员被撞伤。

2. 配备个体防护器材　采用个体防护器材，具有一定的防护作用。当舰船执行任务（特别是扫雷任务），进入雷区或危险区域时，可采用下列个人防护器材：如头戴衬有良好吸能材料的防冲击头盔，可避免或减轻头部撞击伤，防止脑震荡；上身穿有良好缓冲性能的防冲击背心，脚穿有良好缓冲性能并适当提高鞋跟高度的防冲击鞋等，以避免或减轻躯干和足部等处的损伤；必要时还可用安全带将人体与耐震座椅缚紧，可减轻或避免二次损伤；舰船乘员应穿防冲击多功能救生衣，既可防止因水下爆炸致使人员落水而溺水，又可预防或减轻水下冲击伤。

3. 加强人员防护技能培训　固定坚硬物体特别是应将舰船上铁门、舷窗和其他可活动的坚硬物体固定好，以防冲击震动时引起人员砸伤。要保持人员的正确姿势与体位，在执行扫雷任务或舰船进入雷区时，人员应尽量减少在舰船上行走，最好坐在防震座椅、橡皮艇或帆布凳上；如需行走，尽量做到足尖着地，切勿单腿独立或蹲位，以防下肢损伤。

二、振动

振动是质点或物体沿直线或弧线相对一个平衡位置作往复运动。振动在自然界无处不在，如气缸活塞的运动、提琴弦的运动、声音的传导、光波、螺旋桨的转动、车辆在颠簸的道路上行驶、高速快艇行驶中等均能产生振动现象。有些振动是人类生存的需要，而许多振动会给职业人群造成危害。

振动有周期性和非周期性振动两类。周期性振动是指在相等时间间隔内重复自身的运动，又可分为简谐振动和复合振动两种。非周期性振动包括冲击性振动、稳定的无规则运动、非稳定的无规则运动。振动产生的原因主要有平衡物体的转动，旋转物体的扭转与弯曲运动，活塞往复式运动，物体的冲击运动及物体的摩擦。

（一）振动对机体的影响

振动对机体健康的影响取决于振动强度、振动频率、接触振动方式、暴露时间、机体状况等多个因素。其中最主要的三个因素是振动强度、振动频率和振动暴露持续时间。按振动对人体的作用部位，可划分为全身振动和局部振动。全身振动是指通过与振动的支撑表面相接触的人体区域传递并传向整个人体的机械振动；局部振动是指施加于或传递到人体某一特定局部部位的机械振动；在局部振动中，手传振动是一种特殊的振动方式，它是指通过握持振动工具或工件的手掌或手指直接施加于或传递到手臂系统的机械振动。长期接触大强度的振动，在一定条件下可引起振动病，从而降低作业人员的工作效率和作业能力。

1. 共振频率、振幅与人体生物效应的关系　共振频率是指系统自由振动时的频率。当作用于人体的振动频率与其自身的共振频率相同或成倍数时，就产生共振现象。

人体不同部位的共振频率是不相同的，表4-6列出了人体不同部位的共振频率。

表4-6 人体不同部位的共振频率

身体部位	共振频率（Hz）	身体部位	共振频率（Hz）
全身（放松站立）	4 ~ 5	腹部实质器官	4 ~ 8
全身（坐姿）	5 ~ 6	手—臂	10 ~ 40
全身（横向）	2	胸腹内脏（半仰卧位）	7 ~ 8
头部	20 ~ 30	头部（仰卧位）	50 ~ 70
眼睛	20 ~ 25	胸部（仰卧位）	6 ~ 12
脊柱	8 ~ 12	腹部（仰卧位）	4 ~ 8

从振动传递的力学结构来看人体，它是一个由骨骼、肌肉、关节、韧带等组成，并相当于质量–弹簧–阻尼构成的复杂的振动系统，每一个局部系统都有自己的共振频率。当振动在人体内传递时，高频成分衰减较快，低频成分则在某些局部产生共振。共振时机体以极大的能量进行振动，对人体伤害作用极大。例如，振动频率为4 Hz时，人体头部加速度超过1.7倍，6 Hz时超过3.4倍，40 Hz以上共振作用逐渐减弱。

一般来说，人体组织使高频率的振动衰减、吸收，低频率的振动可传播相当远的距离。研究表明振动的频率越低、振幅越大，振动传播的距离越远。在实验条件下，不同的振动强度（振幅）与不同的振动频率相结合，可以得到许多等感觉点，将等感觉点相连接形成等振动感觉曲线。其中振动频率起主导作用，如当振动频率在40 ~ 300 Hz、振幅为1 mm左右时，数年的振动暴露可出现血管、运动神经的损害，即发生振动性白指病；当振动频率在40 Hz以下、振幅数毫米时，可引起骨关节损害；300 Hz以上的高频振动、振幅为0.01 mm时，经过数周就出现手、上臂和肩部持续性损害。一般认为，低频率、大振幅的振动对机体的作用主要与身体和器官的空间位移以及前庭器官的兴奋有关；高频率、小振幅的振动主要对组织的神经末梢发挥作用。人体对不同频率、不同振幅的主观感觉见表4-7。

2. 振动频率、加速度及作用时间与人体效应的关系　表4-8是不同频率的振动对人体器官组织可能造成的影响。

人体对振动感受的程度主要取决于振动的加速度。当频率较低且振幅较大时，加速度起主要作用。如机动车辆、舰艇的全身振动可使人体内脏器官移位、血液分布改变、体重周期性变化、前庭不同程度反应等。对于振动工具的手传振动来说，同样是加速度越大，冲击力越大，危害越大。表 4-9 显示振动加速度与白指潜伏期之间的关系。

表 4-7　人体不同频率、不同振幅振动的主观感觉

频率（Hz）	振幅（mm）	主观感觉	频率（Hz）	振幅（mm）	主观感觉
6 ~ 12	0.094 ~ 0.163	腹痛	10 ~ 20	0.024 ~ 0.008	尿迫感
40	0.063 ~ 0.126		9 ~ 20	0.024 ~ 0.12	粪迫感
70	0.032		3 ~ 10	0.4 ~ 2.18	头部症状
5 ~ 7	0.6 ~ 1.5	胸痛	40	0.126	
6 ~ 12	0.094 ~ 0.163		70	0.032	
40	0.63	背痛	1 ~ 3	1 ~ 9.3	呼吸困难
70	0.032		4 ~ 9	2.45 ~ 19.6	

表 4-8　不同频率的振动对人体器官组织可能造成的影响

频率（Hz）	作用特点
~ 15	加速度作用导致身体器官移位，前庭器官反应
~ 25	冲击感尚可承受，可导致骨关节损害
~ 35	出现振动病的某些症状，血管痉挛尚少见
~ 50	引起血管痉挛，导致振动病
~ 250	血管痉挛的振动频率上升
> 1600	机械能转变为热能，对中枢神经系统有影响

表 4-9　振动加速度与白指潜伏期之间的关系

机械设备	加速度 / (m/s²)	潜伏期 / 年
型钻	70	0.6
固定砂轮 C	50	1.8
链锯	25	2.8
固定砂轮 B	12.2	4.5
手砂轮	3	13.7

振动的物理性质和作用时间，决定了机体接触振动的剂量。工作日内接触振动的时间与作业工龄越长，振动越强烈，机体接触振动的能量越大，振动的危害就越严重。许多流行病学调查均表明振动病的发病率是随着振动作用时间的延长而增加，振动病的严重程度也随着振动作用时间的延长而加重。此外，人体对振动的敏感程度与人体位姿势密切相关。立姿时对垂直振动比较敏感，卧姿时对水平振动比较敏感。有时人体胸腹部直接接触振动物体产生的危害作用更大。

（二）振动病

振动病是指在生产劳动中长期受外界振动而引起的职业性疾病。振动病自 1911 年首次报道以来，至今命名尚未统一，早期国外称为职业性雷诺现象（Raynaud's phenomenon of occupational origin）、气锤病（pneumatic hammer disease）、白手（white hand）、死手（dead hand）、手外伤性血管痉挛性疾病（traumatic vasospastic disease）、振动性白指（vibration-induced white finger）、手臂振动综合征（hand-arm vibration syndrome，HAVS）等。在我国，振动病属于法定职业病，国内多主张以局部振动病（segmental vibration disease or local vibration disease）命名，1985 年在 GB4869—85 国家标准中称为职业性局部振动病，2002 年实施新的国家职业卫生标准 GBZ7—2002 时命名为职业性手臂振动病（occupational hand-arm vibration disease），这一名称既能反映本病的实质，又便于国际交流。

手臂振动病的临床症状分为三类，分别是振动直接作用引起的末梢神经、末梢循环、运动障碍而出现的症状，中枢神经系统功能障碍出现的症状和骨关节肌肉病变引起的症状。一般是先出现周围神经感觉功能障碍，相继出现周围循环功能障碍、骨关节运动功能以及中枢神经系统功能障碍。

1. 手部感觉障碍　手麻、手痛是局部症状，也是手臂振动病最多见、最早期的症状，是振动性神经病的主要表现之一。这种手麻、手痛影响上肢，在休息、闲暇时，尤其在夜晚更加明显，严重影响睡眠；寒冷季节可促使手麻、手痛加重，适当活动或局部加温后可暂时缓解疼痛。此外，手胀、手僵、手足发冷、手无力、手腕、肘、肩关节酸痛等常见，可伴有运动功能障碍，影响书写、持物等细微动作。对砂轮磨光作业工人的调查统计表明：手麻发生率为 76.8%、手痛发生率为 69.5%、手胀发生率为 62.7%、手僵发生率为 65.2%、手无力发生率为 62.5%、手抽筋发生率为 52.3%、手指变白发生率为 47.8%。

2. 手指变白　手指变白是手臂振动病的第一位症状，是周围循环障碍最典型的表现，也是目前临床上诊断振动病的主要依据之一。手指变白部位一般由指尖开始，逐渐向手指近端发展，进而波及整个手指，形如白蜡，曾有"白蜡病"之称，严重者可扩展至手掌、手背，甚至全手变白，因此有死指、死手之称。

白指发作具有一过性特点，发作时间短则数分钟，长则十分钟。其恢复过程也比较短暂，一般是皮肤由苍白变为灰白，再变为发绀、潮红，逐渐恢复为常色。手部受冷特别是全身受冷时能促进白指发作，手部加温或保暖能促进白指的恢复。

振动性白指的好发部位以中指最为常见，其次是示指、环指，拇指和小指最少见。双手可对称出现，也受振动作用较大的一侧产生。

3. 足趾变白　除了手指变白以外，手臂振动病的患者还有手足发冷、发凉的主诉。在不直接接触振动的一侧手指与足趾与直接接触振动的一侧的手指一样，出现血管痉挛现象，足部皮肤温度降低，足部血管内膜增厚、管腔狭窄等。研究认为这是一种强烈刺激导致交感神经功能亢进，反射性地引起非接触部位的血管异常现象。

4. 振动性神经病　振动性神经病是指由手传振动引起的以指端感觉减退和周围神经功能障碍为主要表现的振动性神经损伤，它是手臂振动综合征（hand-arm vibration syndrome，HAVS）的组成部分。根据手麻、手痛的症状、指端感觉、触觉、操作灵活性的检查等，把这种神经功能障碍分为 0 期和 1 ~ 3 期。振动性神经病可与振动性白指并存，也可独立存在，构成手臂振动病的不同临床类型。

5. 骨 – 关节、肌肉系统症状　振动病患者腰背痛，手关节、腕关节、肘关节、肩关节疼痛的主诉较多。这主要是因为振动导致骨 – 关节发生功能性改变，如形成骨刺、变形性骨关节病、骨质破坏，颈椎、腰椎增生等症状。由于肘关节的骨质改变形成骨刺，压迫和刺激尺神经，使神经纤维发生肥厚和变性，引起尺神经麻痹，导致手部肌肉萎缩，甚至出现"鹰爪手"。在对 179 例使用链锯作业患振动病林业工人的调查中，有 45 例有肌肉萎缩，其患病率随着年龄、工龄的延长而增高。手部肌肉的痉挛可引起中指、环指、小指及掌部特有的屈曲挛缩，由于长期压缩和摩擦手掌，手掌肌腱反复受到刺激而局部充血，导致肌腱纤维性增生及皱襞化，最后形成牢固的手掌屈曲状态，受累手指完全不能活动，形成爪状掌。

很大强度的振动会使骨骼、肌肉、关节、韧带等直接产生机械损伤，也可引起内脏损伤。如高速快艇的战士大多伴有胃下坠的疾病。此外，由于操作振动工具姿势及关节受到振动的冲击作用，可引起上肢肌肉硬度增加，血流减少，营养障碍，出现肌肉疲劳，肌力和持久力低下。在前臂、肩胛部位可发生肌肉的索条状硬结，可能引起肌膜炎、腱鞘炎、关节囊炎等病变，出现自发或运动性疼痛。

6. 神经衰弱综合征　振动病患者出现头痛、头晕、睡眠障碍、记忆力减退、全身乏力、易疲劳、耳鸣、抑郁等中枢神经系统症状比较常见。

7. 对心理、作业工效的影响　振动引起的心理效应主要是感觉不舒适和烦恼，甚至疼痛，进而影响工效。振动对工效的影响主要体现在视觉辨认和操作动作两个方面。

视觉对象处在振动环境中时，振动对视觉绩效的影响主要取决于振动频率和强度。当视觉对象振动频率低于 1 Hz 时，观察者可以追踪目标，短时间内绩效不受影响，但很快会产生疲劳。当振动频率为 1 ~ 2 Hz 时，人眼跟踪目标运动的能力开始破坏，绩效显著下降；当频率为 2 ~ 4 Hz 时，人眼无法跟踪目标。当振动频率逐渐增大时，眼球跟踪无法进行，此时，绩效直接依赖于中央凹视像的清晰度。研究表明，当频率高于 5 Hz 时，视觉辨认的错误率与振动频率和振幅的均方根成正比。

研究表明，操作绩效的减少与操纵控制器的躯体部位所受的振动有关。从频率考虑，3 ~ 5 Hz 时追踪成绩下降最大。另有研究表明，操作的平均错误与振动的强度和频率的均方根成正比，这说明在操作动作中，振动强度比频率更重要。

8. 运（晕）动病　实验证明，人对频率为 2 ~ 12 Hz 的振动最敏感。但是对于低频率（通常指小于 0.5 Hz）、大振幅的振动可能引起人体的另一种病症，称为运动病。运动病通常由于其发生的场合不同而有不同的名称，如晕船、晕车、晕机等。低频被动运动诱发的不适症状包括呕吐、恶心等，运动病症状发生的可能性随着暴露持续时间的延长而增加，若持续时间更长可能产生对运动的适应性，即降低了敏感性。当然，除了振动的频率和振幅以外，周围环境中的视觉信号、气味、温度、疲劳程度等都可能成为致晕的诱发因素。

（三）振动危害的预防及控制

在选择预防与控制振动危害措施时，应采用系统工程的原理，按照费用 – 效果评估方法进行系统分析。

1. 有害振动源的识别　有害振动源识别的目的是对振动危害进行评价与控制，主要内容包括了解振动源的形式及其特性、振动接触人员的确认、振动风险程度的定时分析等。

首先，列出作业场所中所有使人暴露于振动环境的振动工艺、机械或工具，以及操作者手握工具的振动手柄、控制部位和其他向人体传递振动的表面。其次，根据每个操作者暴露于振动的工作任务，确认操作者的工作岗位及人数，测定每种首先振动危害的机械的振动参量。最后，对操作者在工作场所的振动暴露量依据有关的标准进行评价，判定每个人员是否超标及振动危害的严重程度，确定应采取的振动措施的主要对象及措施的先后顺序。

2. 振动危害预防与控制措施　工作场所振动危害的预防与控制措施包括工程技术管理措施、组织管理措施、个体防护措施、职业卫生及医疗措施等。

（1）工程技术管理措施：通过机器或产品设计，使得振源的振动强度被控制在最低水平；通过改进工艺消除或减少产生振动的作业；通过隔振技术减少由振源到人体手臂或全身的振动传递，达到减少和控制振源振动的目的。

（2）组织管理措施：接触振动作业时间的管理，通过在工作日合理安排作业时间表，或者将振动作业与其他非振动作业进行交替转换；通过对操作者进行业务培训使其掌握正确的作业方法和相应的健康知识，尽可能减少振动向人体的传递，达到控制单次连续的作业时间及累积振动暴露剂量的目的。

（3）个体防护措施：由于通过工程技术措施来降低振动强度的效果是有限的，因此在振动强度超过人体安全标准的情况下，需要为作业人员提供正确的、必要的、有效的个人防护用品，如防振手套、防振座椅、防振鞋垫、防振鞋、防振手柄等。此外，还需要提供包括用来防寒、保温的防护用品。

（4）职业卫生及医疗措施：对从事振动危害的工作就业上岗前进行医学体检，排除对振动比较敏感或者患有早期振动综合征的人员；在从事该工作过程中，定期安排职业人员体检，尽早发现早期症状并开展积极救治；在离开振动工作岗位后进行定期跟踪监测，并与前期检测结果进行对照，掌握振动病的发生情况。

（5）其他措施：研究证明振动与生产环境中其他有害因素（如寒冷、噪声、高温、电磁辐射等）对机体的影响，可表现为独立作用、相加作用、协同作用或相乘作用。振动还与环境中的化学因素、劳动负荷、紧张程度等因素联合作用。因此，对振动的预防与控制不仅需要包括上述各方面在内的综合措施，还需要考虑改善环境质量，提高工作条件等措施，才能取得较为理想的效果。

第五节　照明和色彩

一、舱室照明

密闭舱室照明是指舱室内的光照分布，它是天然采光、人工照明和舱室内各种材料表面反射的光度、色度特性的综合结果。从人体生理和心理角度来理解，光环境是人员工作和生活的一种特定的物理环境，它直接影响人机界面的视觉信息交流和视觉功能，同时也影响人的整个机体的生理功能和心理状态。因此，为密闭舱室设计一套合理的照明系统，为作业人员提供一个良好的光环境，是极为重要的。

（一）密闭舱室照明的特点

照明是一门综合性学科，涉及应用光学、电学、造船学、生理学、卫生学和心理学等多种学科的技术和知识。不同行业的照明有其共性的内容，也有特殊的要求。本节主要从舱室视觉作业特性、舱室照明光源、照明方式和种类等方面阐述密闭舱室照明的特点。

1.舱室视觉作业特性　众所周知，70% ~ 80%的信息是通过眼传给人的，眼是光的接收器，也是心理感受器。光通过眼使人感觉周围事物和环境，这就形成人的视觉特性。

（1）明视照明与环境照明：对于不同的作业岗位和舱室功能，视觉的要求也不一样。按照明工程学的定义，可分为明视照明和环境照明。以工作面上的视看物为照明对象的照明技术为明视照明（也有称为工作目标照明），属照明生理学范畴；以周围环境为照明对象，并以舒适感为主的照明技术称为环境照明，属照明心理学范畴。一般工作环境以前者为主，而生活环境以后者为主。明视照明与环境照明在照度、光照均匀度、光的方向性、眩光、阴影、光源颜色及显色性、照明灯具的布置以及经济性等方面的要求均不相同。

（2）高照度照明与低照度照明：为保障人员的视觉功效，舱室与工作间的照度水平可分为高照度照明和低照度照明。高照度照明时人眼处于明视觉状态，即正常人眼适应高于几个坎德拉每平方米（cd/m²）亮度时，主要由视网膜的锥体细胞起作用时的视觉。低照度照明时人眼处于中间视觉状态（又称暮视觉），即正常人眼适应于几个至 10^{-2} cd/m² 亮度之间，由视网膜的锥体细胞和杆体细胞同时起作用的视觉。当亮度低于 10^{-2} cd/m² 时人眼处于暗视觉状态，此时主要由视网膜的杆体细胞起作用；明视觉和暗视觉的视见函数峰值分别为 555 nm 和 510 nm；中间视觉的视见函数的峰值是随亮度变化的，反映了不同亮度下两种细胞作用比例的变化。高照度包括清晰照度（也称局部照度）和一般照度两种概念主要用于满足视觉分辨的需要。低照度系指为生活区域值夜长明和某些特殊用途而设置的，它是对适应黑暗并对视力干扰最小的一种低度红光或白光照明。

（3）人机环境系统总体性能需要：为提高人 – 机系统的整体工效，舱室照明还应满足人 – 机 – 环境系统总体性能的需要，重视照明对视觉显示器显示质量的影响，重视外界环境条件变化对舱室照明和人眼视功能的影响。有些舱室的照明水平必须随时适应外界环境的变化，如驾驶舱的工作面照度应能合理地进行调节，当舱外能见度低时舱内照度应提高，夜间航行时，舱内应是低照度照明。这样既能保证工作面的可见度，又不破坏人员的暗适应，以利于向舱外观察。

2. 舱室照明光源　照明的光源有天然光和人工光，密闭舱室缺少天然光线，主要依靠电光源。

（1）光源种类：在照明领域里，常用电光源有多种，其特性各不相同，主要有荧光照明灯和白炽照明灯两种。白炽灯是热辐射光源，它具有光色及显色性好，不需任何电灯附件，使用方便，可有各种功率和形状，并能小型化等优点；但发光效率低，寿命短。荧光灯是低气压放电发光光源，具有光效高，发光柔和，热辐射量小，寿命长，并可做成各种光色等特点。

（2）灯具的选用和应遵循的标准：密闭舱室照明灯具的使用环境条件具有特

殊性。如舰船海上航行和作业时，受高或低温、湿度、振动冲击、真菌腐蚀等影响，靠岸时换接岸电会引起大的电压变化，所以船用照明灯具必须符合特有的技术要求，包括对试验方法、检验规则、包装和贮存等的规定。

照明灯具的选择应符合适用、方便和简朴的原则。目前，照明灯具向着体积小、重量轻、多光源、寿命长、外观美，以及光源更加安全、可靠的方向发展。合适的灯具与空间环境协调一致，既能提供适度的照明，又能起到装饰空间和改进舱室色彩的作用，可以给人员创造一个良好的视觉环境。

3.照明方式和种类

（1）照明方式：照明设备按其布局和照明位置可分为一般照明、局部照明、混合照明和临时辅助照明。一般照明是为照亮整个场所而均匀设置的，使整个场地水平照度基本均匀的一种照明方式，主要是由安装在密闭舱室舱顶和舱壁上的所有灯具组成的照明。局部照明是特定视觉工作用的、为照亮某个局部（仅限于工作面上的某个部位）而设置的照明，如居住铺上的台灯、办公桌上的照明灯、仪表及工作面的照明灯等。混合照明是由一般照明与局部照明共同组成的照明。对于要求较高，对照射方向有特殊要求、工作场所不大而单独采用一般照明不合理的场所宜采用混合照明。临时辅助照明是当天然光不足和不适宜时，为补充室内天然光而日常固定使用的照明。

（2）照明种类：照明种类可分为正常照明、应急照明和值班照明。正常照明指在正常工作时使用的照明，是照明设计中的主要照明；一般可单独使用，也可与应急照明、值班照明同时使用，但控制线路必须分开。应急照明指因正常照明电源失效而启用的、用于供事故情况下继续工作、人员安全或顺利疏散的照明，包括备用照明、安全照明和疏散照明三类。值班照明是在非工作时间、供值班人员观察用的照明；值班照明可利用正常照明中能单独控制的一部分，或利用应急照明的一部分或全部。

（二）舰艇照明对机体的影响

1.照明与视觉生理和心理模式的关系　眼是光的接收器，光线通过角膜与晶状体汇聚到视网膜背面的感光细胞上，经转换成神经脉冲，沿视神经传到大脑，产生视觉，因此光与视觉有着密切的联系。人们通过视觉系统来认识和辨别外界事物的能力称为视觉功能，包括形觉、光觉、色觉、调节、辐辏等方面。在密闭空间照明工程中主要涉及视形觉功能，对其评价的主要指标有视力和对比敏感度。

（1）照明与视力的关系：视力称为视锐度，表示视觉系统分辨物体细节的能力。关于视力与照度关系的实验研究发现，视力随着照度的提高而迅速提高，当照度增至 1000 lx 时，视力的提高就不显著了。如果再增加到 10 000 lx 以上时，视力基本达到饱和而不再提高，同样，视力亦随目标亮度的增加而提高，当亮度增至 3000 cd/m² 以上时，视力也达到饱和而不再提高了。

视力不仅受目标亮度的影响，而且还与目标周围的背景亮度有关。当背景亮度在低于目标亮度范围内增加时，视力会随亮度值成比例上升；当背景亮度为目标亮度的 1/2 时，视力最好，之后缓慢降低；当背景亮度超过目标亮度时，视力便会迅速下降。

（2）照明与对比视力的关系：通常视力的测定采用传统的 Snellen E 视标视力法。虽然在 Snellen 法以后又陆续不断出现了许多视力测定法和视力表，诸如 Landolt 环形视力表、阿拉伯数字视力表、对数视力表乃至激光干涉条纹图案等，但均是黑白分明的视标，检测的均是反映视觉系统分辨高的对比、细小目标的能力。对于评价日常不同光环境中具有不同大小和对比的复杂目标的识别能力，用上述传统的检查方法都有很大的局限性。为此，许多视觉工作者根据需要已研制了多种测定对比视力的表图。此类表在传统视力表上引入对比度参数，它检测的是人眼对不同亮度对比目标的细节分辨阈值。

关于对比视力与照明强度和背景的关系，有研究者曾观察 4 种亮度对比（2%、5%、20%、100%）在 3 种照明强度（3.43 cd/m²、34.3 cd/m²、343 cd/m²）下视力值的变化规律。结果表明，视力随亮度对比升高和照明强度增加而明显提高；但各对比水平视力提高的幅度，随照明强度的增加而下降。其中最大幅度是，在 2% 亮度对比时，343 cd/m² 照明强度下的视力值为 3.43 cd/m² 照明强度时的 3 倍，说明亮度对比较低时更需要较高的照明。该实验还比较了黑白背景和视标条件下，5 种亮度对比（2.5%、12.5%、25%、50%、96%）在 3 种照明强度（3.44 cd/m²、34.3 cd/m²、343 cd/m²）时的视力变化规律。结果表明，25% 是对比度的拐点，即当亮度对比超过 25% 时，每组对比中的 3 种照明强度之间视力相差不大；当亮度对比低于 25% 时，则相差甚大。在白背景上视标从接近白变到接近黑，与黑视标在背景从接近黑变成接近白的两种变化状态时，尽管对比与照明水平相同，近于白目标在白背景上的对比视力，明显超过近于黑目标在黑背景上的对比视力。

（3）照明与视觉系统空间频率特性的关系：对比敏感度函数（contrast sensitivity function，CSF）是表示视觉系统空间频率特性的指标。视系空间频率特性与光学传递函数具有完全相同的概念。它比传统的 Snellen E 视力的概念更广义。虽然它与对比视力一样均引入了对比因素，但它们之间的概念和内涵也是不相同的。用它来检测视形觉功能，比 Snellen 视标视力法和对比视力表视力法更科学、更全面。

关于照明与对比敏感度函数的关系，有研究报道，当视场亮度从 10^{-4} cd/m² 增加到 10 cd/m^2 时，各空间频率处的对比敏感度明显提高；当亮度从 10 cd/m^2 增至 10^3 cd/m^2 时，则对比敏感度的提高就不明显了。对比敏感度峰值处的频率和截止频率均随亮度的增加而向高频方向移动；亮度在 10^{-4} ~ 10^{-1} cd/m^2 范围时，峰值频率在 0.8 ~ 2 cpd（周／度）之间，截止频率在 4 ~ 30 cpd 之间；亮度在 1 ~ 10^3 cd/m^2 范围时，峰值频率在 2 ~ 5 cpd 之间，截止频率在 30 ~ 60 cpd 之间。有关实验表明，对比敏感度函数在评价远航等不良因素对人员生理功能影响中，是个敏感的有效指标。

综上所述，照度与亮度是人眼认识外界事物不可缺少的物理环境参数。在一定的照度和亮度值范围内，人的视功能会随其增加而提高，但照度和亮度也会给人产生不同的心理感受。照度或亮度太低，容易造成疲劳和精神不振；反之，太高往往会造成刺眼而感到不舒适。有人探讨照明因素与生理、心理负荷关系时指出：在 100 ~ 1800 lx 实验条件下，生理负荷最小的照度范围为 500 ~ 600 lx，高于或低于此范围，生理负荷增加；而心理上的希望照度值在 600 ~ 1100 lx 范围，主观上是不希望低于 450 lx 或高于 1400 lx 的照度的。此外，室内各种表面的光学性质（表面有无光泽、反射系数、颜色）、光源亮度、光源色、照明方式等因素形成的光环境，均会影响船员的心理状态。国际照明委员会（CIE）出版的《室内照明指南》中，提出了"视觉满意度"的照明术语，它受光环境和个人喜好两方面的影响，属心理度量的范畴。

2. 照明与视觉作业的关系　合适的照度可以减少视疲劳，提高工作效率。上海眼病防治所对无线电绕线工在 8 小时工作中，照明与视疲劳间的关系做了调查。以混合照明的总照度从 370 lx 开始，并以此时出现的视疲劳为 100%，逐步增加局部照明，随照度逐步增加，劳动生产率相应提高，而视疲劳相应明显下降；但当照度超过 1200 lx 时，视疲劳减少幅度和生产率的提高均不明显。

图 4-8 表示照度与工作效率等因素的关系。当照度小于 500 lx 时，工作效率随照度的变化很显著，超过 500 lx 时曲线的斜率开始变小，直到 1000 lx 以后，再增加照度几乎对提高工作效率没有多大作用了。图 4-9 给出了不同照度条件下，曝光时间与视力的关系。由图可见：对一定视角的目标其照度愈高则辨认目标所需要的曝光时间，即反应时间愈短；当照度达到一定水平时，反应时间的变化就不大了。反应时是评价视觉工效的一个重要指标，它与目标的照度（或亮度）、目标与背景的对比度、目标的视角以及人眼的视力有关。

密闭舱室照明与视觉作业效率间的关系，基本符合其他工业企业照明和室内照明与视觉之间的关系。有人对仪表认读效率与照度之间的关系进行探讨，以 95% 认读效率为基准，不同照度时，辨认仪表刻度线宽所对应的视角是不同的。5 lx 能辨认 2° 视角，30 lx 能辨认 1° 视角，200 lx 能辨认的视角可小到 0.5°。有关仪表照度对检查速度影响的实验观察表明，检查反应时间随照度的提高而缩短，当照度增至 570 lx 以上时，反应时间则无大的改变。模拟仪表工作面与相邻环境照度的不同比例对仪表认读效率影响的实验研究表明，当仪表和相邻环境照度相等，即照度比为 1∶1 时，仪表认读效率最高；而随照度比例增大或减少，认读效率均下降。以 1∶1 照度比的认读效率作为相对效率 100%；3∶1 时，相对认读效率为 92.9% ~ 94.5%；5∶1 时，相对认读效率为 86.4% ~ 87.2%；10∶1 时，相对认读效率为 77.9% ~ 83.6%；而 20∶1 时，相对认读效率下降至 73.4% ~ 79.5%。

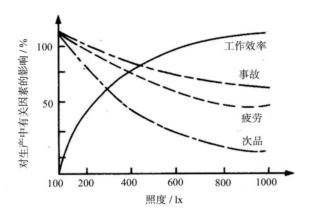

图 4-8　照度与生产中有关因素的关系

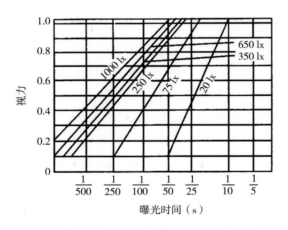

图 4-9　不同照度时的视力与曝光时间

二、舱室色彩

（一）色彩的属性和颜色体系

色彩的三个基本特性（或称属性）是色相（或称色调或主波长）、纯度（或称彩度或饱和度）和明度（或称辉度）。色相、纯度和明度这三者在视觉中组成一个统一的总效果。

色相是颜色的名称，是色彩的基本特征，如红、橙、黄、绿、蓝、紫。色彩的名称、代号和平均主波长如表 4-10 所示。通过视觉把色相的不同表现出来就便于利用了。所以，从红开始依次为橙、黄、黄绿、绿、蓝绿等，像这样按相似色相的顺序把它们环状排列起来，以图表现的方式叫色相环，色相环中相隔 180° 的一对颜色成为补色，如红与绿、橙与蓝、黄与紫等，互补色为最强的对比效果。色相环中相隔 135° 的一对颜色成为对比色，为中强的对比效果；色相环中相隔 90° 的一对颜色成为邻近色，色相统一和谐，感情特征一致；色相环中相隔 45° 的一对颜色成为同类色，属于较弱的对比效果，是极为协调、单纯的色相（图 4-10）。

表 4-10　色彩的名称、代号和平均主波长

色名	代号	平均主波长 /nm	色名	代号	平均主波长 /nm
红	R	493c	草绿	YG	545
橙红	RO	606	绿	G	508
橙	O	592	青绿	BG	495
黄橙	YO	583	蓝绿	BG	490
黄	Y	578	绿蓝	GB	485
绿黄	GY	573	蓝	B	476
黄绿	YG	565	紫蓝	PB	454
蓝紫	BP	566c	红紫	RP	506c
紫	P	560c	紫红	PR	496c
微红的紫	RP	545c			

注：c为补色主波长。

纯度是指色彩的鲜艳程度，每种色相的最鲜艳的颜色称为纯色。明度是指色彩的明亮程度或色彩深浅程度，它与光线的反射率有关，反射率越高，明度越大。

颜色分为两大类，非彩色和彩色。非彩色是指黑色、白色和这两者之间深浅不同的灰色。由白色渐渐到浅灰、中灰、深灰直到黑色。非彩色只有明度属性，没有色相、纯度属性，因此彩色与非色彩的共同属性是明度。

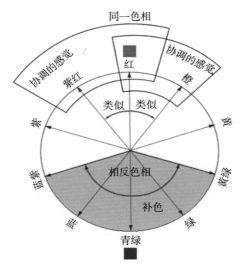

图 4-10　色相环

以色彩三要素为坐标，对颜色总体分类、排列组成的颜色体系有美国的孟塞尔色系、德国的奥斯华德色系、日本的 PCCS 色系和中国颜色体系等。中国颜色体系基本与孟塞尔色系一致，对色彩的描述方法是相同的。

孟塞尔色系因其明度、彩度都有准确的定量标准，作为国际通用的色彩体系而广泛用于工业界。目前建筑色彩广泛采用孟塞尔色系。船舶色彩体系也采用孟塞尔色系。孟塞尔色系的色相以红（R）、黄（Y）、绿（G）、蓝（B）、紫（P）这五种颜色为基础，再加上黄红（YR）、绿黄（GY）、蓝绿（BG）、蓝紫（PB）、红紫（RP）五种中性色，成为 10 种色相。每个色相做更细的划分，又分为 10 个等级（或 10 段或 10 格），从 1 到 10。各色相的第 5 格为该色相的代表色，10Y 表示黄色段中第 10 格色相等级。在孟塞尔色相环中，每种色相均给出 2.5、5、7.5、10 四个色相等级。

明度分 11 个阶段，即 N0（黑色）、N1……N10（白色），其中 N1 ~ N9 为灰色。彩度阶段从 0（元彩色）开始，各种色彩度阶段也不同。

孟塞尔色系表示法：以 H 表示色相（hue），以 V 表示明度（value），以 C 表示彩度（chroma）。而以 HV／C 的形式表示色彩。例如 5G5／8，其中 5G 表示绿色，明度 V=5，彩度 C=8，读作 5G5 之 8。表 4-11 为孟塞尔色系色相及其符号，表 4-12 为孟塞尔色系纯色彩度表。

非彩色的白、灰、黑用 N（neutral 的第一个字母）后缀明度值，如 N5、N7.5 分别表示明度 5、明度 7.5 的灰色。

表 4-11　孟塞尔色系色相及其符号

色相	红	黄	绿	蓝	紫	黄红	黄绿	蓝绿	蓝紫	红紫
符号	R	Y	G	B	P	YR	GY	BG	PB	RP

表 4-12　孟塞尔色系纯色彩度表

色名	5R	5YR	5Y	5G Y	5G	5BG	5B	5PB	5P	5RP
明度	4	6	8	7	5	3，4，5，6	4	3	4	4
彩度	14	12	12	10	8	6	8	12	12	12

（二）色彩对生理与心理的影响

（1）冷与热：色相给人有冷热感，暖色可使人感受温暖，引起一种充满喜悦的兴奋状态，主要有红、红橙、黄橙、黄色等；冷色让人有一种沉静的舒适感，主要有紫、蓝紫、蓝绿等色；中性色可给人一种轻快、柔和及高雅的感觉，主要有淡蓝、紫红、荷绿、白、灰、黑等。但是，依其联想物及配色效果也会造成不同的冷暖感，如联想到冰雪形象的白色让人觉得冷，而联想到白色的棉花又会感觉温暖；另外，白色搭配到蓝色上就白得冷，白色搭配到红色上又感到白得很暖和。

（2）兴奋与镇静：暖色系中的高纯度色可刺激交感神经，令血压升高，导致情绪紧张，富有攻击性。许多研究表明，人们对颜色的感觉可以引起生理上的反应，比较常见的指标有皮肤电、脑电、心率、呼吸频率、血氧饱和度、眨眼频率、血压等。红色引起的反应比较明显，人们在注视 10 ~ 30 分钟的色块后，会出现心搏加快、呼吸急促、皮肤冒汗等症状，脑电波频率与兴奋时的状态相吻合。蓝绿色、蓝色等冷色以及中－低纯度色，刺激副交感神经，可降低血压，令心情沉稳进入恬静状态。淡粉色、米色等低纯度的软色调具有松弛作用。

（3）华丽与朴素：鲜艳的红色、黄色给人华丽感，灰色让人感觉朴素。纯度越高越华丽，纯度越低越朴素。色彩搭配时，明亮色与暗色；纯色与非纯色；补色之间等，相互颜色的三属性的反差大则显华丽，相反，在接近的明度、同属低纯度的颜色中配色，其反差小就显得朴素。

（4）强与弱：高纯的颜色显强，低纯度的色显弱。而低明度色显强，高明度色则显弱。色彩搭配时，三属性的反差大显强，反差小则显弱。

（5）轻与重：重量感与明度有关，与色相纯度无关。低明度色重，高明度色轻。地球自然环境：明亮的天空，暗色的土地，即上轻下重，上亮下暗。这些给人平衡和安适感。

（6）柔和与生硬：色彩的柔和与生硬主要与明度有关。高明度色彩柔和，低明度色彩生硬；而暖色、低纯度色显柔和，冷色、高纯度色显生硬。非彩色，依联想的内容而不尽相同。白色与雪、棉联想则柔软，用到瓷器上则变成硬色；黑色让人想到煤炭和钢铁，感觉为坚硬，而黑色的天鹅绒、手袋等给人以柔软的感觉。

（7）前进与后退：处在同样的距离上，高明度色觉得更近些，低明度色觉得远些。同样，暖色、高纯度色显近，冷色、低纯度色看上去显远。

（8）膨胀与收缩：膨胀与收缩是对物体大小的感觉，进入与退出是空间大小的感觉，这些同样很大程度受明度大小的影响，与色相也有关系。高明度的暖色看上去显大，低明度的冷色则显小。

（9）时间长与短：高纯度、暖色对视觉刺激强，因为有疲劳感，所以感觉时间长；反之，白色低纯度色彩让人感觉时间短。因此，工作环境才要简洁、明亮，可淡化人员的时间意识，以便集中精力工作。

（10）感觉：暖色能够使人增进食欲，冷色能够使人减少食欲。红色具有辣与甜的印象，如辣椒是辣的，巧克力是甜的。黄色到绿色之间的色相都容易让人感觉酸，如黄色的柠檬是酸的，未成熟的绿色柑橘也是酸的。

（三）色彩工效与人机界面色彩建议

1. 操纵装置面板色彩　人机界面色彩设计与能见度和注目性有关。所谓"能见度"指易确认对象存在的程度以及眼睛捕捉外界物体所能达到的距离或面积，故重要的是背景与主体的明度对比，颜色则间接为提高能见度服务。当背景为黑色时能见度最高，背景为白色时则相反；如果把易认出预想出现的物质存在称作能见度的话，那么，可把未想看到物体而易引起注视性质，将色彩的视觉冲击力或强迫性称作"注目性"。从引起注意的主观判断和目测摄像机动态分析等实验结果来看，纯色注目性标准值随色相不同而有很大差别：当背景为白时，红色最显眼，以下依次为橙、黄色等；若背景为黑或灰则黄色最引人注目，以下依次为橙、红色等；若背景从黑向白变化，注目性中等以上的颜色顺序有某种程度的换位，注目性低的颜色几乎不变，而不太受背景明度对比影响是注目性与能见度区别所在。昼光下能见度最高的光谱色为黄，它看上去不失常而眼睛能从远距离准确对焦，白和蓝能见度虽高但缺乏视觉趣味和识别性，尤其是白难以发现和记忆，挂在琳琅满目的超市货架上红色特别抢眼。

处理操纵装置面板色彩的关键在于搭配好图底的关系。明度通常比色相、纯度对比更重要，色彩太多反易误读或出错，但对比率高达15：1的黑白并非最佳组合；若考虑到注目性，对比率不低于8：1的颜色组合具有双倍的视觉冲击力，故明度差大和彩色配合更能保持观者愉悦。人眼趋于把焦距对在鲜色而浊色看上去模糊不清，这便是背景推荐复色的依据，灰底红字要比红底灰字更易看见且带强迫性。除白上黑外，按视觉冲击力高低依次为黄上黑、黑上黄、白上绿、白上红、蓝上白、橙上黑、黄上红和浅绿上深红，蓝上红、蓝上橙、橙上黄和橙上绿也可选择，但因其明度接近而令人目眩。观察细线条色彩时也会发生错觉：如从远处看黄趋于白、橙偏红、绿显蓝而蓝发黑。黄和橙慎用于近距离阅读界面，视线很难交于表面，黄白色组合读起来尤为困难。仪表指针和刻度等需两色以上对比以发挥能见度功能。红、黄、橙或绿当是最佳用色，但红色须留给紧急情况使用。一个淡色把手比深色更易在黑暗中发现，面板设计色彩时，要注意这个特点。

值得注意的是，视觉在不同光照条件下灵敏度有异：明适应时光谱最明亮区域在黄和黄绿处，即白天对黄色光最敏感；但暗适应时最亮而敏感的光谱色位置移到蓝绿这边，这是视网膜杆状细胞在弱光下最活跃且对红色不"感光"之故，如黄昏或黎明时分蓝显得清楚而黄有点偏绿；一块红字黑底标牌在日光下清晰可见，但在月光下发黑；而淡绿字深红底等组合在上两种条件下均保持高能见度，故适用于交通信号等昼夜或高低照明度均能阅读之处。白炽灯与昼光相比能使红生辉而蓝偏暗，而日光灯则相反。当仪器用红光照明时，已暗适应的眼睛感觉舒服，但用蓝光照明就看不清，此种须在暗中观察的面板最好带蓝绿色并配以红光照明；反之，须在昼光下观察的面板最好带橙色且配上黄或黄绿光照明。

2. 设备表面色彩　仪器、设备既要在色性上呈中性又能融入环境之中，并使面板具有最大能见度。底座宜用深色以产生坚实、安全和耐脏感，工作台宜用浅色以解除操作者疲劳感，而操作部位则应采用带有亲切感和识别性的醒目色。灰色是设备和工具常用色系，因其不分散注意力、在高低明度之间保持平衡以及缓冲视觉冲击而作为背景色，中明度灰色可作机器和显示屏主色，但不适用于工作面，即它不能与仪表面板形成充分对比而引起危险。棕色系可用在材料本色起主导作用或半自动装配线上，高明度棕不仅有突出机器细部的作用，还有助于提高工人工作热情，中明度棕可用作大型设备主色，而低明度棕只适于底座。悦目的色系则有蓝、蓝绿和绿；冷静而放松的蓝色可用于中和暖环境，还能增加视觉吸引力，高明度蓝可用于食品加工机械但不适于舱室，低明度蓝可用于大型机器底座，中明度蓝适于机器主体或控制盒；蓝绿比蓝更含蓄，像仪表壳或显示屏等重要表面可用此色，使其在各种照明条件下正常显现且不分散注意力；绿不像蓝那样冷，但比灰有更多特性，高明度绿易于突出工作区，中明度绿宜作机器主色，但低明度绿用途很少。所谓"掩饰色"属于一种迟缓获取视觉信息或欺骗性伪装的光学掩护，它广泛应用于国防工业，军械、军车、通信器材和军服等根据各兵种要求各有所异，如陆军多用草绿或黄、绿"迷彩"色斑，海军则以蓝绿、浅灰居多，主要源于自然色并与之协调，使其具有隐蔽性。在日常生活设施表面为了达到掩盖指痕和污迹也最好使用较深或深灰色，如设备底座、键盘按钮、走廊通道和楼梯扶手等，护墙上方涂以浅色而造成明快、宽敞的视觉效果，墙底部分则用一种较深明度的同一色相来粉刷以便使污损和灰尘不致显眼。为便于有序管理，确保设备清洁，适度色调能把无关紧要的瑕疵和伤痕隐蔽起来，但同时又须注意深色易导致人员视觉障碍或破坏刺激。这一原则也有例外：食品加工要求高标准卫生环境，而淡色和高照明度将使污染物充分暴露，便于清除。

特殊岗位内外环境装修更应讲究色彩。人类知觉意识仅在一种不断变化的环境里保持正常，若视觉未受足够刺激，持续观察空旷表面会出现淡化现象，甚至连有色表面也会褪色。与世隔绝或从事单调工种，如自动化仪器操作员会产生视听幻觉，甚至妨碍实际视觉，从而导致知觉紊乱、反应迟钝、智力衰退并患恐慌症。正因如此，手术室或宇航服由白改为灰绿色，而多数司机不仅希望高速公路旁路障每隔一段有形色变化，且对驶过红、栗、乳白或黄色的轿车感兴趣。在工具色彩设计中还要顾及致晕因素，如黄绿色会引起晕厥，图案的线条密集排列更令人不安或恶心，而中性色也许是最佳用色。

3. 工作面反射度与光热控制　　解除视觉疲劳是营造理想色彩作业环境的目标之一。色彩以多种方式控制光量以改善光照条件，如排除视域中过分亮度和眩光、纠正工作面与背景间的比率以及避免整体环境单一的亮度。光量控制实为一种色彩反射度而非色相本身的功能，每一表面色均反射一定比率的投射光，同时又吸收剩余光，大部分设备主体部分的反射系数应控制在 35% ~ 50%，大机器为 30% ~ 35%。反射度取决于该表面的色度、质地、观察状况以及光源性质：如白墙约反射 85% 的光，褐红墙吸收大量的光，而粉红墙反射较多光量，故需减少整个照明度。亚光色被推荐用于大部分工业设备，因它不易分散注意力且避免眩光，如织物比同一色彩的高光洁度表面显示出更低的反射度，最好避免金属色，若选用亮则须留心消除其反光。观察角度以及眼睛的明或暗适应等对反射度也有影响。着色表面反射度也随不同光源而变化，如红色表面在白炽灯光照下反射度略高，蓝色表面则在日光灯下反射度较高。人眼能适应 50 ~ 3000 lx 光照水平，视域过亮常导致眼内肌肉调节疲损，它产生于高反射度表面并造成视觉混乱，故可通过降低该表面色明度来加以调整。亮度比适度是视觉舒适的必要条件，工作面反射度及其与背景比率通常不超过 3 : 1，当视域表面具有大致相等亮度时视觉达到最佳状态。有色镜片则通过有效遮挡强光、紫外线以保护眼睛，当然颜色选择非常重要：蓝色太阳镜感觉凉快，但同时将有害的蓝色光透入眼睛，严重者则会烧坏视网膜；戴上墨镜虽能避免太阳直射或电焊强光刺激、灼伤，但暗色调使瞳孔扩张，意味着比平时吸收更多有害射线；黄色吸收有害的蓝色光，故选择黄或琥珀色镜片并涂上防紫外线层较为合适；棕色既含有黄又含有绿色成分，故在眼睛保护作用方面仅次于黄、琥珀，而优于蓝色。色彩温控原理与光控类似：白或浅色通过反射排斥热量，黑或深色吸收热量。白比黑少吸收17% 热量，故热带建筑外观常呈白色而室内为冷色。一艘白船内舱在夏季要比黑船冷 10℃左右。贮藏室、仓库外墙、汽车顶部、飞机外壳等构造也可利用色彩热反射性质，且某些涂料本身也能起到隔热或导热的特殊作用。

4. 色彩编码　　色彩编码体现的是颜色或光色信号与意义之间的对应关系，它是控制和显示器编码的一种辅助手段。一个系统在信息传输过程中应尽可能避免出错和抗干扰，故所用颜色须精心挑选，饱和度、能见度和识别性都要高。通常将控制、显示器涂上不同颜色以示彼此间功能的区别，如给每个控制器或面板配上一种颜色，这适合于控制器小的设备；或把有一定功能联系的控制器置于一种颜色区域内以示控制器使用功能的区分，此适用于控制器较多的产品。当然，色彩与形状、大小、位置和声音等编码形式结合分辨率更高。代码色彩还具有标准或象征语义，如煤气灶旋钮开关旁配以红、蓝色块或刻度，可远距离或直观了解火力大与小、开与关；对于连续按压后改动功能的按钮，如第一次按压为"起动"，第二次按压为"停止"，则忌用绿、红，宜用黑、白或灰色；按下为开、抬起为停，或级进的按钮宜用黑而忌用红色；单一功能的复位可用蓝、黑、白或灰色；对同时具有"停止"或"断电"功能的采用红色。

安全色是在有效利用色彩物理、心理作用以保护人身安全、健康的指导思想下产生的，它与数字一样成为通用视觉语言：红色由于联想到火和消防器械，故防火为第一意义（根据不同灭火器性能和用途又可作细分：如黄筒内含熄灭易燃体泡沫，黑筒含有控制易燃体的气体，而含粉末的蓝筒灭火器则适于消除包括由电引起火灾的所有灾情），红色信号在机器上具有不准操作、禁止或断电等意义，火药类危险品以及发生事故、路旁危险等也用红色标志；橙色主要涂在直接危险部位，如转换开关盖壳、机械罩内部、齿轮和刀刃侧面等，因与大海和蓝天正好是补色关系，故多用于飞机、船舶保安救生设施；黄明视性最好，像起重机、升降机等需注意的场所配以黄黑相间条纹或方格效果更佳；绿表示安全，用于"紧急出口"标志和白底绿十字安全旗，既指示急救箱、救护所等方位或卫生意义，也指令进行、启动和通过；蓝色是小心警惕色，开关箱及停修机器等挂蓝色圆形标志以示留意；红紫色表示放射线危险，多用黄底红紫色标志以示警告；蓝紫色光则作为飞机场导航色；白色既表示通路，还作为红、绿和蓝的辅助色用于标志文字、符号和箭头；黑色则是使橙、白色标志醒目的辅助色。为使操作者辨别复杂的舱室管线系统，色彩用于标识所容物质以防误用，就像煤气本无味，但为防止中毒或爆炸而有意加入异味一般。尽量推荐使用基本色。当然，在接头或面板标色更可取。色彩甚或有助于识别电缆线及其制造者、指明流向或产品合格与否等，如一台电话交换机连接上万个转换点，电缆错综复杂，采用精心设计的彩色编码系统便可把追踪 3000 根中任一导线时间缩短到全用黑线的几分之一。英国标准色规定了管道和电缆国际统一用色，以管道为例：水为蓝、蒸汽为深红、空气为白、瓦斯为黄、酸或碱为灰紫、油为深橙而电气为浅橙。受此启发，呼吁建立国际统一药用色谱，使各类药片、针剂在颜色上相互区分以免误服或错用。

色彩在意义识别上也许没有形态那样清晰，但其优势在于直观性，它提醒人们注意，烘托宜人的气氛并营造舒适而高效的作业环境。色彩的亲和性与排他性便是一个有待深入探讨的课题：在强化安全性基础上，人机界面色彩设计有助于人与人之间感情交流以及人与物的亲近感，这对于建立秩序、美化环境、维护身心健康、加强管理乃至促进消费产生积极影响。总之，色彩适度变化和刺激有助于人们身心健康以及正常知觉意识，正确的色彩设计则有助于操作和使用设备、设施以及提高工作效率。

5. 工作界面的安全性与人性化　工作界面作为工作场所中与人直接接触的主要要素，其色彩配置是否符合工效学原理直接影响整个环境的工效学水平。总的原则就是工作界面色彩的选色既要与工作环境协调又要保持良好的可分辨性，既要充分调动工作者的积极性又要减少疲劳感。如雷达设备、指挥舱仪表、仪表操作中的工作面一般用明度高且柔和清晰的颜色，以突出其精确、整洁和卫生的特点；机舱设备宜用灰色，从而集中注意力，并突出显示设备的可辨性；设备底座一般选用深色以突出稳定感、安全感而且耐脏。对于操纵装置和关键部件一般以醒目的颜色为首选，在选色的过程中尤其要处理好部件与背景的对比关系，尽量少选用或者不选用如表 4-13 中所示的视度低的配色，而应尽量选用如表 4-14 中所示的视度高的配色。

表 4-13　可视度低的配色顺序

图	白	黄	绿	蓝	紫	黑	绿	紫	红	蓝
底	黄	白	红	红	黑	紫	灰	红	绿	黑
顺序	1	2	3	4	4	6	6	8	8	8

表 4-14　可视度高的配色顺序

底色	黑	黄	黑	紫	紫	蓝	绿	白	黑	黄
被衬色	黄	黑	白	黄	白	白	白	黑	绿	蓝
顺序	1	2	3	4	5	6	7	8	9	10

在工作面的配色中还要注意人员与工作面及工作面与背景的关系，配色要能提高注意力，减小视觉疲劳，避免眩光，保证工作质量。尤其是精细仪表操作，可通

过加强颜色对比提高分辨力，但同时要保障颜色对比不会造成视觉疲劳，因此对比色的彩度不能过大。

另外工作界面的安全性与人性化也包括色彩的一致性，即一方面界面颜色、形状、字体与国家、国际或行业通用标准相一致。另一方面界面颜色、形状、字体自成一体，不同设备及其相同设计状态的颜色应保持一致。界面细节美工设计的一致性使运行人员看界面时感到舒适，从而不分散其注意力。对于紧急情况下处理问题的运行人员来说，一致性还能减少他们的操作失误。

（四）人机界面视觉与工效学设计的基本要求

一个优良的使用者界面设计，简而言之，就是要符合使用者的需求，考虑到使用者的生理、心理状况；一个友善便利的使用者界面，不但可增加使用之方便性，亦可降低使用错误率，使武器装备发挥最大的功能，达到提高战斗力的目的。那么，如何才能从视觉工效学角度设计出真正优良的使用者界面？国内外一些视觉与工效专家针对此问题提出了基本要求，详述如下。

1. 避免使用多色彩 一个使用者界面中（包括背景和操作组件），最好不要超过3种颜色，最好大区域使用浅灰阶色调，如浅灰、白色等；重要操作组件则以红、蓝、绿等彩度较高的颜色来表达，但颜色不宜过多，且区域不可以太大，否则看起来过度混乱，反而失去当初强调重点的用意了。

2. 选用清楚大方的字型 一个界面中，最好不要有太多的字型，更不宜选用字型太复杂或软弱无力的字体，如斜体字等，越简洁清楚则辨识性越佳。

3. 使用组织化分类说明 实验证明表格式的界面结构辨识性最优，同属性的信息应归纳在同一层级下，以达完善分类、简易配置之功。

4. 减少显示器的视觉密度 有些仪器需表达的信息很多，易造成显示/操作界面看起来非常拥挤，所有信息挤在一团，使用人员未必一眼就能获得所需的信息。因此，设计使用者界面时，务必要考虑到内容的配置与空间裕度的保留，适当的留白将使整个界面看起来清楚而美观。有几点适当保留空间的方法可供参考：把次要信息用选项功能或联结功能将其置于选项中，需要时再选取即可；降低品牌识别图像之大小，像品牌名称等，无须为了彰显品牌形象而刻意放大之；使用简单的图形，尽量2D平面化，不要使用过度复杂的图像；使用空白空间，而非线条去区分文字内容，尽量使整个界面简易化；使用简洁的语句表达讯息，避免内容过多。

5. 设计合理的文字区规划 有些仪器的显示屏看起来像个棋盘，毫无秩序可言；当然有时候别出心裁的界面设计或许会带给使用者眼睛一亮、赏心悦目的视觉感，但无论如何，井然有序的文字区规划，才易达成最有效、最舒适的效果。应使说明图文具有顺畅的阅读连贯性；居中对齐与向左对齐的文字区块相比，明显向左对齐的区块读起来更顺畅，因为使用者在读完一行字后，自然而然往左下方继续读下去，不需要重新找寻开头，相较之下，居中对齐的区块看起来混乱得多。因此，有规矩的文字区规划将可大幅度提高使用的界面质量。

6. 增加视觉平衡感　显示界面的平衡性相当重要，尤其在垂直轴的两侧，轻重感的一致性对操作者而言，视觉心理感受影响更大。不对称的视觉平面，会让人觉得整个画面是倾斜的，再不就是好像少了什么东西；而对称的视觉平面，看起来既整洁又整体，识别性高，又符合使用者视觉心理。至于如何增加视觉平衡感，有以下方法：注重空白区间与文字区块的使用比例；减少过度花哨的强调方式，如过多地画底线、粗体或3D图形；将所有内容区块（包括空白区间）置于一完整之方块中，使之有整体感。

7. 使用简明扼要的词句　言简意赅地点出重点，叙述性的文字只会让使用者失去耐性，并让整体界面看起来复杂难懂。

8. 精简图像　避免使用复杂的图像，以象形符码的表示为最佳，只要能引起使用者的共识，越简单越好。

9. 避免不一致性　无论以色彩或字体来表示某项含义，界面设计一定要前后一致，红色代表危险，粗体代表强调，决不可随意应用，否则会造成使用者之混淆。

一个理想的人机界面设计与使用者界面的质量有关系，使用安全性也与界面设计有关，因为设计上的缺失将会直接或间接地造成使用时的失误，严重时还可能造成重大事故或影响战斗力的发挥。

第五章

密闭环境生物污染健康风险识别及评估

在密闭环境中，由于空气流通不畅，生物污染可能会对人体健康造成威胁。室内生物污染的暴露途径包括以下几种方式。

（1）呼吸道吸入：人们呼吸室内空气中含有的细菌、病毒、真菌等微生物。

（2）接触皮肤：人们接触到表面或物品上的生物污染物，例如霉菌孢子、细菌等。

（3）摄入口进入：人们通过口腔吞咽食品或水，可能会摄入含有微生物的污染物。

（4）空气传播：微生物通过空气传播进入人体，例如冷气机、加湿器和空调系统可能会传播微生物。

（5）吸入粉尘：当清洁房间或处理垃圾时，可能会激发室内污染物，并且进入人们的呼吸道。

为了识别这种风险，可以进行空气质量监测、表面采样和生物标记物检测，以确定是否存在细菌、病毒、真菌等微生物的污染。此外，应采取措施防止生物污染，如加强通风、定期清洁和消毒，以及培训员工妥善处理生物样本和废弃物。本章将从细菌与真菌、病毒、传染性媒介、微生物监测技术和生物安全评估方法五个方面展开讨论。

第一节　细菌与真菌

在密闭环境中，细菌和真菌是最常见的微生物污染源。它们可以通过空气、水、表面接触等途径传播。

一、细菌

细菌是原核细胞型微生物，体积微小，结构简单，仅有原始的核质，无核膜、核仁。细菌在宿主机体内生长繁殖，其大小通常为 0.5 ~ 5 μm。它们可以通过自我复制进行繁殖，也可以通过水、空气和其他媒介进行传播。细菌在环境中非常常见，它们可以在人体皮肤、口腔、肠道等处生长，也可以在水、土壤、食品等地方繁殖。与宿主体相互作用，导致宿主体不同程度的病理过程，称为细菌的感染。来自宿主体内外的微生物，通过一定方式从一个宿主体传播到另一个宿主体引起的感染称为传染。能引起宿主感染的细菌称为致病菌或病原菌。有些细菌在正常情况下并不致病，但在某种特定条件下可致病，这类细菌称为条件致病菌，又称机会致病菌。

（一）正常菌群

1. 正常菌群的概念及分布 在正常人的体表和外界相通的腔道中寄居着不同种类的不同数量的微生物，这些微生物通常对人体无害而有利，称为正常微生物群。因其以细菌为主，通常称为正常菌群。人体各部位常见正常菌群的分布见表 5-1。

表 5-1 人体各部位常见正常菌群的分布

部位	主要菌类
口腔	葡萄球菌、甲型和丙型链球菌、肺炎链球菌、奈瑟菌、乳杆菌、类白喉状杆菌、放射菌、螺旋体、白假丝酵母菌、梭菌
鼻咽腔	葡萄球菌、甲型和丙型链球菌、肺炎链球菌、奈瑟菌、类杆菌
外耳道	葡萄球菌、类白喉棒状杆菌、铜绿假单胞菌、非致病性分枝杆菌
眼结膜	葡萄球菌、干燥棒状杆菌、奈瑟菌
胃	一般无菌
肠道	大肠埃希菌、产气肠杆菌、变形杆菌、铜绿假单胞菌、葡萄球菌、肠球菌、类杆菌、产气荚膜梭菌、破伤风梭菌、双歧杆菌、真细菌、乳杆菌、白假丝酵母菌
尿道	葡萄球菌、类白喉棒状杆菌、非致病性分枝杆菌
阴道	乳杆菌、大肠埃希菌、类白喉棒状杆菌、白假丝酵母菌

2. 正常菌群的生理作用 正常菌群是生物进化过程中微生物与宿主体环境之间形成的一种相对稳定、协同进化的共生状态。在这种共生状态下，微生物与人体之间相互依存、相互制约，各得其所。

（1）生物拮抗作用：正常菌群对来自人体外的致病菌有着明显的生物拮抗作用。其作用机制主要是：通过产生某些化学物质，抑制病原菌的繁殖；通过配体与黏膜上皮细胞表面受体紧密结合，形成一层生物膜，对机体起占位性保护作用；通过营养竞争作用，阻止病原微生物的生长。

（2）营养作用：正常菌群参与宿主体内某些物质代谢、营养转化和合成。

（3）免疫作用：正常菌群作为异种抗原能促进宿主免疫器官的发育成熟，亦可刺激机体产生异嗜性抗体，对具有交叉抗原的致病菌有一定程度的抑制或杀灭作用。

（4）抗衰老作用：肠道正常菌群中的双歧杆菌、乳杆菌有抗衰老作用，可能与其产生过氧化物歧化酶催化自由基歧化以清除自由基的毒性有关。

（二）条件致病菌

正常菌群与宿主体之间的平衡稳定状态是一种生理性的组合，如果这种平衡因各种因素而被打破，正常菌群与宿主体之间的生理性组合状态可转为病理性组合状态，结果使正常菌群中的某些细菌在特定条件下引起宿主体感染，称为条件致病菌。临床上常将由条件致病菌引起的感染称为机会性感染。

1. 条件致病菌的致病条件

（1）定位转移：是指正常菌群离开原定植部位向其他部位转移，例如大肠埃希菌从原寄居的肠道进入泌尿道。

（2）菌群失调：是指由各种因素导致正常菌群中菌种的数目、比例失调，使正常菌群与宿主体之间的生理性组合转变为病理性组合，从而引发机会性感染。

（3）免疫功能低下：应用免疫抑制剂、抗肿瘤药物或放射治疗，或因宿主自身患某种疾病，均可造成全身免疫功能降低，引发内源性感染。

2. 机会性感染的主要特点

（1）致病菌主要为条件致病菌，其毒力较弱。常见的条件致病菌有大肠埃希菌、克雷伯菌属、铜绿假单胞菌、变形杆菌属、肠杆菌属、葡萄球菌和白假丝酵母菌等。

（2）多为耐药菌，对抗生素多具有耐药性，往往为多重耐药，不仅难以治疗，而且在抗生素的选择压力下可在密闭人群中传播引起流行。

（3）常有新的致病菌株被分离出来，如阴沟肠杆菌、肠球菌等。机会性感染的主要人群为各种原因导致机体抗感染免疫功能低下者，如重症感染长期大量使用广谱抗生素者等。

（三）病原性细菌

能引起宿主疾病的细菌称病原性细菌，其致病的性能称为致病性或病原性。致病菌致病性的强弱程度称为毒力，不同种细菌的致病力不同。细菌的毒力常用半数致死量（median lethal dose，LD_{50}）或半数感染量（median infective dose，ID_{50}）表示，即在规定时间内，通过指定的感染途径，能使一定体重或年龄的某种动物半数死亡或感染需要的最小细菌数或毒素量。致病菌的致病性与细菌的毒力、侵入的数量、侵入部位以及机体的免疫力等有密切关系。

许多致病菌能够产生多种毒素，导致相应的疾病症状。细菌可以通过直接杀死细胞或产生毒素而致病。一些细菌能产生具有强耐热性且能够在环境中长时间存活（即多年）的孢子（例如芽孢杆菌、梭菌）。表 5-2 中列出了环境中传播的一些最重要的细菌。

表 5-2　环境中传播的一些重要的病原性细菌

科、属、种	临床病例	传播途径（传染源）
葡萄糖菌属		
金黄色葡萄球菌	食物中毒	食物
	皮肤感染	直接接触
链球菌属		
A 群链球菌	皮肤感染、中毒、超敏反应性疾病	直接接触、空气飞沫、食品
B 群链球菌	败血症、脑膜炎、肺炎	
D 群链球菌	尿路感染、化脓性腹部感染	
变异链球菌	牙齿疾病	
肺炎链球菌	肺炎	自身（条件致病菌）
奈瑟菌属		
脑膜炎奈瑟菌	流脑	飞沫
肠杆菌科		
埃希菌属		
大肠埃希菌	肠道及肠道外感染	
志贺菌属		
痢疾志贺菌	细菌性痢疾	食物、水、空气飞沫?
沙门菌属		
伤寒沙门菌	伤寒	
副伤寒沙门菌	食物中毒	
其他菌属		
肺炎克雷伯菌	肺炎	
变形杆菌	食物中毒	
摩氏摩根菌	化脓性感染	
沙雷菌	机会性感染	

续表

科、属、种	临床病例	传播途径（传染源）
弧菌属		
霍乱弧菌	霍乱	
副溶血弧菌	海鲜导致的胃肠炎	水、食物
厌氧芽孢梭菌属		
破伤风梭菌	破伤风	
产气荚膜梭菌	菌血症、气性坏疽、食物中毒	
肉毒梭菌	食物中毒	
艰难梭菌	抗生素相关性腹泻及假膜性肠炎	
放射菌属		
衣氏放射菌	内源性感染	
诺卡菌属		
星形诺卡菌	外源性感染	空气、直接接触
棒状杆菌属		
白喉棒状杆菌	白喉	空气飞沫
分枝杆菌属		
结核分枝杆菌	结核病	食物、空气、水
麻风分枝杆菌	麻风	空气、直接接触
布鲁氏菌属		
牛种布鲁氏菌	布鲁氏菌病	食物、空气
羊种布鲁氏菌	布鲁氏菌病	食物、空气
猪布鲁氏菌病	布鲁氏菌病	空气
犬布鲁氏菌病	布鲁氏菌病	空气
耶尔森菌属		
鼠疫耶尔森菌	鼠疫	直接接触、媒介叮咬
小肠结肠炎耶尔森菌	小肠结膜炎	食物、水
假结核耶尔森菌	胃肠炎	食物
芽孢杆菌属		
炭疽芽孢杆菌	炭疽	食物、空气
醋样芽孢杆菌	食物中毒	食物、水
弯曲菌属		
空气弯曲菌	细菌性肠炎	食物、水、直接接触

续表

科、属、种	临床病例	传播途径（传染源）
螺杆菌属		
幽门螺旋杆菌	胃炎	直接接触
假单胞菌属		
铜绿假单孢菌	化脓性炎症	
嗜血杆菌属		
流感嗜血杆菌	化脓性感染、流感	空气
军团菌属		
嗜肺军团菌	流感、肺炎、肺外感染	空气、飞沫
鲍特菌属		
百日咳鲍特菌	百日咳	空气

1. 金黄色葡萄球菌　金黄色葡萄球菌隶属于葡萄球菌属，是革兰氏阳性菌的代表，为一种常见的食源性致病微生物。该菌最适宜生长温度为 37 ℃，pH 为 7.4，耐高盐，可在盐浓度接近 10% 的环境中生存。是密闭空间中主要的致病菌之一。

金黄色葡萄球菌常寄生于人和动物的皮肤、鼻腔、咽喉、肠胃、化脓创口中，空气，污水等环境中也无处不在。常见的被金黄色葡萄球菌污染的食品为蛋白质或淀粉含量丰富的食品，如奶和奶制品、肉和肉制品、糕点等。

金黄色葡萄球菌所致疾病有侵袭性、毒素性两种类型。

侵袭性疾病主要引起化脓性炎症。葡萄球菌可通过多种途径侵入机体，导致皮肤和器官的感染，甚至败血症，分为局部感染和全身感染。局部感染指金黄色葡萄球菌主要引起皮肤软组织感染，如毛囊炎，伤口化脓等。此外，还可引起内脏器官感染，如气管炎、肺炎、脓胸、中耳炎等。全身感染多由金黄色葡萄球菌引起，如败血症、脓毒血症等，新生儿或少数免疫功能低下者可由表皮葡萄球菌引起。

毒素性疾病由葡萄球菌产生的有关外毒素引起，包括以下几种类型：

（1）食物中毒：进食含葡萄球菌肠毒素食物后 1 ~ 6 小时出现症状，先有恶心、呕吐、上腹痛，继以腹泻。呕吐最为突出。大多数患者于 1 ~ 2 天内恢复。

（2）假膜性肠炎：正常人肠道内有少数金黄色葡萄球菌寄居。当脆弱拟杆菌、大肠埃希菌等优势菌因抗菌药物的应用而被抑制或杀灭后，耐药的葡萄球菌趁机繁殖并产生肠毒素，引起以腹泻为主的症状。病理特点是肠黏膜被一层炎性假膜所覆盖，该假膜系由炎性渗出物、肠黏膜坏死块和细菌组成，其发生的原因是菌群失调。

（3）毒性休克综合征：主要由 TSST-1 引起。主要表现为急性高热、低血压、猩红热样皮疹伴脱屑，严重时出现休克。

（4）烫伤样皮肤综合征：由表皮溶解毒素引起。开始皮肤有红斑，1～2天表皮起皱，继而出现大疱，表皮上层脱落。

2. 霍乱　霍乱弧菌是引起烈性消化道传染病霍乱的病原体，两千多年前已有记载。自1817年以来，已发生过7次世界性霍乱大流行，前6次均由古典生物型引起。1961—1981年由埃尔托（El Tor）生物型弧菌所致的副霍乱又引起新的世界性大流行，称为第7次大流行。1992年10月起在印度、孟加拉国发现新血清型O139（Bengal）霍乱弧菌（属非O1群菌）所致的流行，并很快传遍亚洲，引起各国重视。

霍乱弧菌引起烈性肠道传染病霍乱。在自然情况下，人类是霍乱弧菌的唯一易感者。患者和带菌者是霍乱的传染源。重症患者吐泻物带菌较多，极易污染环境，是重要的传染源。轻型患者和无症状感染者作为传染源的意义更大。传播途径主要是通过污染的水源或食物生活密切接触和苍蝇媒介经口摄入而传播，以经水传播最为重要。人与人之间的直接传播不常见。患者吐泻物和带菌者粪便污染水源后易引起局部暴发流行。霍乱弧菌经口进入胃内后，通常很快被胃酸杀死，但当缺乏胃酸或因暴饮暴食使胃酸稀释而降低酸度时，有部分弧菌可以进入小肠，借菌毛黏附于肠黏膜，然后在碱性肠液中大量繁殖。霍乱弧菌不侵入血流，主要是黏附于黏膜上，只在肠道局部繁殖，产生大量肠毒素、黏液素酶和内毒素而致病。肠黏膜无明显病变仅有轻微炎症反应。O1群霍乱弧菌感染可从无症状或轻型腹泻到严重的致死性腹泻，古典生物型所致疾病较Tor生物型严重。潜伏期为1～3天。典型患者多急骤起病，一般在吞食细菌后2～3天突然现剧烈腹泻和呕吐，排出如米泔水样腹泻物。由于大量水分和电解质丧失而导致失水、代谢性中毒、低碱、低容量性休克以及心律失常和肾衰竭，如未经治疗处理，患者病死率高达60%，病愈后一些患者可短期带菌，一般不超过2周，个别El Tor生物型病例带菌可长达数月或数年之久，病菌主要存在于胆囊中。

3. 单核细胞增多性李斯特菌　单核细胞增多性李斯特菌感染导致的疾病最常发生于免疫力低下的寄主。疾病发生于幼儿、老人、肿瘤患者和器官移植患者中。酒精中毒和糖尿病也是常见相关因子。感染型多变。宫内感染的新生儿会有严重的，通常是致命的播散性多器官感染。成人感染为脑膜炎、亚急性脑炎，伴随头痛、发热和不同程度的瘫痪。病灶感染波及皮肤、眼部、心脏、脊柱和关节。感染更可能发生于40岁以上的人群。美国和欧洲的发病率为100万人中有2～11例。死亡率随着感染寄主类型的不同有很大变化。宫内感染的死亡率为33%～100%，脑膜炎患者的死亡率为12%～43%。总体死亡率估计为19%，随年龄增加而升高。有涉及牛奶、奶酪和菜丝沙拉的食源性暴发记录，该感染被认为是人畜共患传染病，病原体经常能够从污水和土壤环境中被分离出来。流行病学数据显示人际扩散并不重要。

4. 埃希菌属　埃希菌属（Escherichia）有五个种，其中大肠埃希菌（E.coli）为主要代表菌。大肠埃希菌又称大肠杆菌，胎儿出生后数小时该菌就进入肠道，并终生伴随。侵入肠外组织器官或宿主免疫力下降时可引起肠外感染。有些特殊菌株能引起腹泻。大肠埃希菌在环境卫生和食品卫生学检测中常用于被粪便污染的指标。

埃希菌属所致疾病包括两种。肠外感染以化脓性炎症最为常见，又以泌尿系统感染为主，如尿道炎、膀胱炎、肾盂肾炎，亦可引起腹膜炎、阑尾炎、手术创口感染等；在婴儿、老年人或免疫功能低下者可引起败血症，在新生儿大肠埃希菌可引起脑膜炎。某些血清型大肠埃希菌可引起人类腹泻，主要有 4 种类型致病菌：肠产毒型大肠埃希菌（enterotoxigenic *E. coli*，ETEC）、肠侵袭型大肠埃希菌（enteroinvasive *E. col*，EEC）、肠致病型大肠埃希菌（enteropathogenic *E. coli*，EPEC）和肠出血型大肠埃希菌（enterohemorrhagic *E. coli*，EHEC）。

5. 军团菌　军团菌最早被识别是在 1976 年，当时在费城举行的美国退役军人大会暴发了肺炎疫情，总共 221 例染上肺炎，34 例死亡。当时并不清楚暴发的诱因，就命名为军团病（Legionnaire's disease），暴发源于被称为嗜肺军团菌的微生物在冷却塔中的生长和旅馆空调系统的散播。

菌毛、微荚膜、毒素和多种酶类可能是嗜肺军团菌的致病物质。军团菌产生的吞噬细胞活化抑制因子有磷酸酶、核酸酶和细胞毒素等，通过抑制吞噬体与溶酶体融合使军团菌在细胞内生长繁殖，导致细胞死亡。

嗜肺军团菌引起的军团病主要通过呼吸道吸入带菌飞沫、气溶胶而感染的全身性疾病，临床表现多样化。主要有流感样型（轻症型）、肺炎型（重症型）和肺外感染三类型。流感样型可出现发热、不适，头痛和肌肉疼痛，预后良好；肺炎型起病急，有高热咳嗽、胸痛，表现为肺部感染为主的多器官损害，全身症状明显，最终导致呼吸衰竭；肺外继发性感染，重症军团病发生菌血症后，病原菌散布至全身多部位，如脑、肠脏器感染的症状。军团菌亦是引起医院感染或机会性感染的病原菌之一。

二、真菌

真菌是一大类具有典型的细胞核和完整的细胞器，不分根、叶、茎，不含叶绿素的真核细胞型微生物。在自然界中分布非常广泛，土、空气和水中，某些物体的表面，人和某些动物的皮肤表面及与外界相通的腔道中都有真菌存在。

真菌的种类很多，迄今已发现 10 万余种，但能引起人类疾病的病原性真菌和条件致病性真菌仅有百余种。近年由于滥用抗生素引起菌群失调、应用激素和免疫抑制剂导致免疫功能低下等因素的影响，某些真菌病的发病率明显增高，已引起医学界的广泛关注。

（一）真菌的致病性

真菌的致病物质目前尚不十分清楚，可能与某些真菌产生的毒素或毒素样物质、真菌的黏附能力、对免疫功能的抑制作用、真菌的某些酶类和菌体成分有关。例如，白假丝酵母菌具有黏附人体细胞的能力；新生隐球菌的荚膜有抗吞噬作用；白假丝酵母菌、烟曲霉、黄曲霉的细胞壁糖蛋白具有内毒素样活性，能引起组织化脓性炎症和休克；某些真菌产生的毒素能引起肿瘤等。真菌引起人类的疾病主要有三个方面，即真菌直接引起的深、浅部感染性疾病，真菌所致的超敏反应性疾病和真菌中毒。

1. 真菌感染　真菌的种类很多，仅有一小部分能引起人类感染性疾病。由真菌感染并表现有临床症状者称为真菌病。从总体而言，真菌的病原性比细菌和病毒弱，除粗球孢子菌、荚膜组织胞质菌、皮炎芽生菌、巴西芽生菌等真菌能引起原发性感染外，大多数深部真菌感染是由条件致病性真菌引起的。诱发条件致病性真菌感染的因素很多，既可来自体内也可来自体外，如获得性免疫缺陷综合征、血液性疾病、恶性肿瘤、结核、糖尿病、肝脏疾病、维生素缺乏、长期应用广谱抗生素或免疫抑制剂、器官移植、辐射损伤以及医源性导管等。

真菌可从皮肤黏膜、呼吸道、消化道、伤口等多种途径侵入机体。真菌在体内繁殖以后，根据其致病力及机体抵抗力等多种因素的不同，病理变化也不一样，可表现为急性渗出性炎症、坏死性炎症、慢性肉芽肿性炎症以及混合病变等。既可引起局限性感染，也可通过血液或淋巴管扩散到全身，引起全身性感染。在感染病灶中，常有菌体成分，如假丝酵母菌病常可检出假菌丝和芽生孢子，毛霉病可检出粗大的无隔菌丝等。

根据感染部位的不同，可把真菌引起的感染分为两大类：浅部真菌感染，真菌主要侵犯皮肤、毛发和指（趾）甲。多为外源性感染，多有传染性，一般临床症状较轻。深部真菌感染，真菌主要侵犯组织、内脏及中枢神经系统。

2. 真菌超敏反应性疾病　真菌是常见的变应原，某些人吸入、食入或皮肤黏膜接触真菌的孢子或菌丝后，可发生超敏反应，如支气管哮喘、过敏性鼻炎、过敏性皮炎、荨麻疹、湿疹等。Ⅰ型超敏反应较常见。另外，在病原性真菌感染过程中，也可引起Ⅳ型传染性超敏反应，它常与真菌病的发生和发展有密切关系。

3. 真菌中毒

（1）有毒菌类中毒：有些菌类有毒，如白毒伞菌，若误食后可引起呕吐、腹泻等消化道症状，严重者可损害肝、肾、心等重要器官并可致死。

（2）真菌毒素中毒：真菌极易污染农作物、食物或饲料。某些真菌在其中生产繁殖后可产生真菌毒素，人或动物食入含有真菌毒素的食物后，可引起急、慢性中毒，称真菌中毒症。真菌毒素中毒多与细菌毒素中毒不同，其临床表现多样，多易引起肝、肾、神经系统功能障碍或造血功能损伤。由于真菌主要在粮食中产生毒素，故多次搓洗污染的粮食可减少毒素，具有一定的预防作用。有些真菌毒素与肿瘤发病的关系已引起医学界的高度重视，其中研究较多的是黄曲霉毒素，该毒素是一种双呋喃氧杂萘邻酮衍化物，有 B_1、B_2、B_{2a}、B_3 等 20 余种，其中 B_1 的致癌性最强。对实验动物的毒性主要表现为肝脏毒性，大鼠饲料中含有 0.015×10^{-6} 即可诱发肝癌。曾有人报告，在肝癌高发区，花生、玉米等粮油作物被黄曲霉污染率较高，黄曲霉毒素含量可高达 1×10^{-6}。

（二）常见的病原性真菌

常见的病原性真菌如表 5-3 所示。

表 5-3　常见的病原性真菌

种	临床病例	传播途径（传染源）
皮肤癣菌	皮癣	直接接触
角层癣菌	皮癣	直接接触
着色真菌	着色真菌病	直接接触
白假丝酵母菌（又称白色念球菌）	感染性疾病	内源性传播（机会致病菌）
新型隐球菌	隐球菌病	空气传播、皮肤伤口或黏膜接触传播
曲霉菌	感染性疾病、超敏反应、中毒	空气传播、皮肤黏膜传播、水
毛霉菌	毛霉病	空气传播、食物
卡氏肺孢菌	间质性肺炎	空气传播

1. 皮肤感染真菌　皮肤感染真菌是指侵犯人或动物体表角蛋白组织（表皮角质层、毛发、甲板）的真菌。这类真菌一般不侵犯皮下组织和内脏，可分为皮肤癣菌和角层癣菌两大类。

（1）皮肤癣菌

又称皮肤丝状菌，有嗜角质蛋白的特性，一般只侵犯角化的表皮、毛发和指（趾）甲，引起头癣、体癣、股癣、手（足）癣、甲癣等。表皮癣菌属中对人有致病性的只有絮状表皮癣菌（*E. ocom*）一种。毛癣菌属有 20 余种真菌，其中 13 种对人有致病性。在我国较常见的有红色毛癣菌（*T. rubrum*）、须癣毛癣菌（*T. mentagrophytes*）等。小孢子菌属已发现 15 种真菌，其中奥杜尼小孢子菌（*M. audouinii*）、石膏样小孢子菌（*M. gypseum*）、犬小孢子菌（*M.cani*）等是我国的常见病原菌。

（2）角层癣菌：指只寄生于人体皮肤的最表层（角质层）和毛干上的真菌。这类真菌不接触组织细胞，故一般不引起组织炎症反应。常见的病原性真菌主要是糠秕马拉塞菌（*Malasseziafurfur*）和何德毛结节菌（*Piedraia horta*）。糠秕马拉塞菌可引起皮肤表面出现黄褐色的花斑癣，俗称"汗斑"，好发于青壮年的颈部、躯干以及婴幼儿的颜面等部位，一般没有自觉症状。毛结节菌主要侵犯头发，在毛干上形成坚硬的砂粒状结节，粘在发干上，故又称砂毛。

2. 皮下组织感染真菌　引起皮下组织感染的真菌主要为着色真菌和孢子丝菌，多由外伤侵入皮下引起感染。感染一般局限于局部，但也可缓慢扩散到周围组织。

（1）着色真菌：着色真菌是一些在分类上接近、菌落多为棕褐色、所致疾病症状相似的真菌的总称，多属于腐生菌，常存在于树木、树皮、木片及土壤中。主要致病性真菌有裴氏着色真菌（*Fonsecae pedroso*）和疣状瓶霉（*Phialophora verrucosa*）、紧密着色真菌（*F. compacta*）、卡氏枝孢霉（*Cladosporium carrionii*）等。着色真菌多因外伤侵入机体，多发生于下肢、颜面、臂部等暴露部位。病灶处皮肤变黑，故称之为着色真菌病（Chromomycosis）。早期皮肤伤处出现丘疹、结节，结节可呈疣状或菜花状融合。随病情的进展，老病灶形成瘢痕愈合，新病灶又在四周产生。日久瘢痕增多，若影响淋巴回流，可形成肢体象皮肿。在全身免疫功能低下时亦可侵犯中枢神经系统或经血行扩散。

（2）申克孢子丝菌（Sporothrix schenckii）：申克孢子丝菌是孢子丝菌中唯一的病原菌。该菌广泛分布于自然界，从土壤、朽木、植物表面可分离出来。该菌为双相型真菌，27 ℃培养发育较快，菌落呈灰褐色膜状，有皱褶。人类感染该菌主要是通过被带菌的植物刺伤或破损的皮肤接触了带菌的土壤、植物等。申克孢子丝菌侵入皮下组织、淋巴管，形成结节性或溃疡性病变。病变常沿淋巴管分布，使淋巴管出现链状硬结，称为孢子丝菌性下疳。本菌也可经呼吸道或消化道侵入机体，随后经血行扩散到其他部位引起病变。

3. 深部感染真菌　侵犯机体深部组织、内脏，甚至引起全身感染的真菌称为深部感染真菌，所致的疾病统称为深部真菌病。根据其致病性及所致疾病流行特点的不同，可将其分为条件致病性真菌和地方性流行真菌两类。地方性流行真菌是指在南北美洲等某些局部地区流行的荚膜组织胞质菌、粗球孢菌、皮炎芽生菌等，在我国较为少见。近年来，由于抗生素、糖皮质激素、免疫抑制剂的广泛用以及其他某些因素的影响，条件致病性真菌所致的深部真菌病的发病率有上升的趋势，且常有致死性后果。

（1）白假丝酵母菌（*Candida albicans*）：又称白色念珠菌，在分类上属假丝酵母属（*Candida*）。该菌属有很多种，其中至少有 7 ~ 8 种对人类有致病性，以白假丝酵母菌最为常见，约占75%。白假丝酵母菌属于条件致病菌，可寄生于人的口腔、阴道、肠道等处，与机体处于共生状态。当机体免疫功能下降或菌群失调时，易引起疾病。白假丝酵母菌的致病物质尚不清楚，可能与其侵袭力、毒素和某些酶类有关。所致疾病主要有下列几种。

皮肤、黏膜感染：皮肤感染好发于皮肤潮湿处，如腋窝、腹股沟、乳房下、肛门周围、会阴部及指（趾）间等有皱褶的部位，可引起指（趾）间糜烂、甲沟炎、肛门周围湿疹、尿布疹等。黏膜感染好发于口腔、阴道等处黏膜，引起鹅口疮、口角糜烂症、外阴与阴道炎、龟头包皮炎等。

深部或全身性感染：机体免疫功能低下时易发生深部或全身性白假丝酵母菌感染，如白血病、恶性肿瘤和获得性免疫缺陷综合征的后期以及肾移植术后等。①呼吸系统感染：临床表现与普通支气管肺炎相似，但咳嗽较顽固，并常有血痰。②泌尿系统感染：白假丝酵母菌可由尿道口上行性感染或由肾盂下行性感染，引起膀胱、尿道、肾盂等处炎症。③消化道感染：食管常形成白色假膜，患者可出现疼痛、吞咽困难、吐血、便血等。④中枢神经系统感染：多由原发病灶转移而来，可引起脑膜炎、脑膜脑炎、脑脓肿等。此外，还可引起败血症、角膜感染等。

（2）新型隐球菌：新型隐球菌（*Cryptococcus neoformans*）又称新生隐球菌，在分类上属隐球菌属。隐球菌属的真菌广泛分布于自然界，尤以鸽粪中较多，从正常人的体表、口腔和粪便中有时也可分离到。本属真菌种类较多，对人有致病性的主要是新型隐球菌。荚膜多糖是新型隐球菌重要的致病物质，有抗吞噬等作用。该菌主要经呼吸道侵入，引起肺、中枢神经系统等感染；新型隐球菌还能经血流扩散到全身，侵犯骨骼、关节、前列腺等。

（3）曲霉菌：曲霉菌曲霉属（*Aspergillus*）真菌在自然界分布非常广泛，种类较多，其中十余种能引起人类感染，最常见的为烟曲霉（*A. fumigatus*）。曲霉菌除可引起感染性疾病外，还可引起超敏反应和曲霉毒素中毒，其致病作用与曲霉菌产生的毒素、某些酶类和机械刺激有关。曲霉菌能侵犯机体的许多部位，引起该部位的曲霉病。

呼吸系统曲霉病：①真菌球型肺曲霉病：多在肺部有空腔（结核性肺空洞、肺气肿性囊泡、肺脓肿病损等）的基础上发生。曲霉菌侵入腔内并大量繁殖，菌丝交织成团块，称为菌球，菌球可逐渐扩大。也有小部分患者是原发性的。②肺炎型曲霉病：多在白血病等血液疾病、恶性肿瘤等的晚期和长期应用免疫抑制剂等药物后发生。曲霉菌在肺实质内繁殖，引起组织坏死性肺炎，也可形成脓肿或空洞。患者出现发热、咳嗽、咳痰、胸痛、血痰及咯血等症状。曲霉菌还可随血行扩散到全身，引起全身性曲霉病。③过敏性支气管肺曲霉病：是曲霉菌引起的Ⅰ型或Ⅲ型超敏反应。患者哮喘反复发作，有时伴有微热，痰中常带有褐色物质（含有菌体成分）。

全身性（系统性）曲霉病：多见于某些严重疾病的晚期，由于机体抵抗力下降而造成全身感染。原发病灶主要是肺，少见于消化道。肺炎型曲霉病约有 1/3 可转化为全身性曲霉病。曲霉菌在原发病灶繁殖后，可侵犯血管壁，并随血行扩散到脑、肾、心、肝、脾等脏器引起全身感染。患者迅速出现败血症的临床表现，病死率很高。此外，曲霉菌还能引起外耳道、角膜等部位感染。

曲霉毒素中毒：曲霉菌常污染粮食和饲料，有些曲霉菌在其中繁殖后能产生毒素，人或动物食入含有毒素的食物后，毒素可损伤肝、肾、神经等组织，引起急性或慢性中毒。部分黄曲霉产生的黄曲霉毒素具有致癌作用。黄曲霉毒素及其衍生物有 20 多种，其中以黄曲霉毒素 B_1 的致癌作用最强。

（4）毛霉菌

霉菌毛霉属真菌广泛分布于自然界，是粮食和食品霉变、实验室污染的重要原因菌和条件致病性真菌，在机体免疫功能低下时可引起毛霉病。毛霉病多发生于白血病、重症糖尿病等免疫功能低下的患者。毛霉菌侵入机体后，在病灶内大量繁殖，形成粗大菌丝，导致组织损伤或坏死。本菌侵袭力强，可破坏血管和淋巴管，并进入血液中繁殖，导致血管栓塞或出血。

临床常见的毛霉病有：①全身性毛霉病：毛霉菌主要经呼吸道侵入机体，先在肺部繁殖形成病灶，然后经血管或淋巴管扩散到全身，引起全身感染。②鼻脑毛霉病：毛霉菌侵入鼻腔，在鼻旁窦等部位繁殖，引起鼻窦炎或眼眶蜂窝织炎，真菌可破坏附近动脉血管壁进入血流，然后随血循环进入脑组织形成病灶。全身性毛霉病和鼻脑毛霉病病死率极高。此外，毛霉菌还可侵犯胃肠、皮肤及皮下等部位引起感染。

第二节　病　毒

病毒是另一种常见的密闭环境生物污染源。它们可以通过空气、水、接触等途径传播。病毒的种类也很多，有些种类对人体健康具有危害性，比如流感病毒、诺如病毒等。

病毒是非细胞型微生物，主要特征有：个体极小，能通过除菌滤器，绝大多数需要用电子显微镜才能看见；构造简单，不具有细胞结构，一种病毒只含一种核酸，DNA 或 RNA；严格的寄生性，必须在易感的活细胞内进行增殖。病毒种类繁多，根据宿主的不同分为细菌病毒、真菌病毒、植物病毒、无脊椎动物病毒和脊椎动物病毒五大类。其中寄生或引起人类感染的病毒又称人类病毒，包括人畜共患病病毒。病毒引起的人类疾病远远超过其他微生物所引起的疾病，占传染病的 75%。许多病毒性疾病不仅传染性强，而且病死率高，某些病毒感染与肿瘤、免疫缺陷、自身免疫性疾病、神经系统疾病和先天性畸形等密切相关。目前，病毒性疾病缺乏特效药物。因此，其预防研究显得极为重要。

最重要的环境病毒是通过"粪便排水和口腔进入"途径进行传播的肠道病毒，和通过非生物媒介的气溶胶飞沫污染物传播的呼吸道病毒。已知肠道病毒的种类有120 多种，导致广发疾病（表 5-4）；有一些病毒可以同时通过排泄物和气溶胶方式传播（例如柯萨奇病毒 B3 型）；另外已知还有大量呼吸道病毒存在。

表 5-4　一些人类肠道病毒

病毒科	病毒	引起的主要疾病	传播途径
小核糖核酸病毒	脊髓灰质炎病毒	瘫痪、无菌性脑膜炎	直接接触、飞沫、空气、食物、水
	柯萨奇病毒		
	A 组	疱疹性咽峡炎、无菌性脑膜炎、呼吸道疾病、瘫痪、发热	
	B 组	胸肌痛、无菌性脑膜炎、心包炎、心肌炎、先天性心脏病、畸形、肾炎、发热	
	埃可病毒	呼吸道感染	
	肠道病毒（68 ~ 71 型）	脑膜炎、呼吸道疾病	
肝炎病毒	甲型肝炎病毒和戊型肝炎病毒	感染性肝炎	
呼肠病毒	呼肠弧病毒	呼吸道疾病	
	轮状病毒	胃肠炎	
腺病毒	腺病毒	呼吸道疾病、急性结膜炎、胃肠炎	
	艾沃克因子	胃肠炎	
星状病毒	星状病毒	胃肠炎	
杯状病毒	杯状病毒	胃肠炎	
冠状病毒	冠状病毒	胃肠炎	

一、肠道病毒

肠道病毒是小核糖核酸病毒科的一个属。它们在人类消化道感染增殖,然后通过血液侵犯其他器官,引起各种临床表现。

肠道病毒包括:脊髓灰质炎病毒(poliovirus),分为 1 ~ 3 型;柯萨奇病毒(coxsackievirus),分为 A、B 两组,A 组包括 1 ~ 22,24 不适型、咽痛型,B 组包括 1 ~ 6 型;埃可病毒(enteric cytopathogenic human orphan virus,ECHO 病毒),妇女妊娠早期包括 1 ~ 9,11 ~ 27,29 ~ 33 型。1969 年后陆续分离出的新型肠道病毒(new enterovirus)统一编号的可能性为 68、69、70、71 型。

1. 脊髓灰质炎病毒　脊髓灰质炎病毒是脊髓灰质炎的病原体。脊髓灰质炎又称小儿麻痹症,是由脊髓灰质炎病毒引起的急性传染病,临床以发热、上呼吸道症状、肢体疼痛,少数病例出现肢体弛缓性瘫痪为特征。

人类是脊髓灰质炎唯一的传染源,患者自潜伏期末可以从鼻咽分泌物中排毒,粪便的排毒期自发病前 10 天至病后 4 周,少数可达 4 个月。由于无症状感染者可以 50 ~ 500 倍于有症状者,因而无症状带病毒者是最重要的传染源。传播主要通过粪–口途径,而日常生活接触是主要的传播方式,被污染的手、食物、用品、衣物、玩具都可传播本病。少数情况下可通过空气飞沫传播。脊髓灰质炎病毒经口进入人体后,即侵入咽部和肠道的淋巴组织,包括扁桃体、回肠淋巴结、颈部深层淋巴及肠系膜淋巴结,并在其中增殖。如果此时人体产生特异性抗体,局部感染得到控制,则形成隐性感染;抗体低下时病毒则进入血循环,引起病毒血症。病毒通过血流到达全身单核–吞噬细胞系统,在其中进一步增殖,然后再度进入血液循环,导致第二次病毒血症。如数日内血循环中的特异性抗体足以将病毒中和,则疾病发展至此停止,此阶段在临床上相当于本病的被认为的前驱期;若机体缺乏免疫力,病毒随血流通过血脑屏障侵入中枢神经系统,并沿神经纤维扩散,引起无瘫痪期症状;如果运动神经元受损严重,则导致肌肉瘫痪,引起瘫痪期症状。

2. 柯萨奇病毒、埃可病毒与新型肠道病毒　柯萨奇病毒、埃可病毒及新型肠道病毒分布广泛。依病毒亚群和血清型的不同或对不同组织的嗜性不同(受体的差异),可引起各种不同的疾病。柯萨奇病毒、埃可病毒、新型肠道病毒引起的一些重要临床疾病概述如下:

(1)无菌性脑膜炎:是肠道病毒感染中极为常见的一种综合疾病。在夏季流行时,不易与轻型的流行性乙型脑炎相区别。发病特点为短暂的发热,类似感冒,相继出现头痛、咽痛、恶心、呕吐和腹泻。进一步发展可出现颈项强直、嗜睡,脑脊液细胞数和蛋白质含量增加，病程 1 ~ 2 周。

（2）麻痹：在无菌性脑膜炎的基础上，部分病例可进入麻痹期，临床表现出特有的脊神经支配的肌群或部分肌群麻痹。

（3）疱疹性咽峡炎：是一种发生于儿童的急性传染病，主要由柯萨奇 A 组病毒引起，常流行于春末和夏初。患者突然发热、咽痛、厌食、吞咽困难。在咽腭弓、咽部、扁桃体及软腭边缘出现散在性小疱疹，破溃后形成小溃疡。

（4）心肌炎和心包炎：在新生儿表现为皮肤青紫、呼吸困难，在儿童和成人表现为呼吸道感染型脊髓性小疱疹，破溃后形成小溃疡。症状、心动过速、心电图表现异常等，预后不良。

（5）肌痛或肌无力：患者常有发热、头痛和肌肉酸痛，有的病例表现为肌无力。恢复后疼痛刺激消失，预后良好。

（6）急性出血性结膜炎：常发生于成人，俗称"红眼病"。潜伏期短，起病急，侵犯双眼，引起眼睑水肿、眼球压痛、结膜下严重出血。人群对此病毒普遍易感，发病率高，但预后良好。

应当指出的是，肠道病毒血清型别繁多，不同型别病毒可以引起相同的病症，而同样型别的病毒在不同条件下也可引起不同的临床病症，因此确定任何一个型别作为某种病症的病原是困难的。

二、呼吸道感染病毒（表5-5）

表 5-5　部分呼吸道病毒

核酸型	病毒科	病毒	引起的主要疾病	传播途径
RNA	正黏病毒	流感病毒	流行性感冒	
	副黏病毒	副流感病毒	普通感冒，支气管炎	空气、飞沫
		合胞病毒	细支气管炎、肺炎	
		麻疹病毒	麻疹	
		腮腺炎病毒	流行性腮腺炎	
	微小 RNA 病毒	鼻病毒	普通感冒，支气管炎	
	披盖病毒	风疹病毒	风疹	
	冠状病毒	人冠状病毒	普通感冒，咽炎	
DNA	腺病毒	人腺病毒	扁桃体炎，普通感冒	

呼吸道感染病毒是指通过呼吸道感染，并在呼吸道黏膜增殖引起疾病，或以呼

吸道黏膜为原发病灶，通过淋巴或血流扩散至其他器官，引起疾病的病毒。此外，肠道病毒中的柯萨奇病毒、埃可病毒及呼肠病毒的某些型别以及Ⅰ型疱疹病毒和巨细胞病毒等也能引起呼吸道和咽部感染。

1. 流行性感冒病毒　流行性感冒病毒（influenza virus）简称流感病毒，属正黏病毒科，除引起人流行性感冒外，还可引起动物感染。患者为主要传染源，发病前后 2 ~ 3 天呼吸道分泌物中含有大量病毒，通过飞沫或污染的手、用具等传播。侵入易感者呼吸道，在局部黏膜细胞内增殖，经过 1 ~ 2 天潜伏期，引起细胞变性、坏死、脱落等上呼吸道局部炎症。病毒一般不入血流，但可产生内毒素样物质，该物质和局部坏死细胞产物进入血流，引起发热、头痛、肌肉酸痛等全身症状。对少数患者，病毒可侵犯下呼吸道，甚至引起肺炎。由于流感病毒能抑制机体 T 细胞和巨噬细胞的功能，尤其是对机体抵抗力较差的年老体弱者，常继发严重细菌性感染，病死率较高。

2. 麻疹病毒　致病性患者是传染源，从潜伏期到出疹期都有传染性。病毒存在于患者鼻咽和眼分泌物中，主要通过含有低温病毒的飞沫进入易感者呼吸道，也可通过眼结膜侵入机体。先在局部上皮细胞中增殖，随后进入血流，出现第一次病毒血症，并侵入单核 – 吞噬细胞系统和淋巴组织细胞中进一步增殖。当其增殖到一定程度时，再次进入血流，出现第二次病毒血症，病毒侵犯机体皮肤、黏膜和呼吸系统，有时可侵犯中枢神经系统。麻疹潜伏期 9 ~ 12 天，患病初期有发热、流涕、咳嗽、眼结膜充血、流泪、畏光等，2 ~ 3 天后大多数患者口腔颊部黏膜上出现灰白色、外绕红晕的黏膜斑（称 Kopk 斑），有助于早期诊断。发热 3 ~ 5 天后，从耳后开始，全身皮肤相继出现皮疹。皮疹为红色针尖大小的斑丘疹，一般认为是由于病毒对血管内皮细胞的直接作用和机体免疫系统对局部病毒抗原产生的Ⅲ型和Ⅳ型变态反应。皮疹出齐后按出疹顺序消退，并可留下暂时的棕褐色斑。若无并发感染，高热渐退而愈。但在患病过程中，由于机体抵抗力降低易继发细菌性感染，如并发支气管炎、肺炎、中耳炎等。约有 0.1% 的患者可因变态反应发生麻疹后脑炎。极个别患者，麻疹病毒长期存在于中枢神经系统内，呈慢病毒感染，引起亚急性硬化性全脑炎（SSPE）。

3. 腮腺炎病毒　腮腺炎病毒（mumps virus）归副黏病毒属。形态呈球形直径 80 ~ 240 m，RNA 为负单链，衣壳呈螺旋对称，包膜上含有血凝素、神经氨酸酶和融合因子（F）。能凝集多种禽类红细胞。能在鸡胚羊膜腔和原代人胚或猴肾细胞内增殖引起融合多核巨细胞病变，胞质内出现嗜酸性包涵体。只有一个血清型，株之间抗原区别不明显，与副流感病毒等有共同抗原成分。人是唯一的自然宿主。病毒随患者唾液和呼吸道分泌物排出，通过直接接触或飞沫传播。感染后先在呼吸道上皮和颈淋巴结内增殖，通过病毒血症，最后定位于腮腺，引起腮腺炎，中医称为"炸腮"，多流行于春季，潜伏期2~3周，以发热、腮腺肿大疼痛为主要症状，一般经7~10天肿消自愈，多见于儿童。青壮年发病大多较重，易并发睾丸、卵巢或胰腺炎，有时引起脑膜炎，偶尔引起肌无力或麻痹。

4. SARS 冠状病毒 SARS 冠状病毒严重急性呼吸综合征（severe acute respiratory syndrome，SARS，传染性非典型肺炎）是一种传染性极强的呼吸系统疾病。2002年11月，我国广东佛山报道了原因不明的传染性非典型肺炎，至2003年6月12日，SARS 波及了世界22个国家和地区，总发病845例，死亡790例，引起了全世界的高度关注。在此期间，世界上不同国家和实验室的科学家紧密协作，在很短的时间内就确定了 SARS 的病原体是冠状病毒科中冠状病毒属的一个新种——SARS 冠状病毒（SARS coronavirus，SARS-COV），并进行了序列测定和分析，为人类最终战胜 SARS 奠定了重要基础。

目前对于 SARS 的流行病学特征尚未完全清楚，但可以确定其传播途以近距离飞沫传播为主，同时可以通过手接触呼吸道分泌物经口、鼻、眼传播，还存在粪–口传播的可能。该病在密闭的环境中易于传播，在家庭和医院中具有明显的聚集现象。

SARS 病毒感染的潜伏期一般为2~7天。患者通常有高热（>38℃），伴有寒战、头痛倦怠和肌痛，少数有腹泻。3~7天以后病程进入下呼吸道，患者出现无痰干咳，呼吸困难，甚至低氧血症（呼吸困难，发绀，缺氧早期心动过速，血压升高，严重时出现心动过缓，血压下降，甚至休克），严重者可发展为进行性呼吸窘迫综合征。通常都需要气管插管或者呼吸机维持。患者白细胞计数正常或减少，血小板减少。胸部 X 线表现为弥漫的斑片状间质性渗出，肺泡弥漫性损害。形态学改变有支气管上皮脱落、纤毛丧失，晚期有肺实变，尸检可见脾脏白髓萎缩。机体感染 SARS 病毒后可产生针对病毒的抗体，有的患者恢复期抗体效价增高50倍以上，这种抗体对疾病的诊断和治疗均有意义，SARS 康复患者的血清有中和病毒、促进疾病好转的治疗作用。SARS 病毒感染可诱导 T 细胞活化，产生大量细胞因子，有些细胞因子（如 IL-1B、IL6、IL-8、TNF-α、单核细胞趋化蛋白）可介导机体局部和全身的炎症反应，引起细胞凋亡、炎性细胞的聚集。炎性细胞的大量聚集又可以释放过量的蛋白酶，促进组织的损伤，这被认为是 SARS 患者急性肺损伤的可能机制之一。

5. 腺病毒 腺病毒（adenovirus）是一群侵犯呼吸道、眼结膜和淋巴组织的病毒，无包膜，直径70~90mm，约含50个基因。

腺病毒对人类的感染主要经呼吸道和眼结膜。感染后在咽部和眼结膜易感细胞中增殖，亦可入血流形成病毒血症，尚可通过胃进入肠道，并随粪便排出。主要引起急性呼吸道感染，是婴幼儿肺炎的主要病原之一。因型别不同引起严重程度不一的多种临床病症：从轻度的上呼吸道感染到严重的肺炎；从眼结膜炎到流行性角膜炎、结膜炎；也可引起咽炎、流行性胃肠炎、急性出血性膀胱炎以及女性的宫颈损害和男性尿道炎等。

第三节　传染性媒介

生物性的致病原于人体外可存活的时间不一，存在人体内的位置、活动方式各有不同，影响了传染的过程。为了生存和繁衍，这类病原性的微生物必须具备可传染的性质。每一种传染性的病原通常都有特定的传播方式。例如通过呼吸的路径，某些细菌或病毒可以引起宿主呼吸道表面黏膜层的形态变化，刺激神经反射而引起咳嗽或喷嚏等症状，借此重回空气中等待下一个宿主。但也有部分微生物则是引起消化系统异常，如腹泻或呕吐，并随着排出物散布在各处。通过这些方式，复制的病原随患者的活动范围可大量散播。

一、经空气、飞沫或尘埃等从呼吸道传播

有些病原体在空气中可以自由散布，直径通常为 5 μm，能够长时间浮游于空气中，做长距离的移动，主要借由呼吸系统感染。自然环境中的空气微生物主要有细菌及真菌，分布浓度主要与环境清洁频率、建筑物植被密度等相关。而密闭环境中的细菌浓度一方面与自然环境中的细菌浓度呈正相关；另一方面，人为因素是密闭环境中空气微生物的主要来源。人类在进出密闭环境时，自身服装、所携带的作业设备以及器具等都会附着一些直径小于 100 μm 的悬浮颗粒物，其中大于 10 μm 的颗粒物会降落在地面上，而小于 10 μm 的颗粒物会飘浮在空中，这些悬浮物会携带一定的空气微生物。在密闭环境中，人体本身就是一个污染源，其新陈代谢所产生的皮屑、口腔分泌物、毛发等大多带有致病微生物，夹杂在空气中形成空气微生物。人类患病咳嗽时会产生 75 000 个左右的颗粒物，其康复后咳嗽时的颗粒物为 50 000 个左右，这些颗粒物也是空气微生物的来源之一。其他人体活动也会成为空气微生物的二次来源，如人体排泄时，排泄物中一半以上的固体都夹杂着细菌，冲厕时，这些细菌会雾化飘浮在空气中，每次大约会产生 15 万个气溶胶颗粒，绝大多数的颗粒小于 5 μm，并能够在密闭环境中持续停留。

二、经水、食物等从消化道传播

未处理的废水或受病原沾染物，直接排放于环境中，可能污染饮水、食物或碰触口、鼻黏膜之器具，以及如厕后清洁不完全，由饮食过程可导致食入者感染。主要病原可为病毒、细菌、寄生虫，如霍乱、甲型肝炎、小儿麻痹、轮状病毒、弓形虫感染症。有时，某些生物因体表组织结构不完整以保护个体，可能因接触患者之排泄物而受到感染。

食果蔬中的致病微生物主要分为细菌和病毒两类。病毒中较为典型的是诺如病毒和轮状病毒，这两种病毒可以引起腹泻、呕吐、头痛和发热等症状，主要通过粪–口传播、昆虫移动传播、病毒携带者传播等方式污染即食果蔬。据美国疾控防控中心 2015 年的一项调查研究显示，美国沙门菌的感染致病事件呈现逐年增长的趋势，而且在美国食物中毒致死的案例中，由沙门菌感染引发的案例占比较高。我国也有相关报道表明，沙门菌是引发食源性疾病的"罪魁祸首"。沙门菌属于肠杆菌科，感染后会导致胃肠炎、伤寒和副伤寒等疾病，主要临床表现是腹泻、呕吐、发热和腹痛等，还会引起关节炎、脑膜炎、心肌炎等并发症。调查研究表明，沙门菌的生存能力极强，可在蔬菜、水果、各种肉制品上长期存活。但实际上，在即食果蔬上易存活的致病微生物远远不止沙门菌一种，还包括金黄色葡萄球菌、单核细胞增生李斯特菌、大肠埃希菌、诺如病毒以及轮状病毒等。单核细胞增生李斯特菌和金黄色葡萄球菌已被证实可以在鲜切哈密瓜、鲜切火龙果、鲜切木瓜等多种即食果蔬上繁殖生存。近 20 年来，美国发生的性质最恶劣的食物中毒事件就是由单核细胞增生李斯特菌感染引起的，在 2011 年 7 月末至 10 月初出现了 110 例相关病例报告。金黄色葡萄球菌可导致局部化脓性感染，如肠胃炎、肺炎、心包炎等，严重时会引发脓毒症、败血症等全身性感染。虽然在正常情况下，大肠埃希菌是与人体互利共生的肠道菌群之一，但在机体免疫力低下等特殊情况下，其危害不容小觑。有调查显示，大肠埃希菌 O157：H7 引起的食物中毒事件占食源性疾病事件的 34.3%。

三、与传染源直接接触而受感染的接触传播

经由直接碰触而传染的方式称为接触传播。这类疾病除了直接触摸、亲吻患者，也可以通过共享牙刷、毛巾、刮胡刀、餐具、衣物等贴身器材，或是因患者接触后，在环境留下病原，达到传播的目的。此类传染病较常发生在学校、军队等物品可能不慎共享的场所。例如：真菌感染的脚气病、细菌感染的脓疱症、病毒在表皮引起

增生的疣；而梅毒的情况特殊，通常是健康个体接触感染者的硬下疳所致。

四、通过节肢动物叮咬吸血（媒介昆虫）传播

媒介是指能够在人和人之间或者从动物到人传播传染性病原体的生物体。如表5-6所示，许多媒介是吸血昆虫，在从被感染宿主（人或动物）身上吸食血液时摄入产生疾病的微生物，之后在病原体复制后将其传播到新的宿主体内。通常，媒介一旦变得具有传染性，就能够在接下来的每一次叮咬／吸血过程中传播病原体。

表 5-6　通过节肢动物叮咬吸血传播

媒介		导致的疾病	病原体类型
蚊子	伊蚊	基孔肯雅热	病毒
		登革热	病毒
		淋巴丝虫病	寄生虫
		裂谷热	病毒
		黄热病	病毒
		寨卡	病毒
	按蚊	淋巴丝虫病	寄生虫
		疟疾	寄生虫
	库蚊	日本脑炎	病毒
		淋巴丝虫病	寄生虫
		西尼罗热	病毒
水生螺		血吸虫病（裂体吸虫病）	寄生虫
黑蝇		盘尾丝虫病（河盲症）	寄生虫
跳蚤		鼠疫（从老鼠传染给人类）	细菌
		立克次体病	体表寄生虫
虱子		伤寒	细菌
		虱传回归热	细菌
沙蝇		利什曼病	细菌
		沙蝇热（白岭热）	病毒
蜱		克里米亚 – 刚果血热	病毒
		莱姆病	细菌
		回归热（疏螺旋体病）	细菌
		立克次体病（斑疹热和 Q 热）	细菌
		蜱传脑炎	病毒
		土拉菌病	细菌
锥蝽臭虫		恰加斯病（南美锥虫病）	寄生虫
采采蝇		昏睡病（非洲锥虫病）	寄生虫

五、性传播、输血注射或母婴垂直传播

透过血液、伤口将疾病传递至另一个个体身上的过程是血液传染。常见于医疗使用注射器材、输血等环节，因此许多医疗院所要求相关医疗程序之施行，必须经过多重、多人的确认以免伤害患者，捐血、输血时，也针对捐赠者和接受者进一步检验相关生理状况，降低此类感染的风险。但由于毒品的使用，共享针头的情况可造成难以预防的感染，尤其对于艾滋病的防范更加困难。

第四节　密闭环境中微生物监测技术

随着人们对室内空气质量的重视，对密闭空间中微生物的监测越来越受到关注。密闭空间中微生物监测技术主要包括采样方法和检测方法两个方面。

空气质量监测：通过对室内空气中微生物数量和种类进行监测，以识别是否存在细菌、病毒、真菌等微生物污染。

表面采样：使用拭子或培养皿对表面进行采样，以检测表面是否存在微生物污染。

生物标记物检测：通过检测人体内特定微生物的代谢产物、抗体或DNA，以确定个人是否暴露于生物污染环境中。

外观检查：通过外观检查，例如发现霉斑、腐烂以及异味等，来推测室内可能存在生物污染问题。

健康状况调查：通过询问员工或居民的健康状况，如是否有呼吸道疾病、变态反应等，来评估室内的生物污染风险。

此外，还可以通过科学的管理和预防措施，如加强通风、定期清洁和消毒，控制室内湿度和温度，以及培训员工妥善处理生物样本和废弃物，来减少生物污染的风险。

一、密闭空间微生物污染采样方法

（一）空气微生物采样方法

生物气溶胶采样方法多样，许多方法仍然处于发展阶段。目前为止，既没有一

种采样方法也没有一种采样标准方案适用于收集各种不同类型的空气微生物。固体撞击法、液体冲击法和过滤法是生物气溶胶的常用收集方法。除了这 3 种方法外，自然沉降法、静电沉降法和气旋法有时也用于收集生物气溶胶。表 5-7 列举了不同采样方法的优缺点。

表 5-7　采样方法的优缺点对比

采样技术	优点	缺点
固体撞击法	成本低、应用广泛；直接将微生物收集在培养基中，无须后取样过程；采样器无须消毒处理，即可用于收集下一个样本；可对生物气溶胶的可吸入组分进行分级采样	通过固体撞击采样器收集的微生物，只能用培养法进行计数；对高污染空气进行采样时，菌落重叠使计数困难；风速会影响采样效率
液体冲击法	应用广泛，易获得大量数据；液体基质提高了微生物负载量，并不易对微生物造成损伤，对接下来的计数和检测方法要求低	使用前采样器需要经过灭菌处理；液体蒸发可能会引起微生物损失；风速会影响采样效率；采样器不能对生物气溶胶进行分级采样
过滤法	操作简单，成本低；对接下来的计数和检测方法要求低；采样器可以对生物气溶胶进行分级采样	在高污染环境中进行采样时，微生物可能超过滤器的承载量；过滤器过于干燥时，可能会使微生物的回收效率降低；风速会影响采样效率
自然沉降法	操作简单，成本低；可以同时同地在多个采样点进行采样，而不会扰乱气流；结果可靠、实验可重复	受周围气流影响大；对小粒径微生物富集效率低；与其他定量检测方法关联性差；采样时间长
静电沉降法	微生物不易受到外界干扰，回收效率高，可以用于收集低浓度的微生物	电荷可能会影响细菌的活力
微流控芯片技术	富集效率高，洗脱体积小，操作简单	成型复杂，需要特定的仪器，不能进行分级采样
气旋法	收集效率高，消毒过程简单	液体蒸发可能会引起微生物损失

1. 固体撞击法　是当下较为普遍的民用密闭环境中空气微生物检测及监测技术。该技术基于空气微生物检测仪，在抽气动力的作用下，使存在于空气中的带菌粒子在较为狭窄的缝隙中高速流动，并与介质表面进行接触，在惯性作用下完成空气微生物取样。其中，直径较小的空气微生物粒子会直接通过采样器，而直径较大的空气微生物粒子会被收集起来。就目前发展技术水平而言，撞击检测技术采样后的器皿温度通常保持在 37℃，并在 48 小时内完成带菌粒子检测。撞击检测技术的采样成本较低、操作简单且培养基处理方便，能够实现不同直径带菌粒子的分级采样。但就密闭环境而言，其不能够直接对空气微生物的数量进行检测，无法满足全

方位监测密闭环境中空气微生物的要求。

2. 液体冲击法　　主要是针对密闭环境中的浮游微生物进行检测，尤其是浮游细菌。取密闭环境中部分待测空气注入无菌液体培养基中，采用菌液涂抹或倒平板的方法使其均匀分布，便于其在培养基上生长；经过一段时间的繁殖后，进行计数、分离、鉴定等工序。就原理而言，液体检测技术与撞击检测技术有一定的相似性，区别在于液体撞击技术是将空气微生物收集到液态化的培养皿中。当待测空气通过狭窄的通道管冲击到液体培养皿上时，所有悬浮颗粒物都会被液体培养基收集起来，并放置于适宜的培养条件下进行微生物检测。该过程会受到空气冲击风速的显著影响。若冲击风速为 5 m/s，则收集效率在 10% 左右；而在静止状态下，收集效率则接近 100%。液体检测技术中，大多数液体冲击采样器都是由玻璃制成的，相较于安德森采样器等金属采样器存在着造价较低的优势，且液体培养基基质对于空气微生物的损害程度较低。

3. 过滤法　　与撞击法和冲击法相比，过滤法的原理更简单，成本更低廉。过滤器的滤膜一般为具有孔隙结构的纤维素膜、尼龙膜、碳酸脂膜或者玻璃纤维膜。过滤法采样器对尺寸大于过滤器滤膜表面微孔直径的微生物有很高的捕获效率。有研究指出，不同材料组成的含有不同孔径的过滤器对直径大于 0.035 μm 的颗粒过滤效率高达 95%。因此，过滤法可以用于高效率地收集生物气溶胶中的细菌、真菌、花粉以及通过空气传播的病毒等。通过过滤器捕获的生物气溶胶中的微生物仍然具有活性，甚至可以通过从空气中（如有机灰尘）吸收水分和营养物质在过滤器上生长。当温度超过 30℃，相对湿度从 30% 增加到 85% 时，过滤采样器收集到的真菌繁殖体仍然可以存活。过滤式采样器可以进行分级采样，但由于过滤式采样器的承载量有限，故不适用于高污染的环境中。

4. 其他采样方法

（1）自然沉降法是一种简单、经济的采样方法。在一定条件下，将培养基暴露于空气中，微生物会在重力的作用下被收集到培养基中。自然沉降法主要收集大分子生物颗粒，对小分子生物颗粒收集效率不高，因此不能正确指示空气中全部微生物信息。重力沉积法可以在不扰乱空气的前提下，同时对同一环境中的不同位置进行监测，进而帮助科学家进行比较和分析，因此重力沉积法具有可重复性和可靠性。

（2）静电沉降法遵循颗粒沉淀的基本原理，通过在带电粒子上施加电力使颗粒物从气流中沉淀出来。静电沉降式采样器能更好地保护微生物的生物活性，并且对小粒子的捕获效率较高。静电沉降采样器可以将空气浓缩，因此适用于收集空气中低浓度的致病微生物。

（3）由于通过撞击式采样器和冲击式采样器收集生物气溶胶会限制微生物活性，所以研究人员开发了一些新的生物气溶胶采样方法，如微流控芯片和气旋式采样器。微流控芯片采用独特的鱼骨结构，可以对空气产生扰动，引起气流混乱，从而吸附其中的微生物颗粒，具有富集效率高、洗脱体积小的优点。气旋采样器通过旋转空气使气流形成一个锥形体，空气中的微生物在离心力的作用下被捕获到液体中。

（二）表面微生物采样方法

表面采样法是指通过采集密闭空间内表面的样品进行分析。这种方法可以监测到密闭空间内表面的微生物数量以及种类。表面采样法可以结合空气采样法一起使用，可以更全面地了解密闭空间内微生物的情况。表面采样法通常是通过擦拭、刷取或者是切割等方式采集样品，然后送到实验室进行分析。该方法的局限性在于，它无法检测到空气中存在的微生物。

1. 表面擦拭－涂布法　用灭菌注射用水浸湿的无菌棉签按压在灭菌处理的载体片表面和菌液载体片表面反复擦拭后，在平皿上以"之"字形涂布。

2. 接触皿法　将接触皿培养基凸起面按压到灭菌处理的载体片表面和菌液载体片表面，移动接触 5 ～ 10 秒。

3. 表面擦拭－水浸泡法　用灭菌水浸湿的无菌棉签按压在灭菌处理的载体片表面和菌液载体片表面，反复擦拭，棉签头剪下放入装有灭菌水的血浆瓶中浸泡 3 ～ 5 分钟，用 0.22 μm 滤膜过滤，取膜置于相应的平皿中。

（三）水的微生物采样方法

可使用采样袋、微生物俘获滤膜、废水袋等组成的分体式密闭装置，将微生物粒子捕获在滤膜上。

二、检测方法

微生物检测方法可以分为两大类：培养法和非培养法。

（一）培养法

培养法是一种传统的微生物检测方法，操作简单，成本低廉。在适当的培养条件下（包括时间、温度、氧气浓度等），收集到的微生物可以在培养基上形成菌落。假设单一菌落由单一微生物形成，所以菌落形成单位（colony forming unit，CFU）

可以表示样本中的微生物数量。迄今为止，世界各地已经开展了多项研究，用来评估密闭环境中的微生物负载量。培养法的主要缺点是，环境中可以培养和鉴定的微生物比例很小（约为 10%），因此培养法不能提供空气中的微生物总数信息。表 5-8 列举了几种主要的培养法与非培养法微生物鉴定技术。

表 5-8　培养法与非培养法微生物鉴定技术

	生物分析技术	优点	缺点
培养法	显微镜法	性价比高，操作简单，可用于鉴定微生物种类	只能鉴定经培养可繁殖的微生物；测量精度差
	最可能数法	操作简单，省时省力	统计学方法，不能测得微生物的实际数量；细胞聚集可能会影响计数结果
	激光诱导荧光法	灵敏度高	由于粒子碰撞时会发生荧光淬灭以及潜在的光化学作用，有时难以定量
	基质辅助激光解吸/电离飞行时间质谱法	易于操作，价格合理，灵敏度高	只能分析数据库中已有的化合物（如蛋白质）；不适用分析分子量小于 600 Da 的化合物
	激光诱导击穿光谱技术	使用温和的电离技术，可以用于分析混合物；样品制备过程简单，样本不易发生污染；样本需求量少、灵敏度高；具备快速分析生物气溶胶的能力；具有直接检测生物气溶胶的潜力	系统分辨率有限；成本高、操作复杂；半定量技术；分析过程中易受干扰
非培养法	荧光显微镜法	既可鉴定培养后可繁殖的微生物，又可鉴定培养后不可繁殖的微生物；操作成本低，可以用于高通量分析	荧光染料与非生物颗粒结合会造成假阳性结果；图像分析系统不适合计算发生聚集的细胞
	聚合酶链式反应技术	灵敏度高；检测快速、适用范围广	样本制备操作不当，可能导致 PCR 定量不准确
	流式细胞仪技术	与荧光显微镜法相同	与荧光显微镜法相同
	宏基因组学和下一代测序技术	灵敏度高、测序时间短；适用于任何含有核酸的生物气溶胶样本	仪器运行成本高、运行时间长
	变性梯度凝胶电泳	可同时分析多个样本；可监测微生物群落随时间的变化；对 DNA 序列变异敏感	耗时，半定量技术；只适用于短片段的分析
	微流控技术	效率高、特异性高；高通量、简单快速；反应试剂用量少	成型复杂，需要特定仪器；价格偏高
	生物标记物和微生物成分分析法	可以确定微生物的种类，应用范围广	无生物标记物测量的标准方法；分析结果易受到灰尘等其他物质的影响

1. 显微镜法　一种简单经济的方法，根据菌株的形态，在显微镜下区分不同的真菌孢子和有机物质。最可能计数法主要用于定量液体样本中存在的微生物。

2. 激光诱导荧光法（laser induced fluorescence，LIF）　一种主要用于检测具有选择性的微生物和研究分子结构的光谱方法，可以在所有可能的角度获得发射的荧光辐射，从而获得 2D 或 3D 图像，具有很高的灵敏度。

3. 基质辅助激光解吸/电离（matrix assisted laser desorption/ionization，MALDI）飞行时间质谱法　一种软电离技术，主要用于质谱分析中生物分子以及有机大分子物质的检测。但是，由于基质带来的信号强烈，MALDI-TOF 技术鉴定范围有限，只能鉴定超过 600 Da 的化合物（如蛋白质、多肽等）。

4. 激光诱导击穿光谱技术（laser induced breakdown spectroscopy，LIBS）　主要应用于细菌检测，科学家将纳秒和飞秒激光脉冲与 LIBS 技术结合成功用于大肠埃希菌鉴定。

（二）非培养法

随着荧光染料的发展，定量液体培养基中收集到的所有微生物（包括可培养微生物和不可培养微生物）已经成为可能，并且随着基因组学和测序技术的发展，以及非培养分子技术（如遗传指纹图谱、基因组学和下一代测序技术）的进步，不仅有助于识别和量化微生物负载量，还有助于帮助了解微生物种群可能发生的变化。此外，色谱法、免疫测定法和聚合酶链式反应（polymerase chain reaction, PCR）等方法的进步，帮助扩大了微生物的鉴定范围。以下是几种非培养法鉴定微生物技术。

1. 荧光显微镜技术　在实验中使用染料对微生物细胞进行染色。

2. 传统 PCR　已成为分析生物气溶胶总细菌负载量的替代方法。PCR 技术已经用于分析空气样本中的分枝杆菌和与健康有关的真菌。最近，实时定量荧光 PCR（RT-PCR）发展迅速，成为能够准确测量环境样品中微生物总浓度的新技术。

3. 流式细胞仪技术（flow cytometry，FCM）　一种可以通过光学手段定量检测真菌和细菌的技术。流式细胞术经常与荧光原位杂交（fluorescence in situ hybridization，FISH）组合使用，来定量和区分不同的细胞。

4. 下一代测序方法（next generation sequencing method，NGS）　与传统的 Sanger 测序相比，可以更快更经济地完成 RNA 和 DNA 的测序。NGS 也被称为高通量测序，适用于细菌和真菌检测。在过去几年中，通过使用 Illumina 测序仪和焦磷酸测序仪，NGS 已经用来表征各种空气样本中的微生物群落。使用 Illumina 测序仪，对引起有机粉尘毒性综合征的空气微生物样品进行研究，其中测序数据显示空气样品中的细菌超过 150 种、真菌超过 25 种。

5. 变性梯度凝胶电泳（denaturing gradient gel electrophoresis，DGGE） 一种根据 DNA 片段的熔解性质而使之分离的凝胶系统。DGGE 将凝胶设置在双重变性条件下，可以检测 DNA 分子中的任何一种单碱基的替代、移码突变以及少于 10 个碱基的缺失突变。Muyzer 等在 1993 年首次将 DGGE 应用于微生物群落研究；此后聚合酶链式反应变性梯度凝胶电泳（PCR-DGGE）方法被广泛用于气溶胶中致病微生物的检测，如金黄色葡萄球菌、根瘤土壤杆菌等。

6. 微流控（microfluidics） 一种精确控制和操控微尺度流体，尤其特指亚微米结构的技术，又称其为芯片实验室或微流控芯片技术。例如，SPR 芯片检测技术是利用化学还原法将样本玻璃片制备成纳米金单膜层，其对设备的要求较低，且能够批量进行样本制备，有效控制检测成本。实际工作中，设计合成特异的 bis-PNA 探针，并借助硫醇化合物表面单分子自组装技术使探针牢固，可以提高 SPR 生物芯片的敏感性和空气微生物检测效果。同传感器单一检测方法相比，这种新型生物芯片检测系统更具实用性，且造价低廉，可在密闭环境的空气微生物检测和监测工作中发挥极大的作用。

7. 生物标记物和微生物成分分析法 由于大多数健康问题都是微生物产物如内毒素、真菌毒素等导致的，所以评估室内微生物暴露风险时，检测这些化合物的含量往往比检测微生物更有用。多种先进方法，如 PCR、免疫测定法、色谱法等，可以用来测量生物标记物，从而帮助鉴定微生物类别。

总的来说，密闭空间中微生物监测技术的发展对于保护人们的健康具有重要意义。未来，随着技术的不断发展，更加准确、高效、便捷的微生物监测方法将不断涌现，为密闭空间内微生物的监测提供更多的选择。

第五节　生物安全评估方法

微生物风险评价按照危害鉴定、剂量 – 反应关系、暴露评价和风险评估的评价流程，需要 4 部分的数据作为基础。

（1）确定微生物种属及其检测方法，从宿主样品中分离出微生物，分析宿主从暴露微生物到感染、发病、死亡的全过程，明确微生物传播途径及致病特征，探讨疾病产生的原因，调查宿主易感性及开展相应的流行病学调查。

（2）明确微生物的时间、空间和地区分布，微生物污染浓度水平、扩散传播模式、生长繁殖特征及其影响因素，微生物的毒力和致病机制及所致疾病的病原学特征，分别分析水、食物、空气、土壤及其他介质的暴露量。根据人体暴露途径，包括消化、呼吸、皮肤、结膜及其他潜在途径，估算内暴露剂量，调查暴露人群的范围、暴露时间及个体的行为特征等。

（3）明确宿主的年龄、免疫、遗传背景、营养状况及社会行为特征，有害健康效应或疾病的持续周期、严重程度、传染性、发病率、死亡率等。收集动物模型的剂量–反应关系数据，根据环境中微生物暴露的低剂量特征，进行外推，评价剂量–反应关系函数的拟合优度及适用性。

（4）明确预测风险的报告形式，定性、半定量或定量。在暴露评价和剂量–反应关系研究的基础上，建立微生物风险的评价方法，并对该方法预测风险的不确定性进行分析。

一、危害鉴定

危害鉴定包括对微生物因子和与该微生物有关的人类疾病范围的鉴定。临床反应的危害鉴定范围从无症状感染到死亡。

了解和描述微生物相关的人类健康危害主要与三个领域的研究有关：在医疗领域，是感染性疾病的一个专业方向；在公众健康领域，流行病学关注特定的传播途径，例如食源性、媒介传播和水源性微生物因子；临床微生物学领域，主要研究感染微生物的性质。

本章前 3 节介绍了主要的感染微生物，包括细菌、真菌、病毒。微生物危害鉴定的要素是描述性的、机械论的，然而在某些情况下需要定量评估，对微生物、疾病过程和疾病监测进行评估。

微生物危害鉴定的步骤如下。

步骤 1：利用柯霍法则鉴定一种微生物是有证据的相关人类疾病的诱因，也就是要证明该因子导致了具体种类的疾病，传播时导致了新暴露人群的相似疾病。

步骤 2：建立对症状、感染特别是寄主样本（例如痰液、粪便、血液）中的微生物进行鉴定的诊断手段。

步骤 3：了解暴露（例如呼吸）到感染（人体体内定植），再到发展为有病理现象、发病和临床诊死亡的疾病过程。

步骤 4：鉴定可能的传播途径。

步骤 5：评估毒性因子、微生物构成和生命周期，以帮助了解传播和疾病过程。

步骤 6：使用诊断手段评估群体（地区性风险）和疫情暴发（流行性风险）中的发病率和患病率。

步骤 7：建立模型（通常是动物模型）来研究疾病过程和治疗方法。

步骤 8：评估寄主免疫系统在抵制感染中的作用，开发预防疫苗。

步骤 9：进行有关多种暴露的流行病学研究。

（一）鉴定和诊断感染疾病

疾病（disease or illness）的鉴定有几种方法。disease 和 illness 这两个词的区别在某些情况下较小，但是从医疗和危害鉴定的角度来看，它们指的并不一定是同一件事。disease 的定义是最终导致的疾病（illness）或损伤生命功能的过程或机制，一个人可以在最初没有任何症状的情况下患病（disease）。症状（symptoms）是指由患者描述的疾病状态（例如头痛、腹泻、胃部痉挛、呕吐）。

临床疾病评估（clinical assessment of the illness）的通常定义是对疾病的可测量描述（例如发热、血便）。感染是微生物在体内的定植，可能会导致疾病和症状，是微生物发病的第一步，也可能导致无症状或亚临床感染。症状和临床描述（例如发热、皮疹、炎症）可以非常具体，例如由一种特殊因子引起的麻疹，或者比较通用，例如与很多不同种类微生物有关的腹泻。

通过检测寄主样本（粪便液体中某种肠道病原体的实验室鉴定）中特定微生物的临床诊断（clinical diagnosis），需要进行样本收集（痰液、粪便、血液、活组织检查）和特定诊断检查（具体生长率、生物化学检测、染色、基因或蛋白标志、显微鉴别）。意味着为了能发现无患者汇报症状的感染（无症状感染），要了解这种疾病症状的诱因、疾病过程和导致体内特定细胞和或器官感染的因子。

与寄主的感染反应系统有关被称为抗体反应（antibody response），可以在血液中或某些情况下的唾液中检测出来。抗体反应可能与先前或目前的暴露有关。某些情况下，根据抗体的类型和数量，可以确定暴露和感染的大致时间。无感染暴露很少导致抗体反应，除了反复高浓度暴露的情况，还有某些接种疫苗时。

（二）微生物感染相关的健康后果

暴露于微生物之后，一旦感染发生就有很多可能的后果，包括无症状疾病、各种程度的急性和慢性疾病（从轻度疾病到严重疾病，到慢性病，到需要入院治疗），甚至死亡（mortality）。微生物相关的慢性病和长期后遗症的识别和记录尤其不充分，例如柯萨奇病毒 B 型感染引起的退化心脏病和胰岛素依赖型糖尿病以及幽门螺杆菌（Helicobacter pylori）引起的消化性溃疡和胃癌。根据现有的健康数据库，难以预测每一种后果的概率，因为可能具有微生物特定性，甚至隔离物特定性，而且取决于寄主状况。然而危害鉴定的目标就是尽可能地界定后果，用比值或百分比描述每种后果，需要充分定义分子、分母以及相关群体。大部分微生物感染都导致急性疾病，而长期影响可能会更严重，但是比较少见（从病例数来说），通常无法量化。

二、剂量-反应评估

剂量－反应评估的目的是对给予剂量和暴露群体的感染或疾病概率之间的关系进行数学表征。微生物的剂量单位与实验室中对该微生物的常规计数单位一致，例如细菌的琼脂培养基菌落数、病毒的细胞培养斑块数、原生动物的孢囊／卵囊直接显微镜计数。然而，这意味着原生动物是颗粒计数（显微镜观察到的失活微生物也被计入剂量），而细菌和病毒存在相反的问题，有活性的非可培养微生物无法计数。尽管剂量估计有如上局限性，但这些方法与环境样本中同种微生物的检测方法一致。一般会考虑几条自然暴露途径：直接摄入、吸入或接触。研究中可以用疾病和感染作为评价终点。

三、暴露评估

暴露评估试图确定暴露群体的人数、性质，微生物传播途径、浓度、分布以及暴露时间。暴露描述不只包括微生物浓度，还有其普遍性（该微生物的发现频率）或微生物在空间和时间上的分布。暴露评估取决于微生物的分离、检测、量化，描述敏感度、特异性、毒性和活性的方法，以及环境中迁移转化的相关研究和模型。很多微生物没有可用的检测方法、研究和模型。与直接暴露有关的媒介（例如饮用水和食物）中微生物的浓度经常是未知的，必须利用其他数据进行估算。因此，需要知道这些微生物的生态学知识、环境中的来源和迁移转化机制，包括环境中的失活率和存活率、细菌对环境因素（温度、湿度、日照等）的耐受能力和在土壤、空气、水中的运动。最后，因为对环境样本的现有微生物监测方法经常达不到多数情况下所需的处理水或食物的检测灵敏度，所以需要更多处理过程中微生物的失活去除率数据，这些数据可以用于估算最终处理产物中的微生物含量。

四、风险评估

风险评估是对以上3个步骤（危害鉴定、剂量－反应评估和暴露评估）的整合，量化评估健康问题，了解危害的变异性和不确定性。该定义本质上包括4种分布：健康后果的范围，剂量－反应模型的置信界限，微生物浓度分布以及暴露分布。

根据分离方法和（在处理工艺中）存活率的分布，能进一步描述微生物的出现浓度和暴露。如果不同微生物风险表征的 4 个步骤都类似，可以进行分组研究，而不用进行个体评价。另外，风险评估的部分内容（健康后果和剂量－反应模型）可以应用于多种传播途径和不同暴露方式（贝类、休闲用水和饮用水）。每个阶段进行的假设都会影响结果和风险的变异性。例如，如果假设所有个体具有同等易感性，就会低估某些病原对免疫功能低下个体的健康风险。大肠埃希菌 O157：H7 等新病原的剂量－反应模型不可用，根据亲缘性，可以假设志贺菌的模型能够用于其风险预测。关于微生物危害、传播、浓度和后果的关键流行病学研究可用于检验风险表征或风险评估的合理性，这种机会通常发生在对食源性或水源性疾病暴发的调查中。因此，可以对各种假设和推断进行评估，考察模型中表现出较大变异性或不确定性的数据。

　　风险评估方法与描述群体疾病传播的流行病学模型的结合，是一种检验群体风险而非个体风险的方法。除了暴露和剂量－反应，该方法还考虑到了潜伏期（从暴露到感染和患病的时间）、免疫力（正常的和受损的）和群体中二次传播的影响。然而，该数学模型需要多达 13 个模型参数和 22 种数据，其中大部分为未知。因此，人们做了大量的假设，模型的复杂性导致更加难以评估其合理性和确认性。

　　现有风险评估方法在环境暴露致病的微生物污染物评估中的应用已被接受。该方法试图解决环境污染的不确定性，通常的特点是低暴露和潜在健康影响。虽然使用假设导致量化结果有很大变异性和不确定性，但是这个方法可用于风险排序，比较不同的环境问题和解决方案。这是一种特殊的致病微生物风险评估方法，过去一直依赖于疫情暴发数据（流行病）来评估人类健康影响，用指示微生物或替代物来评估潜在污染。水、食物、空气物体表面或者土壤中监测到的低浓度微量病原微生物数据首次可以用来评估潜在的污染。现在可用这种方法研究环境污染对地方性疾病和流行性疾病的作用。如 Cothern 所说："发展和使用定量风险评估的主要妨碍之一，就是缺少完整的输入信息和资料。"虽然对微生物剂量－反应模型的综合数据库进行评估和编制成为可能，但是微生物出现浓度的数据仍然很有限，这妨碍了大部分风险评估的进行。

第六章

国内外常用职业健康风险评估模型

职业健康风险评估是通过全面、系统地识别和分析工作场所风险因素及防护措施,定性或定量地测评职业健康风险水平,从而采取相应控制措施的过程。国内外常用职业风险评估模型的原理基本相似,多以危害程度、接触水平和发生概率为基础开展健康风险评估,一般可按定性、定量与半定量进行分类。目前,国内外常用的职业健康风险评估模型中,美国环境保护局化学品吸入风险评估法(简称美国EPA模型)属定量风险评估方法,新加坡化学有害化学物质职业接触半定量风险评估方法属半定量风险评估方法,其他如英国健康危害物质控制策略简易法(control of substances hazardous to health essentials,简称英国COSHH essentials模型)、澳大利亚职业健康与安全风险评估管理导则、罗马尼亚职业事故和职业病风险评估方法、国际采矿和金属委员会(international council on mining & metals,ICMM)职业健康风险评估操作指南均属于定性风险评估方法。

第一节　美国EPA模型

美国EPA模型是美国环境保护局(environmental protection agency,EPA)根据《吸入剂量方法学》的内容,在《人体健康风险评估手册F部分:吸入风险评估补充指南》的基础上,针对职业健康风险评估进行适当调整后所建立的一种风险定量评估方法。该方法适用于在EPA综合风险信息系统(integrated risk information system,IRIS)数据库中可查到参考接触浓度(reference concentration,RfC)或吸入单位风险(inhalation unit risk,IUR)的吸入性化学毒物进行健康风险评估。它根据作业场所空气中化学毒物的浓度和作业人员的接触频率、接触时间、接触工龄及期望寿命等数据,计算接触工人每人每日该化学毒物相应的空气摄入量,并推导出吸入接触估算值,从而计算吸入风险值,并以此来判定所评估化学毒物的致癌和非致癌的风险水平。

美国 EPA 模型可以准确地评估化学品的风险水平，可用于对生产和使用化学毒物的各种行业进行定量风险评估。

一、基本概念

美国 EPA 模型包括对吸入性化学毒物的致癌风险评估和非致癌风险评估两个部分。除接触浓度（exposure concentration，EC）外，在非致癌效应评估时，还涉及 RfC、危害商数（hazard quotient，HQ）、危害指数（hazard index，HI）等概念，而致癌效应评估时则主要涉及 IUR、致癌风险值等概念。

1. 接触浓度　采用 EPA 模型进行职业健康风险评估首先需要估算出作业场所中每一位人员对污染物的接触水平，即 EC。换句话说，EC 为某一作业场所空气中污染物经测定或模式估算的浓度，并经时间加权获得的平均浓度，然后再根据接触情景特征进行校正的校正值。

2. 参考接触浓度　在 IRIS 术语表中，RfC 是指人群（包括易感人群）持续吸入某化学有害因素，在其一生中都可能不会发生某种不良健康风险的接触估算浓度。RfC 是在对某化学品的健康效应数据库进行综述，再在重要或证实性研究识别其最敏感和相关效应的基础上推导得出的。但从毒理实验数据外推到人群进行接触评估过程中存在不确定性。对此，EPA 化学品管理人员使用不确定系数（uncertainty factors，UFs）来解释，RfC 推算公式修改如下：

$$RfC = NOAEL_{[HEC]}/(UF)$$

式中，RfC 为参考接触浓度（mg/m³）；$NOAEL_{[HEC]}$ 为经 HEC 校正后的未观察到不良效应水平或替代方法获得的类似接触水平；UF 为不确定系数，用于解释外推时因实验特性所引起的不确定性。

3. 危害商数和危害指数　HQ 被定义为吸入化学有害因素导致的非致癌风险水平，为接触单一化学有害因素接触浓度与其相应参考接触浓度的比值。HI 是多种化学有害因素 HQ 的计算值。

4. 吸入单位风险和致癌风险值　在 IRIS 术语表中，IUR 是指工人连续接触空气中化学有害因素浓度为 1 μg/m³ 所引起的超过一生癌症风险估计值的上限值。预测癌症风险的缺省方法是一种从动物或人群职业接触研究中所获得的线性外推法，绘制从起点值（point of departure，POD）到原点的直线，该直线的斜率就是 IUR，又可称为斜率因子或斜度系数。10% 反应的 POD，即 10% 反应的有效浓度下限（lower limit on the effective concentration，LEC$_{10}$）线性外推公式如下：

$$IUR = 0.1/LEC_{10}[HEC]$$

式中，IUR 为吸入单位风险（μg/m³）$^{-1}$；LEC_{10} [HEC] 为 10% 反应水平下，经 HEC 剂量校正后的最低有效浓度（μg/m³）。

致癌风险值是指经吸入化学有害因素导致的癌症风险水平，为接触单一化学有害因素 EC 与其相应的 IUR 的乘积。

二、接触水平估算

EPA 模型接触水平估算分为两类，即针对致癌物的接触水平估算和针对非致癌物的接触水平估算。

（一）致癌物接触水平估算

针对致癌物，EC 估算涉及作业场所接触位置空气污染物浓度（contaminant concentration in air，CA）的测量和接触特征如接触时间和频率等的确定。采用 IUR 进行致癌物接触水平估算，计算 EC 的公式如下：

$$EC = \frac{CA \times ET \times EF \times ED}{AT}$$

式中，EC 为接触浓度（μg/m³）；CA 为空气污染物浓度（μg/m³），是通过现场采样、实验室分析测定的作业场所空气中污染物的浓度，以 TWA、STEL 或 MAC 来表示；ET 为接触时间（h/d）；EF 为接触频率（d/ 年）；ED 为接触工龄（年），如果是对某一工种或岗位进行接触评估，可取过去 3 年该工种或岗位的平均工龄，若是针对工人进行评估，则应以工人个人的实际接触工龄进行；AT 为一生平均时间，采用公式（期望寿命 ×365 d/ 年 ×24 h/d）计算，期望寿命可采用全国平均期望寿命值。

（二）非致癌物接触水平估算

应用 EPA 模型对非致癌化学品进行风险评估时，应根据工作场所接触持续时间以与合适的 EC 公式相匹配。EC 估算大致包含以下三个步骤。

1. 评估接触场所的持续时间　首先应判定接触是急性、亚慢性或慢性。接触类别的划分取决于选择的毒性值来源。EPA 模型依据 EPA 发布的 IRIS 数据库获得的毒性值，其中接触持续 ≤ 24 小时为急性接触；经口、皮肤、呼吸重复接触 > 30 天，且达到某人群人均期望寿命的 10% 的为亚慢性接触；达到某人群人均期望寿命的 > 10% 的重复接触为慢性接触。

2. 评估接触场所的接触方式　如评估时选择为急性接触，则应直接进入下一步，进行急性 EC 估算。

评估亚慢性或慢性接触接触水平时，则应详细比较作业现场和各自典型试验的接触时间和频率。对于亚慢性接触，需要确定是否有 1 个或多个接触周期，每个接触周期是否与亚慢性毒性试验一致（如每周 5 天，每天 6 ~ 8 小时）。如果一时难以判定某一特定接触能否作为亚慢性接触或一系列单独急性接触，可使用上述两种方法分别推导 EC。

对于慢性接触，需要确定接触频率是否与慢性动物毒性试验或职业人群研究接触频率一致（如每年 50 周，每周 5 天，每天 6 ~ 8 小时）。如接触的描述与此相符，则进入步骤 3 估算单次慢性 EC，但如果接触描述不同于慢性接触，则应采取亚慢性接触估计方式进行。

3. 估算 EC　主要依据步骤 1 和步骤 2 进行特定工作场所中 EC 的估算。急性接触期，EC 就等于 CA，在评估时利用急性接触的公式计算工作场所中每个急性期中的 EC。对于长期接触，估算时应考虑接触时间、频率、每个接触者接触持续时间和平均接触时间［如计算出时间加权 EC 的平均时间（AT）］。如果有与亚慢性毒性试验相同持续时间的 1 个或多个接触周期，则应采用慢性接触的公式估算每个接触周期的亚慢性 EC（如果接触持续时间低于亚慢性毒性试验周期，则应按急性接触进行估算）。如果接触方式与职业研究中慢性毒性试验接触持续时间相吻合，则应采用慢性接触的公式估算单个接触周期的慢性 EC。

急性接触：

$$EC = CA$$

式中，EC 为接触浓度（$\mu g/m^3$）；CA 为空气污染物浓度（$\mu g/m^3$）。

慢性或亚慢性接触

$$EC = \frac{CA \times ET \times EF \times ED}{AT}$$

式中，EC 为接触浓度（$\mu g/m^3$）；CA 为空气污染物浓度（$\mu g/m^3$）；ET 为接触时间（小时 / 天）；EF 为接触频率（天 / 年）；ED 为接触持续时间（年）；AT 为平均时间，即 ED × 365 天 / 年 × 24 小时 / 天的接触持续时间。

当接触周期的持续时间＜ 1 年，上述等式中单位进行如下转换：EF（天 / 周），ED（周 / 接触期），AT（小时 / 接触期）。

（三）估算多个微环境的接触浓度

风险评估人员收集某场所中观察对象相关活动模式的详细信息非并利用这些信

息估算非致癌或致癌作用的EC。由于每个微环境中可能具有不同的污染物浓度水平，活动方式资料应包含不同微环境中观察对象平均接触时间。风险评估人员能通过每个微环境中污染物浓度水平资料和活动方式资料计算每个观察对象的时间－加权平均EC，由于观察对象在不同阶段活动方式不同，EPA建议风险评估人员第1步应计算特定活动方式下每个接触期的时间－加权平均EC。然后，通过每个接触期持续时间－加权EC的计算得到更长时间或一生的平均EC，详细步骤如下。

1. 应用微环境估算特定接触期的平均接触浓度　若每个待评估的对象都有详细的接触方式和活动过程中详细的接触时间，则可使用微环境估算平均EC。例如，一评估对象在家中浴室沐浴时，每日吸入接触高浓度某化学毒物30分钟，而在家中其他地方接触该毒物的浓度较低，接触时间为23.5小时。这种情况下，风险评估人员可使用下式来估算该评估对象的平均EC。

$$EC_j = \sum_{i=1}^{n}(CA_i \times ET_i \times EF_i) \times \frac{ED_j}{AT_j}$$

式中，EC_j 为第 j 个接触期平均接触浓度（$\mu g/m^3$）；CA_i 为第 i 个微环境空气中污染物浓度（$\mu g/m^3$）；ET_i 为第 i 个微环境中接触时间（小时／天）；EF_i 为第 i 个微环境中接触频率（天／年）；ED_j 为第 j 个接触期的接触持续时间（年）；AT_j 为第 j 个接触期的平均接触时间（小时），$AT_j = ED_j \times 24$ 小时／天 $\times 365$ 天／年。

2. 多个接触周期的平均接触浓度的估算　为了推导观察对象多个接触期平均EC，需要对每个接触期的平均EC中计算得到总时间－加权。如，当评估癌症风险时，风险评估人员可通过（ED/年龄）加权计算终生平均EC；而评价HQ时使用下式计算多次接触的非终生平均EC。此时，平均时间为整个接触期ED的总和。

$$EC_{LT} = \sum_{i=1}^{n}(EC_j \times ED_j) / AT$$

式中，EC_{LT} 为长期平均接触浓度（$\mu g/m^3$）；EC_j 为第 j 个接触期空气中污染物平均接触浓度（$\mu g/m^3$）；ED_j 为第 j 个接触期持续时间（年）；AT 为平均时间（年）。

当评估癌症风险时，AT= 期望寿命；评价非癌症风险时，AT= 每个接触期ED的总和。

（四）选择合适的毒作用参考值

风险评估人员描述了现场接触场量的特点和每个观察对象的EC估算后，接下来应选择每种吸入污染物的合理的吸入毒性参考值。对于癌症风险评估，应包括识别和评估已公布的癌效应估算值；对于非致癌风险评估，应包括识别和评估相匹配的接触特征描述的参考值（如急性、亚慢性或慢性参考值）。IUR 和 RfC 等相关毒作用参考值查询美国 EPA 官方网站的 IRIS 数据库。

（五）风险评估

风险评估包括：癌症风险（计算风险值 Risk）和致癌风险（计算风险值 HQ）两部分内容。

（六）以吸入单位风险为特征的癌症风险评估

经吸入引起的癌症风险值 Risk 的计算公式如下：

$$Risk = IUR \times EC$$

式中，IUR 为吸入单位风险 $[(\mu g/m^3)^{-1}]$；EC 为接触浓度（$\mu g/m^3$）。

IUR 可在 IRIS 数据库（http://www.epa.gov/iris/index.html）中查到，若有些危害因素的 IUR 值为一个范围，则应用这个范围来计算危害因素的风险范围。

（七）非致癌风险评估

EPA 模型采用 HQ 对单个化学品进行非致癌风险评估。经吸入引起的非致癌风险危害商数计算公式为：

$$HQ = \frac{EC}{毒性参考值} \times 1000$$

式中，HQ 为危害商数（$\mu g/m^3$）；EC 为接触浓度（$\mu g/m^3$）；毒性参考值（mg/m^3）为适合于急性、亚慢性或慢性接触的吸入毒性参考值，如 RfC。

（八）多种化学毒物累积风险

1. 致癌风险　当作业环境中存在多种化学毒物需要评估总的致癌风险时，应先估算每种化学毒物的致癌风险，然后求和，即可获得该场所化学毒物总的致癌风险，如下式所示。

$$Risk_T = \sum Risk_i$$

式中，$Risk_T$ 为总的致癌风险，用概率来表示；$Risk_i$ 为第 i 个化学品的致癌风险。

采用上述公式估测化学物总的致癌风险的前提是各化学品均具有致癌性，且相互间无协同作用或拮抗作用。同时，此方法最适合总的致癌风险 < 0.1 的情况，否

则将导致高估或低估多种化学物引起的实际致癌风险。

2. 危险商数　当需要通过 HQ 对多种化学物进行非致癌性风险评价时，首先应计算每种化学物的危害商数（HQ），然后求和，从而得到多种化学物 HI 的估算值，计算公式如下。若有多个接触期（亚慢性、慢性、急性），则需分别计算每种接触期各自的危害指数。

$$HI = (\frac{EC_1}{RfC_1} + \frac{EC_2}{RfC_2} + \cdots + \frac{EC_n}{RfC_n}) \times 1000$$

（九）风险等级评定

对于致癌效应，一般认为风险值 Risk < 10^{-6} 的风险是可以忽略的。若以 EPA 规定的超额风险可接受水平 10^{-4} 作为限值，将化学物致癌风险值的计算结果与其进行比较，当 Risk < 10^{-4} 则认为致癌风险可接受；当 Risk ≥ 10^{-4} 则认为致癌风险不可接受。

对化学物所致非致癌风险采用 HQ 进行评估时，参考值一般取 1，即当 HQ > 1 时，可认为该化学品对人体健康产生的危害风险不可接受；反之则可接受。

（十）EPA 模型的局限性

EPA 模型是现阶段健康风险评估中应用最多的定量评估的方法，可以准确地评估化学物的风险水平，可用于对生产和使用化学毒物的各种行业进行定量风险评估，但该方法也存在局限性。

首先，EPA 模型可对致癌效应和非致癌效应评估，但仅限于 EPA 网站 IRIS 数据库可查 IUR 和 RfC 的化学物，因而对没有相关数据的化学物，特别是新型化学物的健康风险评估使用受限。同时，IRIS 数据库中尚未建立物理因素和混合性粉尘的数据，因而也不可采用此方法进行健康风险评估。此外，IUR 和 RfC 往往只针对某一健康效应，难以综合评估化学物多个不良健康效应的风险。

其次，该模型仅能用于评估经吸入途径接触的化学物，不能用于经其他途径接触的化学毒物及物理因素的职业健康风险评估。

再次，该模型是基于正常工作、规范操作、未考虑防护措施的假设情况下进行的健康风险评估，因而需注意特殊工作状态、操作不规范、防护设备和个人防护用品的使用情况，以及意外中毒事故发生等对化学物的职业健康风险评估产生的较大影响。

第二节 英国COSHH Essentials模型

英国健康与安全执行局制定的健康危害物质控制策略简易法（简称 COSHH Essentials 模型）是一种基于控制分级法的定性风险评估方法，也是我国《工作场所化学有害因素职业健康风险评估技术导则（GBZ/T 298—2017）》中定性评估的主要参考方法。该模型适用于液态或固态化学品的职业健康风险评估，主要根据危害说明（hazard statement，H-statement）识别化学品的健康危害等级，再依据化学品的粉尘度或挥发性及其使用量评估其接触等级，然后结合危害等级和接触等级进行风险评估并给出相应的危害控制等级。

采用 COSHH Essentials 模型进行职业健康风险评估分为 4 个步骤。

（一）危害分级

在进行风险评估前，化学品的毒性信息可从其标签、安全数据表或其他来源获得。COSHH Essentials 模型采用《全球化学品统一分类和标签制度》（globally harmonized system of classification and labeling of chemicals，GHS）中的危害说明来表示化学品的毒性危害，并根据化学品毒性危害大小将其分为 A ~ E 级（表 6-1），其中具有遗传毒性、致癌性或呼吸敏感性，在健康风险评估时需要寻求专家建议的化学品归为 E 级；同时将与皮肤或眼睛直接接触可产生刺激、腐蚀、致敏作用，或经皮吸收可导致机体产生不良健康效应的化学品作为特殊危害归为 S 级，可与 A ~ E 同时存在。此外，COSHH Essentials 模型依据化学品是粉尘或蒸汽在 A ~ D 中又分别设定其在工作场所空气中可接受浓度范围，用于评估是否反映了该方法对化学品毒性的"充分控制"。表 6-2 是 COSHH Essentials 方法中使用的危害说明代码及其解释。

表 6-1 依据危害说明的危害分级和相应的空气浓度范围表

危害分级	可接受空气浓度范围	危害说明
A	粉尘：1 ~ 10 mg/m³	H304，H315，H319，H336，EU66
	蒸气：50 ~ 500 ppm	
B	粉尘：0.1 ~ 1 mg/m³	H302，H312，H332，H371
	蒸气：5 ~ 50 ppm	
C	粉尘：0.01 ~ 0.1 mg/m³	H301，H311，H314，H317，H318，H331，H335，
	蒸气：0.5 ~ 5 ppm	H370，H373，EU71

续表

危害分级	可接受空气浓度范围	危害说明
D	粉尘：0.01 mg/m³ 蒸气：0.5 ppm	H300，H310，H330，H351，H360，H361，H362，H372
E	寻求专家建议	H334，H340，H341，H350，EU70

表 6-2　COSHH Essentials 模型中使用的危害说明

危害说明	解释	危害分级
H300	吞食致死	D
H301	吞食有毒	C
H302	吞食有害	B
H304	如果吞食并进入气道可能会致死	A
H310	和皮肤接触致死	D
H311	和皮肤接触有毒	C
H312	和皮肤接触有害	B
H314	导致严重皮肤烧伤和眼睛损伤	C
H315	导致皮肤刺激	A
H317	可能导致皮肤过敏性反应	C
H318	导致严重眼部损伤	C
H319	导致严重眼部刺激	A
H330	吸入致死	D
H331	吸入有毒	C
H332	吸入有害	B
H334	吸入可能导致过敏或哮喘或呼吸困难	E
H335	可能导致呼吸道刺激	C
H336	可能导致头晕或嗜睡	A
H340	可能导致遗传缺陷（如果相关，说明接触途径）	E
H341	怀疑会导致遗传缺陷（如果相关，说明接触途径）	E
H350	可能致癌（如果相关，说明接触途径）	E
H351	怀疑致癌（如果相关，说明接触途径）	D
H360	可能损害生育能力或胎儿（说明已知的毒作用；如果相关，说明接触途径）	D
H361	怀疑损害生育能力或胎儿（说明已知的毒作用；如果相关，说明接触途径）	D
H362	可能会对母乳喂养的孩子造成损害	D
H370	对器官造成损害（说明已知器官；如果相关，说明接触途径）	C
H371	可能对器官造成损害（说明已知器官；如果相关，说明接触途径）	B

续表

危害说明	解释	危害分级
H372	通过延长或重复接触对器官造成损害（说明已知器官；如果相关，说明接触途径）	D
H373	通过延长或重复接触可能对器官造成损害（说明已知器官；如果相关，说明接触途径）	C
EU66	重复接触可能导致皮肤干燥或龟裂	A
EU70	与眼接触有毒	E
EU71	对呼吸道有腐蚀性	C

（二）接触分级

COSHH Essentials 模型的接触水平由化学品的物理性状和使用量决定。对于固态化学品的物理性状采用粉尘度进行主观评估，对于液态化学品则是根据工艺温度下的挥发性进行分级。化学品的粉尘度或挥发性采用低、中、高三个等级进行描述；同样，在评估化学品的使用量时也采用小、中、大三个等级进行描述，具体说明见图 6-1。

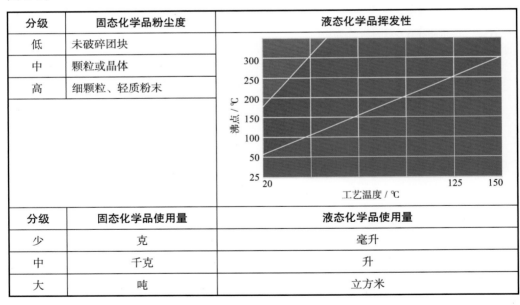

图 6-1　固态 / 液态化学品按物理性状和使用量分级示意图

COSHH Essentials 模型结合化学品的物理性状和使用量的评估结果，将化学品接触水平分为 4 级。在风险评估时，根据表 6-3 和表 6-4 所示即可对固态或液态化学品接触水平进行评估并分级。

表 6-3　结合固态化学品粉尘度和使用量的接触分级表

低	中	高	接触分级
克	克		1 级
千克或吨		克	2 级
	千克	千克	3 级
	吨	吨	4 级

表 6-4　结合液态化学品挥发性和使用量的接触分级表

低	中	高	接触分级
毫升			1 级
升或立方米	毫升	毫升	2 级
	升或立方米	升	3 级
		立方米	4 级

（三）应用控制措施预测接触水平

COSHH Essentials 模型的基本风险控制措施包括全面通风、工程控制、密闭控制及特殊控制等 4 种措施，相关具体信息见表 6-5。进行风险评估时，COSHH Essentials 模型对表 6-3 或表 6-4 中的化学品的接触分级分别采用前 3 种控制措施后，获得相应的预测接触水平（表 6-6）。

表 6-5　控制措施

控制措施	类型	相对降低率	说明
1	全面通风	1	良好的全面标准和工作规范
2	工程控制	10	局部排风，使用效率从具备良好位置捕集污染空气的排风罩到有效的部分密闭排风罩
3	密闭控制	100	可能会出现小规模破裂，采用全封闭和控制
4	特殊控制	—	需依据专家意见选择适当的控制措施

表 6-6　控制措施的接触分级空气中粉尘、蒸气预测接触水平

接触分级	控制措施		
	1	2	3
粉尘预测接触水平 /（mg/m³）			
1	0.01 ~ 0.1	0.001 ~ 0.01	< 0.001
2	0.1 ~ 1	0.01 ~ 0.1	0.001 ~ 0.01
3	1 ~ 10	0.1 ~ 1	0.01 ~ 0.1
4	> 10	1 ~ 10	0.1 ~ 1
蒸气预测接触水平 /ppm			
1	< 5	< 0.5	< 0.05
2	5 ~ 50	0.5 ~ 5	0.05 ~ 0.5

接触分级	控制措施		
	1	2	3
3	50 ~ 500	5 ~ 50	0.5 ~ 5
4	> 500	50 ~ 500	0.5 ~ 5

（四）确定风险水平和控制措施

基于已获得的化学品危害分级和接触分级，将控制措施下预测接触水平（表6-6）与化学品空气中可接受水平（表6-1）比较，即可确定其控制措施。例如，某一粉尘类化学品其危害分级为B，中等使用量，接触分级为3，工作场所空气中浓度若采用控制措施1（全面通风）可控制在 1 ~ 10 mg/m³，若采用控制措施2（工程措施）则控制在 0.1 ~ 1 mg/m³。与该化学品的空气中可接受水平（0.1 ~ 1 mg/m³）相比，控制措施1明显超过可接受水平，而控制措施2正好，采用控制措施2是适宜的。

在确定化学品的控制措施时，也可通过查阅表6-7进行。

表 6-7　基于危害特征水平和接触水平的控制方法分级

危害分级	接触分级			
	1 级	2 级	3 级	4 级
固态化学品				
A	1	1	1	2
B	1	1	2	3
C	1	2	3	4
D	2	3	4	4
E	4	4	4	4
液态化学品				
A	1	1	1	2
B	1	1	2	2
C	1	2	3	3
D	2	3	4	4
E	4	4	4	4

同时，由于 COSHH Essentials 模型中控制措施 1 ~ 4 针对的危害严重程度是逐级增加的，故采用该模型进行职业健康风险水平的评估是合适的。在风险评估时，根据确定的控制措施来评估化学品的风险水平，其中风险等级同于控制措施也分为4级，风险水平1级（最低）对应于控制措施1，风险水平4级（最高）对应控制措施4。可通过查阅表6-7进行风险等级的确定。

总的来说，COSHH Essentials 模型操作简单，对毒理学等专业知识要求低，分级指标简单易懂，适合中小企业用于评估化学品作业场所的职业健康危害。由于未考虑防护措施和现场浓度对评估的影响，故在进行风险评估时要注意。

第三节 澳大利亚职业健康与安全风险评估管理导则

澳大利亚职业健康与安全风险评估管理导则（Australian occupational health and safety risk assessment model，简称澳大利亚模型）属于定性风险评估方法，其使用由几条连线组成的风险评估计算器，通过"概率分级 – 接触分级 – 后果严重程度分级"间的关系来确定风险水平。该方法简单易操作，评估范围广，可对工作场所中化学毒物、粉尘、物理因素等职业危害因素进行评估，有助于识别、评价和管理工作场所职业健康风险，适合中小企业职业卫生管理人员开展风险评估。

一、基本步骤

澳大利亚模型基本步骤如图 6-2 所示，由 6 个基本步骤组成。

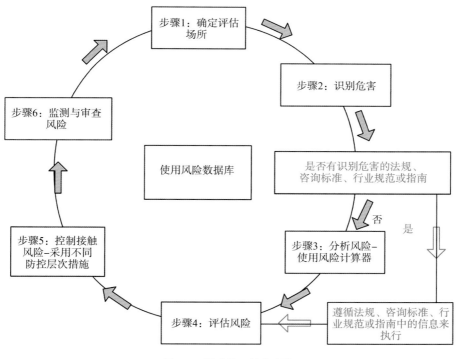

图 6-2 风险管理基本步骤

（一）确定评估场所

确定评估场所本质上是描述性的，需要评估者熟悉工作流程，相关的工作任务，并确定拟评估的工作场所和涉及的工作任务。

（二）识别危害

了解工作场所的危害会有帮助。

与危害相关的风险是明显的小风险还是容易修复？如果对这个问题的回答是肯定的，那么应该将此作为风险的评估和／或立即修复风险。记录发现或行动，然后需要在预定的日期监控和审查你的发现。

如果它不是一个小风险，工作场所健康和安全部门是否针对这种风险制定了法规、咨询标准或行业规范？如果有来自该部门的法规、咨询标准、行业规范和／或指导材料，参考该文件中的建议。

识别内容包括：根据工作场所基本情况、生产工艺等调查，结合风险评估和管理的任务和内容，确定评估的范围；对工作环境、使用设备和原材料、劳动过程和工作管理等工作场所中存在的有害因素进行识别，分析其可能造成的伤害。

识别危害方法：可采用工作场所巡查法，询问作业人员，收集信息以及其他方法。

1. 工作场所巡查法 通过对工作场所各生产工艺流程勘查，了解和观察作业人员的作业方式、生产工艺和设备布局、生产所使用的化学品以及是否按章操作等，判断存在的有害因素及其环节。

（1）工作环境是否安全、舒适？

（2）工具、生产设备是否适合？

（3）生产设备与防护设施的维护是否正常？

（4）工作场所是否存在可能影响健康和安全的其他有害因素？

2. 询问作业人员 可直接询问作业人员，也可采用问卷调查的形式进行。

3. 收集信息 对于有关特定的行业或工种，可以通过监管机构、行业协会、工会、专业技术人员及安全顾问等获得相关的有害因素和风险信息。对于特定物质，亦可通过生产商和供货商提供相应的危害和安全注意事项等信息。

4. 其他方法 分析职业健康监护、工作场所事故、员工投诉以及病假情况等记录，发现引起伤害或疾病的具体有害因素。

（三）分析风险

进行风险评估前，需要评估是否需要进行。

需进行风险评估的情形包括：不能确定某种有害因素是否会造成疾病或伤害；工作中存在多种不同有害因素，但不清楚是否存在交互作用；工作场所发生的变化可能会影响到危害控制措施的效果；相关法律规定一些高风险的活动必须进行风险评估；对于有接触限值的有害因素，需要专业人员通过科学的检测方法进行测定并评估其风险。

不需进行风险评估的情形包括：法律规定需要以特定措施控制的有害因素或风险；已采取可行且有效的措施控制有害因素及风险；已采用在某些行业得到认同的且有效的控制措施，并且这些措施适用于现工作场所。

风险分析时需考虑的问题包括：伤害的严重程度、识别后果、风险分析时需考虑的问题、伤害的严重程度、有害因素作用的方式、风险分析时需考虑的问题、伤害发生的可能性、估计接触、估计概率、确定风险。

（四）评估风险

通过定义后果、接触和概率三者来确定风险水平（图6-3），即：识别潜在事故最大可能性结局；在后果线条上选择相应的后果类别，估计个体在危害中接触的频率，在接触线条上选择相应的接触类别；估计当个体接触在某种危害时发生这些后果的可能性，在概率线条上选择相应的概率类别；在风险等级计算器所对应的线条上标记相应的后果。然后应用风险等级评估手动版或计算器将风险划分为五级，分别为低风险、中等风险、较高风险、高风险和非常高风险。

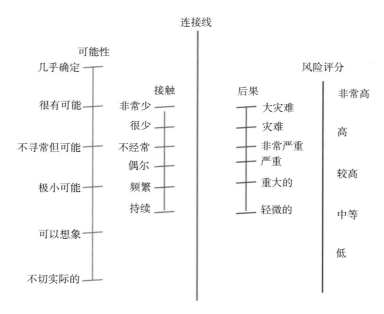

图6-3　风险评估模式

（五）控制接触风险

多数情况下，必须采取一种以上的控制措施来管理风险的接触。如在减少接触某种化学品的风险时，采取用低毒化学品进行替代，执行更安全的作业程序和使用通风柜等控制措施。

在问题被彻底解决前，需要维持实施一些控制优先级较低的控制措施。如控制风险的最佳方法是决定购买一种更安全的保护装置，但这一保护装置在正式使用前，则需采取加强监督、改变工作程序以及设置临时护栏等措施来减少风险接触。

无论选择何种风险控制措施，都必须考虑"控制措施等级"。要从最高等级的控制措施消除风险逐渐降低至最基本的控制措施进行个体防护。

在风险控制过程中，根据对人体健康保护程度和可靠性的不同，将风险控制措施分为以下等级。

一级措施：消除有害因素为第一选择，这是最为有效且可靠的风险控制措施。如果不能完全消除有害因素，可以采取预防或降低对有害因素的接触，从而降低风险。

二级措施：使用更安全的材料替代产生危害风险较大的材料。通过增加距离或使用屏障将有害因素与劳动者隔离。使用机械或控制装置代替手工操作。

三级措施：通过管理措施降低风险，例如要求劳动者使用最安全的方式操作机械或减少一些特定的危害接触时间。如果前两类措施都不能实行或者效果欠佳，就要采用依靠劳动者的良好工作习惯和监管等控制措施来降低风险。使用个体防护用品降低有害因素引起的健康效应。当不能或不能通过其他方式降低风险时，将个人防护装备作为最后手段使用。这一措施不能从源头上控制危害，而是依靠行为改变来取得成功。这一控制的成功取决于正确选择、正确穿戴、正确使用和保持良好状态的个人防护装备。管理和使用个人防护装备是控制清单上的最低优先事项。在控制优先级较高的选项用尽之前，不应将这些控制作为风险控制的主要手段。

（六）监测与审查风险（效果评估）

风险管理过程的最后一步是监测和审查控制措施的有效性。在对控制措施评估进行审查时，需要考虑下列问题：

是否按计划实施控制措施？

已选择的控制措施是否到位？

这些控制措施是否正在执行？

这些控制措施是否正确执行？

所选控制措施是否正在运行？

对已评估风险进行控制接触所做的更改是否达到了预期目标？

已评估风险的接触是否已消除或充分减少？

是否出现新的问题？

实施控制措施过程中是否引起了新的问题？

采用的控制措施是否会导致已存在的问题进一步恶化？

二、优点和不足

该模型主要优点是可操作性强、简单易行；适用范围广，可以评估化学毒物、物理因素、粉尘等多种职业病危害因素；健康后果可分为最严重和最常见后果；适用于中小企业，对帮助企业评估和处理不同层次的健康风险具有实际指导意义；适用于评估某个行业潜在的整体风险水平。

澳大利亚模型也存在不足之处：如对后果严重程度、接触频率、后果发生概率的辨识以主观判断为主，因而难以避免评估过程中的偏倚；后果分类中考虑的因素较为广泛，定级存在一定难度；该方法属于预测性评估方法。

第四节　新加坡有害化学物质职业接触半定量风险评估方法

新加坡化学有害化学物质职业接触半定量风险评估方法（简称新加坡模型）是一种半定量健康风险评估法，适用于工作场所有害化学物质的健康风险评估，但不包括机械设备或控制系统事故、家庭或公共场所等环境，以及过敏人群或经皮肤和消化道摄入有害化学物质等方面的风险评估，也不适用于易燃、易爆物品的风险评估。

一、评估流程

本方法能系统地识别化学性有害因素，评价接触或接触的可能性，决定其风险级别，并按风险的高低级别依次处理。

该评估方法包括以下几个步骤：成立工作小组，危害识别与分级，包括细分工作流程，识别化学物质，确定危害等级，工作检查及访谈，接触评估，包括获得接触频率及时间的信息，确定接触等级，风险评估，包括风险评定，采取更正措施，评估记录，评估的复审。

接触评估有 3 种方法：评估者可根据实际接触水平决定接触等级和风险等级；在接触水平未知的情况下，用接触因素或相关参数决定其接触分级；此外，在车间或生产流程设计阶段，则可根据经验或理论公式进行接触因素风险评估。

二、具体评估内容

（一）成立工作小组

风险评估工作小组成员构成由用人单位管理者和员工代表组成，负责风险评估工作；也可由专业技术人员或具备风险评估能力的工业卫生师执行该项任务。

（二）细分工作流程

按下列顺序进行工作任务划分，有利于作业人员分组。

1. 列出公司中各部门的名单；

2. 列出每个部门不同的生产工艺流程；

3. 根据生产工艺特点细分工作任务；

4. 将同一工作场所负责相同任务的员工分为一组；

5. 流动作业人员单独考虑其工种，包括非常规（如维修作业的）人员也应纳入工作任务范畴；

6. 确保所有接触或可能接触到生产性化学品的作业人员，包括生产线作业人员、维修人员、研发人员、清洁人员以及所有的外包作业人员等都应考虑在内。

必须对工作场所进行现场调查，依据工作场所平面图确保评估覆盖所有工作区域。任务通常按工作活动和工作区域进行划分。过程流程图和过程设备流程图都可用于风险评估中工作任务的划分。

例如，一个公司可能有预混料部门、调整部门和包装部门。在预混料部门，有混合、预处理和配色等工艺过程。混合工艺包括收集原料、称重、原料灌注、自动 / 手动搅拌、检查和采样等任务。工作流程划分表 6-8。

（三）化学品的识别

对工作过程中使用和生产的所有化学品，如原辅材料、中间产品、半成品、副产品和成品等都要逐一识别。化学品存在的形式可以是固态、液态、气态、蒸气、尘、雾或烟。所有化学品不管是否得到任何防控都必须识别，具体识别可通过以下几个方面进行：查看库存清单、进出库登记表、材料安全数据库（MSDS）以及包装或容器标签；逐一检查所有贮存或使用化学品的场所；考虑每一生产环节可能产生的物质；考虑副产品、成品及可能产生的废弃物（垃圾、残渣、逸散物等）；考虑设备维修、清洗或测试过程中使用或产生的所有化学品。

表 6-8 工作流程划分

评估者 / 成员姓名：					
评估日期：					
企业名称：					
部　　门：					
工作流程	任务	任务说明	人数	化学品	危害分级（HR）

（四）确定危害分级（hazard rating，HR）

在识别生产过程中使用或存在的化学品后，需确定它们是否有毒或对健康产生危害。化学品的危害大小主要取决于其毒性、接触途径及相关的影响因素（表6-9）。可根据化学品的毒性或毒作用效应，如致癌性，对皮肤黏膜的刺激性等进行危害分级，也可根据化学品急性毒性实验的半数致死剂量（LD_{50}）或者半数致死浓度（LC_{50}）确定化学品的危害分级（表6-10）。

表 6-9 危害分级

危害分级	健康效应 / 危害分类描述	化学物举例
1	没有已知的不良健康效应 ACGIH A5 类致癌物 不属于有毒或有害物质	氯化钠，丁烷，乙酸丁酯，碳酸钙
2	对皮肤，眼睛或黏膜有可逆性影响，不足以引起严重健康损害 ACGIH A4 类致癌物 皮肤致敏物和刺激物	丙酮、丁烷、乙酸（10%）、钡盐、铝尘
3	可能的人类或动物致癌物或致突变剂，但数据不充分 ACGIH A3 类致癌物 IARC 2B 类致癌物 腐蚀性化学物（pH 值 3-5 或 9-1），呼吸致敏物，有害化学物	甲苯、二甲苯、氨、丁醇、乙醛、乙酸酐、苯胺、锑

危害分级	健康效应 / 危害分类描述	化学物举例
4	基于动物研究的可能人类致癌物，致突变剂或致畸物 ACGIH A2 类致癌物 NTP B 类物质 IARC 2A 类致癌物 强腐蚀性化学物（pH 值 0-2 或 11.5-14） 有毒化学物	甲醛、镉、二氯甲烷、环氧乙烷、丙烯腈、1,3- 丁二烯
5	已知的人类致癌物，致突变剂或致畸物 ACGIH A1 类致癌物 NTP A 类物质 IARC 1 类致癌物 高毒化学品	苯、联苯胺、铅、砷、铍、溴、氯乙烯、汞、石英

表 6-10　基于急性毒物的危害分级

危害分级	LD50（小鼠经口吸收，mg/kg）	LD50（小鼠或兔经皮吸收，mg/kg）	LC50［小鼠吸入气体和蒸气 mg（L·4h）］	LC50［小鼠吸入气溶胶和颗粒物，mg（L·4h）］
2	＞ 2000	＞ 2000	＞ 20	＞ 5
3	200～2000	400～2000	2.0～20	1～5
4	25～200	50～400	0.5～2.0	0.25～1
5	≤ 25	≤ 50	≤ 0.5	≤ 0.25

（五）工作检查及访谈

对工作任务进行巡访，并对员工进行访谈，旨在明确列出包括所有工人的所有工作活动。

调查内容包括使用或产生化学品的工作单元；使用或产生化学品的情况；化学品的释放情况和扩散区域；涉及化学品的所有作业区域。在调查过程中，要注意了解工作场所因停工、设备维护、人手短缺、产量变动等情况下发生的变化，这些因素均影响有毒化学品的接触情况。

若因生产需要增加了新工种、新工艺或新工作单元，在其开始运作前，必须对其相关的工作流程、计划、设计进行评估，并应记录在表 6-8 中。

（六）第 6 步：收集接触频率及接触时间的信息

对于那些接触或可能接触化学毒物的工人，应考虑其接触频率、接触持续时间及不同接触途径来估计其接触水平。当工作场所有可以获得空气监测结果时，可采用表 6-11；当作业场所环境空气监测结果不可获得时，用表 6-12 进行替代。

表 6-11　接触等级的测定（有空气监测数据）

工作流程：

工作任务：

	化学物 1	化学物 2	化学物 3	化学物 4
接触时间，D				
接触频率，F				
接触强度（来自空气监测），M				
相似作用的化学品（Y/N）				
接触水平，E				
接触等级，ER				

表 6-12　接触等级的测定（无空气监测数据）

工作流程：

工作任务：

	化学物 1	化学物 2	化学物 3	化学物 4
蒸汽压力或颗粒大小				
OT/PEL 比值				
危害控制措施				
每周使用量				
每周工作时间				
接触指数，EI				
接触等级，ER				

（七）确定接触等级

1. 接触水平法（可获取空气监测数据）　作业场所空气监测资料可用时，每周的时间加权平均接触水平可采用下列公式进行估计。

$$E = \frac{F \times D \times M}{W}$$

其中，E 为每周接触水平（mg/m³）；F 为每周接触频率（次 / 周）；D 为每次接触的平均持续时间（小时）；M 为接触量（mg/m³）；W：每周平均工作时间（小时）。

假定当不实施工作活动时，没有接触。该假定被确认为真实情况下必须测试该假设。

将接触浓度（E）与职业接触限值（PEL，可用 PC-TWA 代替）相比确定接触等级（表 6-13）。

表 6-13 接触分级

E / PEL	接触等级（ER）
< 0.1	1
0.1 ~	2
0.5 ~	3
2.0 ~	4
≥ 2.0	5

当接触 2 种或以上的具有相似不良健康效应的化学品时，就需要考虑联合接触剂量（E），通过下面公式估计每周接触水平：

$$E_{combined} = \frac{E_1}{PEL_1} + \frac{E_2}{PEL_2} + \cdots + \frac{E_n}{PEL_n}$$

其中，E 为接触水平（mg/m³），PEL 为职业接触限值或容许接触限值。

当每周工作时间超过 40 小时，PEL 值应当乘上一个权重因子 f。f 可使用以下公式计算：

$$f = \frac{40}{H} \times \frac{(168 - H)}{128}$$

其中，H 为每周工作小时数。

对于短时接触，接触水平应与 PEL（可用 PEL-STEL 替代）值相比。

2. 接触指数法 当作业场所空气监测数据不可获取时，可根据接触指数（EI）进行接触分级：

$$ER = (EI_1 \times EI_2 \times \cdots \times EI_n)^{1/n}$$

其中，n 为接触因子的个数。

接触指数按照从 1 ~ 5 依次递增的顺序被分为 5 个级别，1 代表最低，5 代表最高（表 6-14）。

当化学品为固态时，其吸入危害取决于固体颗粒大小，颗粒大小与空气动力学直径有关，可采用下列公式换算：

$$D_a = D_p \sqrt{s.g}$$

式中，D_a 为空气动力学粒径；D_p 为颗粒直径；s.g 为固态化学品物质的特殊重力。

OT/PEL 比值是对于某些特殊的化学品，某化学物质的接触级别取决于其职业接触限值和可测量的气味阈值的比值。

表 6-14　接触因素和接触指数

接触因素	接触指数				
	1	2	3	4	5
蒸气压或微粒大小（空气动力学直径）	< 0.1 mmHg 粗、大颗粒或湿物料	0.1 ~ 1 mmHg 粗且干燥的物料	1 ~ 10 mmHg 干燥且粒径 > 100 μm 的小颗粒物料	10 ~ 100 mmHg 干燥且粒径 10 ~ 100 μm 的细颗粒物料	> 100mmHg 干燥且粒径 < 10 μm 的细粉状物料
OT/PEL 比值	< 0.1	0.1 ~ 0.5	> 0.5 ~ 1	> 1 ~ 2	> 2
危害控制措施	充分防控且定期维护	充分防控但不定期维护	充分防控，无维护；适度粉尘产生	防控不充分；产生粉尘	无任何防控；产生大量粉尘
每周化学品使用量	使用量几乎可忽略（< 1kg 或 L）	少量（1 ~ 10 kg 或 L）	中等用量，工人对化学品处理经过培训（10 ~ 100 kg 或 L）	使用量大，工人对化学品处理经过培训（100 ~ 1000 kg 或 L）	使用量大，工人对化学品处理未经过培训（> 1000 kg 或 L）
每周工作时间	< 8 小时	8 ~ 16 小时	16 ~ 24 小时	24 ~ 32 小时	32 ~ 40 小时

化学物质的接触可能性在很大程度上取决于是否采取工程控制措施及其有效性，经合理设计并正确安装的局部排风系统将很大程度地降低接触危害，而开放的操作过程或不良的设计与维护系统将导致接触水平增加。

（八）风险评定

风险水平计算可采用下面的公式：

$$Risk=\sqrt{HR \times ER}$$

其中，HR 为危害等级（1 ~ 5 级）；ER 为接触等级（1 ~ 5 级）。

该公式取平方根是为了将风险水平值限制在 1 ~ 5 范围内，当风险级别不为整数时，应进行四舍五入取整。根据表 6-15 判断每项任务的风险并对其进行分级。

表 6-15　风险分级

风险等级	分级
1	可忽略风险
2	低风险
3	中风险
4	高风险
5	极高风险

也可采用矩阵来确定风险水平（表6-16）。

表6-16　风险分级矩阵

HR\\ER	1	2	3	4	5	分类图	
1	1	1.4	1.7	2	2.2		＝可忽略
2	1.4	2	2.4	2.8	3.2		＝低
3	1.7	2.4	3	3.5	3.9		＝中
4	2	2.8	3.5	4	4.5		＝高
5	2.2	3.2	3.9	4.5	5		＝极高

风险随等级的增加而增高（1～5级），1级表示该风险可忽略不计，5级表示该风险极高。根据风险分级，可以指导控制措施的优先次序以便更好地减少接触风险。

（九）风险改进措施

如果评估表明对健康存在显著危害，就应该采取合理的控制措施降低风险水平。这些措施包括：选择适合的措施消除或降低风险，如使用低毒化学品替代高毒化学品，安装排风系统或者送风系统，采取管理措施，发放个体防护用品等；对劳动者进行培训，介绍相关化学品风险防控知识；确定是否需要对工作场所危害因素进行监测；确定是否需要对接触人群进行健康检查；建立应急救援程序。

确保可接受风险是用人单位的职责。下面是针对不同风险水平可采取的一些可能措施建议。

（1）风险水平1级（可忽略风险）：结束评估，每五年重新进行评价。

（2）风险水平2级（低风险）：维持现有的风险控制措施，确定是否需要进行空气监测；每4年重新进行评价。

（3）风险水平3级（一般风险）：维持现有的风险控制措施；确定是否需要进行空气监测，确定作业人员是否需要培训；每3年重新进行评价。

（4）风险水平4级（高风险）：实施有效的工程控制措施；进行空气监测；对作业人员进行培训；启动呼吸防护计划；提供必要的个人防护用品，如防护眼镜、围裙、手套等；制订和实施安全、正确的工作程序；必要时建立应急救援程序。实施上述措施后，需重新对风险进行评估。

（5）风险水平5级（很高风险）：实施有效的工程控制措施；进行空气监测；对作业人员进行培训；启动呼吸防护计划；提供必要的个体防护用品；制订和实施安全、正确的工作程序；必要时建立应急救援程序。实施上述措施后，需重新对风险水平进行全面、细致评价。

（十）过程记录

所有评定都应正确、详尽地记录保存，如表 6-17 所示。记录内容包括以下方面：

1. 评估团队的名称。

2. 各评估单元概况。

3. 参与人员情况。

4. 评估范围和时间。

5. 各评估单元使用或者产生的有害化学品信息。

6. 相关化学品对健康危害的信息。

7. 评估过程总结。

8. 危害识别。

9. 风险评估结论。

10. 建议。

11. 评估团队的地址、签名及日期。

12. 接受评估企业的地址、签名及日期。

表 6-17　风险评估结果报告表

工艺流程	工作任务	危害等级	接触等级	风险水平	行动 / 跟踪

评估者签名 / 日期

用人单位代表签名 / 日期

（十一）跟踪评估

一旦发生以下情况中的任何一项，风险评估需要再次开展。

1. 生产产量、工艺、危害控制措施等发生重大变化。

2. 出现了工作相关疾病病例。

3. 由于控制措施不当而出现事故险情。

4. 监测或健康调查提示控制措施不足。

5. 监测或健康调查提示控制措施不足。

6. 化学品的职业接触限值发生变化。

7. 采用了新的或者改良的控制技术。

第五节　罗马尼亚职业事故和职业病风险评估方法

罗马尼亚职业事故和职业病风险评估方法（简称罗马尼亚模型）是罗马尼亚劳动和社会保障部认可，并纳入了欧洲颁发的强制性标准而制定的一种风险评估方法。该方法为定性风险评估方法，可对作业场所中存在的化学和物理因素进行风险评估。该模型根据职业危害因素的种类、浓度或强度、接触时间和控制措施等确定危害后果严重性，根据后果发生的概率确定后果可能性，再根据严重性和发生的可能性确定风险等级（分为最低、非常低、低、中等、高和非常高），最后根据公式计算工作场所总体风险水平。

一、基本原理

罗马尼亚模型将风险评估定义为识别受检体系内的所有风险因素，并根据这些风险因素对人体产生最大可能后果的严重性及其发生频率进行量化。

该模型基于"风险可接受曲线"（欧洲标准：CEN-812/85），在进行风险评估时涉及风险－安全关系。安全和风险是两个相互排斥的抽象概念，安全指工作过程中不发生相关事故和疾病的可能性，亦可认为其事故或疾病的风险为零。但实际上，任何工作场所都不可能达到"零风险"的绝对状态。因为人类行为的不可预测性，总是存在"残余"风险。如果未采取干预措施进行纠正，这种残余风险作为工作场所风险要素，就会随年限的增加而加大。因此，在风险评估时可采用安全水平和风险水平作为工作场所安全或风险状态的定量指标进行描述，并采用风险函数 $y = f(x)$，其中 $y = 1/x$ 来量化安全。即在一个工作场所中，当风险水平低时，安全性较高；反之亦然。当风险为零时，安全性趋向无穷大。实际工作中风险不可能为零，但只要风险足够低，即可认为工作系统是安全的。这样，便引入了可接受风险这一概念。

风险评估时，如果根据发生事故或疾病的可能性（x）及其后果的严重程度（y）确定风险水平（C），那么在某一风险水平时，依据其后果的严重程度和可能性作图可得到矩形 F_1，其面积相当于其风险水平。如果后果的严重程度和可能性发生改变，做图得到矩形 F_2 和 F_3。若 F_1、F_2、F_3 三个矩形面积一致，则风险水平相同（图 6-4）。这样，就可依据严重性－可能性的组合成相同水平的风险。将矩形中与坐标轴相对的顶点连接即可获得一条曲线，可用来描述后果严重性和可能性两者的联系，CEN-812/85 将这定义为"风险可接受曲线"（图 6-5）。该曲线可区分可接受的风险和不可接受的风险。这样，后果严重但发生可能性较低的事件 A，如核电站发生核事故，位于可接受曲线以下，被认为是可接受的；而事件 B，如交通事故，尽管后果严重性低但可能性较高，位于可接受曲线以上，则被认为不安全，风险不可接受。

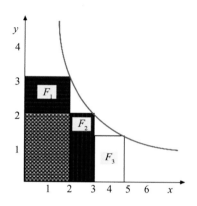

图 6-4　以不同的严重概率耦合为特征的等价性或风险的图形

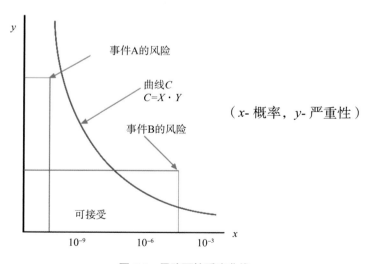

图 6-5　风险可接受度曲线

二、风险评估步骤

应用罗马尼亚模型进行风险评估，必需包含以下步骤：任命评估组成员；确定评估的体系范围（工作场所）；识别体系内的危害因素；工作相关事故和疾病风险评估；形成风险等级，确定控制措施优先级；提出控制措施。

三、风险评估使用的工具

应用罗马尼亚模型进行工作场所职业安全健康风险评估时需要使用的工具包括风险因素识别清单，风险因素对人体作用的可能后果清单，后果严重性和可能性等级表，风险评估表，风险水平 / 安全水平等级表，工作场所评估卡和建议措施卡。

1. 后果严重性和可能性等级表　罗马尼亚模型采用 7 级方法将危害的后果严重程度进行分级，每一级的具体内容见表 6-18；同时按后果发生的概率分为 6 级，表 6-19 中描述了每一级概率范围。

表 6-18　后果的严重程度分级

分级	后果	严重程度
1	可以忽略	可预见、较小的、可逆的损伤，误工 3 天以内（无须治疗愈合）
2	有限	可预见、可逆的损伤、误工 3 ~ 45 天以内，需要治疗
3	中度	可预见、可逆的损伤、误工 45 ~ 180 天之间，需要住院治疗
4	较严重	不可逆的损伤，劳动能力减少 50%（Ⅲ 级伤残）
5	严重	不可逆的损伤，劳动能力减少 50% ~ 100%，有自理能力（Ⅱ 级伤残）
6	非常严重	不可逆的损伤，完全没有工作能力，无自理能力（Ⅰ 级伤残）
7	极其严重	死亡

表 6-19　发生的概率分级

分级	概率分类	概率
1	极其罕见	极其低的概率：$P < 10^{-1}/$ 年
2	非常罕见	非常低的概率：$10^{-1}/$ 年 $< P < 5^{-1}/$ 年
3	罕见	低概率：$5^{-1}/$ 年 $< P < 2^{-1}/$ 年
4	少见	平均概率：$2^{-1}/$ 年 $< P < 1/$ 年
5	常见	高概率：$1/$ 年 $< P < 1/$ 月
6	频繁	非常高的概率：$P > 1/$ 月

在进行风险评估时，要注意同一危险因素在不同的工作条件下，其发生事故或疾病的概率是不同的。从及时性和效率的角度来看，要严格确定每一危险因素引起事故和疾病的概率是非常困难的，甚至不可能通过计算而获得，如与工人有关的因素。

2. 风险评估表　根据后果严重性分级和可能性分级，可将体系内的每一个风险因子对应特定的严重性和可能性等级，即可确定每一严重性 – 可能性组合对应的风险水平（表 6-20 和表 6-21）。

表 6-20　风险评估表

严重程度分级		后果	概率分级					
			1	2	3	4	5	6
			极其罕见	非常罕见	罕见	少见	常见	频繁
7	极其严重	死亡	（7,1）	（7,2）	（7,3）	（7,4）	（7,5）	（7,6）
6	非常严重	Ⅰ级伤残	（6,1）	（6,2）	（6,3）	（6,4）	（6,5）	（6,6）
5	严重	Ⅱ级伤残	（5,1）	（5,2）	（5,3）	（5,4）	（5,5）	（5,6）
4	较严重	Ⅲ级伤残	（4,1）	（4,2）	（4,3）	（4,4）	（4,5）	（4,6）
3	中度	误工45～180天之间	（3,1）	（3,2）	（3,3）	（3,4）	（3,5）	（3,6）
2	有限	误工3～45天之间	（2,1）	（2,2）	（2,3）	（2,4）	（2,5）	（2,6）
1	可以忽略		（1,1）	（1,2）	（1,3）	（1,4）	（1,5）	（1,6）

表 6-21　风险 / 安全等级标准

风险水平		严重程度 – 概率耦合	安全水平	
1	最低	（1,1）（1,2）（1,3）（1,4）（1,5）（1,6）（2,1）	7	最高
2	非常低	（2,2）（2,3）（2,4）（3,1）（3,2）（4,1）	6	非常高
3	低	（2,5）（2,6）（3,3）（3,4）（4,2）（5,1）（6,1）（7,1）	5	高
4	中等	（3,5）（3,6）（4,3）（4,4）（5,2）（5,3）（6,2）（7,2）	4	中等
5	高	（4,5）（4,6）（5,4）（5,5）（6,3）（7,3）	3	低
6	非常高	（5,6）（6,4）（6,5）（7,4）	2	非常低
7	最高	（6,6）（7,5）（7,6）	1	最低

3. 风险水平 / 安全水平等级详见表 6-22。

4. 工作场所评估卡　识别和评估工作相关事故和疾病风险的主要工具。内容包括：工作场所识别资料；评估员资料，如姓名和职务；工作体系的组成类别；识别的危害因素特征；识别的危害因素实际形式的详细描述（类型、参数和功能特性）；危害因素作用的最大可能后果；严重程度等级和发生频率；风险水平。

5. 建议措施卡　源于工作场所工作相关事故和疾病风险评估，将必须采取的预防措施集合起来而建立的表格。

表 6-22　风险水平的分级（风险→安全）

风险		安全	
分级	分类描述	分级	分类描述
N1	最小风险水平	S1	最高安全水平
N2	最低风险水平	S2	很高安全水平
N3	低风险水平	S3	高安全水平
N4	一般风险水平	S4	一般安全水平
N5	高风险水平	S5	低安全水平
N6	很高风险水平	S6	很低安全水平
N7	最高风险水平	S7	最低安全水平

四、方法应用

1. 通过检查识别工作场所存在或产生的危险因素　在实际工作中，由于客观条件如时间、资金和技术等限制，难以同时解决所有工作相关的事故和疾病风险问题，需重点关注有可能直接导致事故或疾病的危险因素，并控制其风险水平。

按工作系统中生成要素的标准进行分类，把引起工作相关的事故或疾病的主要危害因素类别分为劳动者、工作任务、生产方式和工作环境。

2. 确定危险因素所产生后果的严重程度及分级　后果严重程度的评估是根据卫生部和劳动和社会保护部制定的工作能力临床与功能诊断与评估标准进行。

根据危险因素导致的器官或组织伤残结果，结合工作能力临床与功能诊断与评估标准，判断后果的严重程度。

3. 确定危险因素造成事故或疾病的概率　同一危险因素在不同的工作条件下，其发生事故或疾病的概率是不同的。

从及时性和效率的角度来看，要严格确定每一危险因素引起事故和疾病的概率是非常困难的，甚至不可能通过计算而获得，如与工人有关的因素。

4. 耦合严重程度和概率，判断风险水平　综合危险因素所产生后果的严重程度及其发生的概率，为确定风险水平提供依据。

从劳动者安全和健康的角度考虑，严重程度是一个更重要的因素，其对风险水平的影响远远大于频率。

5. 工作场所总体风险水平估算　采用如下公式可对作业场所总体风险水平进行

估计：

$$N_r = \frac{\sum_{i=1}^{n} r_i \cdot R_i}{\sum_{i=1}^{n} r_i}$$

其中：N_r 为整个工作场所风险水平；r_i 为风险因子"i"的等级；R_i 为风险因子"i"的风险水平；n 为工作场所中识别的风险因子数目。

6. 制定预防措施　以分析报告结束。为非正式文书，应简明扼要，但内容包含分析模式；涉及的人；评估结果（各工作场所风险水平评估卡）及建议措施卡等。

五、优点和不足

罗马尼亚模型适用于理化因素和粉尘等多种职业病危害因素；健康后果分为最严重和最常见后果；通过"风险可接受曲线"评估发生风险大小，综合可能性和严重性得出风险水平；可平衡比较不同行业、企业各岗位存在的风险；可根据风险水平确定安全水平。但是罗马尼亚模型没有考虑现场物质浓度或强度，不能评估急性或短期危害，各指标评估存在主观性，结果为加权平均值，存在低估的可能。

第六节　国际采矿和金属委员会职业健康风险评估操作指南

国际采矿和金属委员会（international council on mining & metals，ICMM）提出的职业健康风险评估操作指南（简称 ICMM 模型）是一种的定性风险评估方法。该指南是实施职业健康风险评估（health risk assessment，HRA）的信息来源，为采矿与金属业中负责确保雇员和第三方承包商职业健康和福利的管理人员或顾问而制定的。尽管 ICMM 模型侧重评估采矿和金属业作业活动中的雇员和承包商的职业健康风险，但受该类作业活动危害因素影响的周围居民相关健康风险也应受到关注。目前，ICMM 模型也已被应用于采矿和金属业外的其他行业，如火力发电，粉尘作业等的健康风险评估（HRA）。此外，除主要对作业场所中的化学和物理性危害因素的职业健康风险进行评估外，ICMM 模型还可对作业场所中存在的生物、工效学以及心理等方面的职业性危害因素进行评估。

一、职业健康风险评估步骤

HRA 涉及 4 个关键要素，即危害识别，潜在接触及其健康效应的评估，接触测量以及风险评估。HRA 不是单一的过程，而是一个不断循环和重复的过程，具体步骤可见表 6-23。

表 6-23　健康风险评估步骤

步骤	描述
1	识别工作场所的健康危害因素和来源及其对健康的不良影响。还要考虑新出现的潜在健康风险
2	识别潜在的接触个人和群体（如相似接触组）
3	识别可能产生危害接触的工艺流程、工作和区域
4	评估、测量或核实接触
5	评估危险接触的潜在健康风险（如接触时间、接触频率、与职业接触极限相比较的接触水平等）
6	对健康风险分级并确定优先次序（高、中、低），包括识别潜在健康重大意外事件（Material unwanted events，MUEs）
7	识别现有的控制措施并评估其有效性。对于 MUEs，确定是否有任何已识别的控制符合关键控制的标准
8	建立风险控制登记表
9	决定可接受风险并确定优先行动
10	实施纠正措施 – 制定、执行和监测风险控制行动计划，或检查现有风险控制行动计划对于已识别的 MUEs，涉及采用与《ICMM 健康与安全关键控制管理：良好实践指南（2015）》相一致的控制框架
11	如果控制特别是关键控制失效，及时恢复控制
12	保持准确、系统的健康风险评估记录，或修改现有的风险控制行动计划，并使用替代和 / 或附加的控制措施
13	如果工艺发生改变或提议新产品开发，则要定期或提前检查和修订风险控制计划

图 6-6 提供了 HRA 步骤的评估流程，适用于新的和已有作业场所的风险评估。

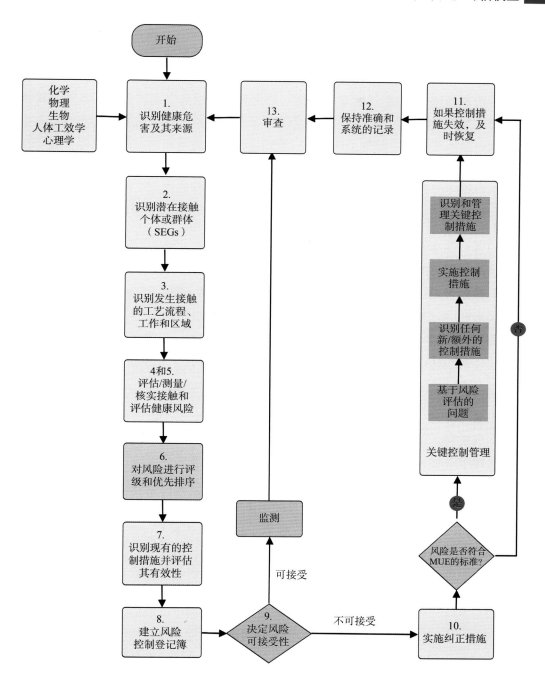

图 6-6 健康风险评估流程

二、危害识别

（一）识别健康危害

1. 初步分析　这是识别健康危害的第一步。收集企业以往的健康风险评估和其他一些雇员信息记录有利于初步分析。可能使用到的记录资料包括：事故报告、审计报告、以往的健康风险评估、职业病和工伤报告、设备维修和故障报告、健康监护记录、因病缺勤报告、以往的职业卫生调查、现场检查、健康和安全会议纪要、材料安全数据表（material safety data sheets，MSDS）等。

2. 巡访调查　通过对作业场所的巡访调查，评估人员通过视觉、听觉、嗅觉和感觉等感官，对作业人员所在工作环境、工序流程或任务进行全面调查，可从物理、化学、生物、人体工效及心理等危害因素入手，了解潜在健康危害的类型、接触水平、工人的类型以及工人的总体健康水平、身体和心理功能。

3. 危害分级　危害依据其所致可能的健康效应进行分级。如参照表6-24的标准，将危害由轻到重分为4级，这有助于健康风险的准确评估和确定风险的优先排序。在进行危害分级的过程中，还要考虑化学物的毒性以及发生危害所需的时间和剂量。

表 6-24　危害分级标准

危害分级	定义
1. 轻微健康效应	这种水平接触不可能导致伤害
2. 可逆健康效应	非危及生命的可逆性健康影响
3. 不良健康效应	不良健康效应是永久性的，但不显著影响生活质量或寿命，表现为轻度活动限制或致残，可能导致职业和生活方式的改变
4. 严重的健康效应	不良健康效应是永久性的，可能显著降低生活质量和／或寿命。持续接触可能导致永久性身体或精神残疾或长期性疾病

（二）识别接触工人

职业健康风险评估需要测量每个接触者的接触水平。然而，在实际工作中，特别是当工作场所工人数量较大时，这种方式的测量非常困难。一种有效的方法是将接触水平相似的工人归为一组后再开展接触评估。这些接触水平相似的群体称为相似接触组（similar exposure group，SEG）。通常工人根据工序流程或工作范围划分后，再根据工种细分，最后确定SEG。这一方法有利于准确评估工人的接触水平和风险。

此外，也可依据与易感性进行分组来识别接触工人。如按是否为孕期或哺乳期的女工，新入职或临时工，患有非职业性疾病或曾患过职业病者，在高危岗位作业者，年老者以及有不良嗜好（如吸烟、饮酒）或服药者等进行分组，因为上述工人比其他工人更容易受到危害因素的影响。

（三）识别具有潜在危害的工序流程、工作任务和工作区域

为了系统地识别和评估可能存在接触职业性危害因素的工序流程、工作任务和区域，并将工人分类到最恰当的 SEG，需要重点审核生产工艺流程和工作任务、工作场所的设备和机器、作业环境和布局，以及医学监测记录等。

三、评估

（一）接触评估

接触评估旨在描述 SEG、生产工艺流程、工作任务和工作区域危害接触的强度、频率和持续时间。接触水平可采用间接定性法估算或可量化的直接法测量。所有接触测量都应遵循有效的统计抽样和评估方法以及质量控制。图 6-7 的决策流程图有助于确定特定环境中的接触测量策略。

1. 间接定性接触评估　间接定性接触评估可通过现场观察方式，或根据既往的直接接触测量，或两者相结合的方式确定潜在的健康危害。评估接触水平时需要考虑到已识别的危害，已定义的 SEGs，以及通过审查资料、走访调查及与管理人员和工人讨论等所确定的工序、工作任务和工作区域。

2. 直接定量接触评估　依据有关检测指标和方法，定量测量接触水平，并依据职业接触限值进行评定。出现下列情况时，应考虑对健康危害的接触进行直接测量：对公认的接触限值的遵守产生怀疑；过度接触可能涉及严重的健康效应；需要论证实施控制措施；控制措施的选择取决于接触水平；需要评估控制措施的有效性；需要减轻工人的担忧；成为或已成为例行监管要求；调查或回应报告的健康效应。

3. 风险分级　风险特征描述或风评分级，是对实际或预计接触工作场所危害因素所致可能的不良健康效应发生率和严重程度进行估计的过程。这是 HRA 的最后阶段，获得的评估结果可用于危害因素防控措施的制订及其优先控制方法的确定，还可用于风险交流。

风险分级的方法可以采用定性、定量或半定量的方法进行评估。

（1）定性法：定性法采用简单的低、中、高排序法进行风险评估。该法适用于作业场所基线的风险评估，其目标主要用于确定重大的健康风险，有助于后续全面的健康风险评估。

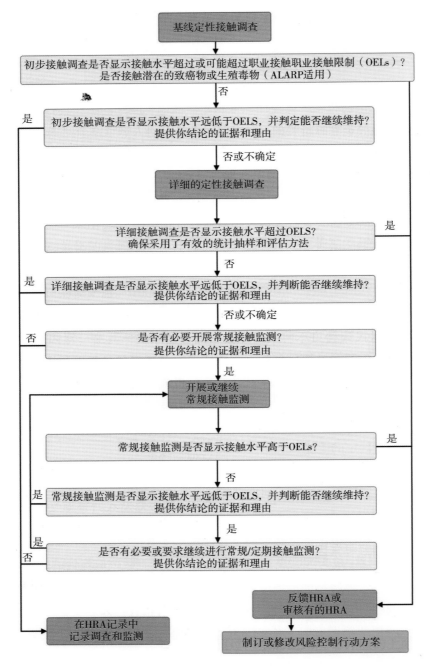

图 6-7　不同类型直接接触测量调查流程

表 6-25 为采用定性接触分级进行风险评估的示例。在实践评估中，接触等级可以按接触水平可忽略到低水平，适度到中等水平，以及高到非常高水平进行分类。相对应的健康风险从高到低分为 A、B 和 C 三个等级，即：A 的接触被认为肯定会

产生不良健康效应，B 为可能会产生不良健康效应（依据个体的易感性），C 为不可能产生不良健康效应。

该分级可用于辅助相关风险防控措施的管理决策。A 级风险必须采取干预措施，使接触水平低于职业接触限值（OEL）；B 级风险采用监测或主动管理控制，可确保接触水平保持在 OEL 水平或更低；C 级风险采用定期监控。

表 6-25 定性／单一接触等级评定系统

接触等级	职业接触限值范围	定义	风险分级	处理措施
低	< 0.5 × OEL	频繁接触低浓度的潜在危害，或少有接触中浓度的潜在危害。通常预期接触水平 < 10% OEL；或较少情况下，预期接触水平达到或超过 10% OEL，但 < 50% OEL。接触水平限制或控制在 OEL 标准以下，超过可能性较小，这种接触水平很少或不会对健康造成不良影响	C	监督检测 不需要主动控制。定期核实 采样策略的目的在于常规检查
中／适度	（0.5 ~ 1）× OEL	频繁接触中浓度的潜在危害，或少有接触高浓度的潜在危害。通常预期接触水平 ≥ 10% OEL，但 < 50% OEL；或较少情况下，预期接触水平 ≥ 50% OEL，但 < 100% OEL。接触水平达到或控制在 OEL，有可能超过 OEL，这可能对某些工人如易感工人的健康造成不利影响	B	控制 需要对控制措施进行积极监测，以确保接触水平保持在 OEL 以下 工作场所抽样策略的目的是质量控制和检查控制措施。对接触水平 > 50% OEL 的工人进行医疗监护
高	> OEL	频繁接触高浓度的潜在危害，或少有接触非常高浓度的潜在危害。通常预期接触量水平会 ≥ 100% OEL。接触水平高于和不在 OEL 范围内，可能对大多数短时或长期接触的工人造成不良健康影响	A	干预 需要积极采取干预措施，使接触水平降低到 OEL 以下。控制措施是关键

（2）定量法

定量法将风险描述为危害所致的后果和发生的可能性，即：

$$风险等级 = 后果等级 × 可能性等级$$

其中后果等级取决于可能发生的伤害或损害的严重程度；可能性等级是基于接触危害的可能性和接触危害的时间比例，或基于接触危害的水平以及接触的频率和时间进行分级。因此风险等级的计算公式可进一步表述为：

$$风险等级 = 后果 × 接触的可能性 × 接触时期$$

风险等级中各种因素数值可查表 6-26，并采用上述公式计算待评估危害的风险等级，然后根据表 6-27 列出的风险分类对计算出风险等级进行评估，并采取适当的危害控制措施。

表 6-26 定量评估法中使用的风险因素值（示例）

风险因素		数值
超过职业接触限值的可能性	持续超过	10
	间断	6
	不经常，但有可能	3
	可能性很小（曾发生过）	1
	可能，但可能性极微	0.5
接触时间	每班次连续工作 8 小时	10
	每班次连续工作 2～4 小时	6
	每班次连续工作 1～2 小时	3
	短时间（每月几次）	2
	不经常（每年几次）	1
	罕见（每年一次）	0.2
后果	1 人或多人死亡	100
	严重伤残	50
	严重疾患：缺勤时间在 14 天以上	15
	重大疾患：缺勤时间在 7～14 天	7
	小病：缺勤时间在 7 天以下	1

表 6-27 风险等级计算及相应对策

风险值	风险分类	措施
≥ 400	不可容忍风险	考虑停止
200～399	非常高的风险	需要立即采取防控措施
70～199	高风险	需要修改防控措施
20～69	潜在风险	必要关注
< 20	可接受风险	监测

采用定量法进行风险等级评估时，根据该公式提供风险值可能会导致大量危害被确定为"不可容忍风险"，这可能不利于职业性关键危害风险优先控制措施的制订。

（3）半定量法

在进行职业健康风险评估时，大多数情况下是根据危害的后果及其可能性进行风险分析。因而，可将后果严重性及其可能性分别按 3 水平或 5 水平分配等级，再采用矩阵法进行半定量风险评估。可参考表 6-28 风险矩阵法示例，进行职业性危害因素的半定量评估。

4. 职业健康风险可接受性的判定 对职业健康危害的控制以职业接触限值和标准为指导。职业接触限值是基于目前知识制定的，在职业活动过程中长期反复接触，对绝大多数接触者的机体不引起急性或慢性有害健康影响的容许接触水平。如果工作场所中危害因素的水平超出职业接触限值标准，就可认为风险是不可接受的。

5. 控制措施的有效性识别和管理 控制措施的目的是消除或减少危害接触水平。控制措施既可以防止危害的释放，也可以减轻因其释放所致的后果。可采取控制措施的区域有三个，即危害产生源，传输途径以及接触者。为了提高危害控制的可靠性、有效性以及降低危害因素接触的可能性，将接触风险的控制措施分为消除、替代、工程（包括隔离）、管理（包括教育和培训）及个人防护用品。控制措施定级方法可参照接触水平定级，以弥补当前控制措施的不足。

四、分析与报告

系统、准确地记录健康风险评估、优先行动以及通报调查结果，对于确保减少接触和在工作场所发展零伤害文化方面取得进展至关重要。保持一个信息可审计的途径，将有助于今后对工作场所健康风险的评估。

健康风险评估的书面记录应根据相关法律要求制作一定的格式文件进行保存，特别是在已确定重大风险的情况下。

健康风险评估的结果应作为危害和风险交流的内容，通过电子邮件、公司内部网站、公司简讯、公告栏以及工人健康和安全会议等方式，与全体员工进行沟通交流，以便了解存在的健康风险及其不确定性，和明白采取进一步措施的必要性。

一旦某个接触因素被归类到一个风险等级，风险控制计划即可开展，包括为行动计划确定关键和优先的领域，在为工序、工作或领域进行风险登记时，哪些方面需要修改，须纳入整体健康风险管理计划中。

第七节 模型评价的效度和信度

调查问卷是职业健康风险评估最常用的方法，问卷的设计和分析是问卷调查成功的关键，而成功的问卷调查又对保证风险评估的准确可靠起着重要作用。因此，

表 6-28 半定量 5×5 风险矩阵法

风险矩阵	后果（当一个事件有多个"后果型"时，选择等级最高的结果类型）				
后果分类	1- 不明显	2- 轻微	3- 中度	4- 高	5- 严重
	接触健康危害造成暂时的不适	接触健康危害导致需要医疗干预和完全康复的症状（无误工）	接触健康危害（接触水平超过OEL）对健康造成可逆性损害（误工）或无伤残或减寿的永久性改变	接触健康危害（接触水平显著超过OEL）对健康造成不可逆转的损害的永久性改变（误工）或造成有生活质量下降或出现单一死亡	接触健康危害（接触水平显著超过OEL）对众多工作人群，小组或群体健康造成不可逆转的损害，或出现多人死亡
可能性		**风险等级**			
5- 几乎可以肯定（1年）不希望发生的事件经常发生，每年发生一次或多次，并可能在1年内再次发生	11（中）	16（较高）	20（较高）	23（高）	25（高）
4- 可能性较大（3年）不希望发生事件很少发生，每年发生一次，并且较大可能在3年内再次发生	7（中）	12（中）	17（较高）	21（高）	24（高）
3- 可能性较小（10年）不希望发生事件在10年内曾发生过或有可能发生	4（低）	8（中）	13（较高）	18（较高）	22（高）
2- 不太可能（30年）不希望发生事件在30年内曾发生过或有可能发生	2（低）	5（低）	9（中）	14（较高）	19（较高）
1- 罕见（＞30年）不希望发生的事件从未发生过，或30年内极小可能发生	1（低）	3（低）	6（中）	10（中）	15（较高）

在进行风险评估需关注调查问卷能否反映调查意图，所用数据是否可靠。对于设计好的调查问卷，可通过信度和效度的评价来判断所测量数据的可靠性和有效性。

一、信度

信度（reliability）即可靠性或一致性，指的是所得结果的可靠程度，一般通过测量结果的稳定性及一致性来判断结果的信度。信度高则说明所使用的问卷测量的结果可靠稳定，信度缺乏则说明问卷存在问题，所测得的结果不可信。信度反映了调查中的随机误差大小，由于造成调查测量随机误差的来源有多种，因此信度分析的方法也有多种，常采用的方法有 α 信度系数法、分半信度、重测信度、评定者间信度、复本信度等，其中前两者又可归为内部一致性信度。

（一）内部一致性信度

内部一致性信度主要反映调查问卷内部题目之间的关系，考察问卷各题目是否测量了相同的内容或特质。内部一致性程度越高，则测量数据越准确，评估结果的可信度就越强。

内部一致性信度可分为同质性信度和分半信度。

1. 同质性信度 所谓同质性信度是指调查问卷内部各题目在多大程度上考察了同一内容。同质性信度低时，即使各测试题看起来是测量同一特质，但测验实际上是异质的，即测量了不止一种特质。

同质性信度分析最常采用 α 信度系数，即克朗巴赫系数（Cronbach's alpha，α系数）。α 系数反映了调查项目内部的同质性，值越高代表了内部一致性越好，问卷的可靠性越高。α 系数其取值在 0 ~ 1.00 之间，通常将 0.60 作为最低可接受标准；Cronbach'α 系数为 0.60 ~ 0.80 提示问卷内部一致性较好；Cronbach'α 系数 > 0.8 提示内部一致性极好。

2. 分半信度（split-half reliability） 分半信度是指一项调查中，问卷的两半部分题目调查结果的变异程度。该方法通过按奇偶数分半法或前后分半法将问卷分为相等的两部分，再计算这两半部分的相关性。分半信度相关越高表示信度高，或内部一致性程度高。该法常采用斯皮尔曼 – 布朗系数（Spearman-Brown）法对计算结果进行校正。

（二）重测信度（test–retest reliability）

重测信度又称再测信度或稳定性系数，可反映两次调查问卷的稳定性和一致性。

应用同一调查问卷，间隔一段时间对相同研究对象后先后两次进行调查，随后根据两次调查所得分数计算其相关系数，即可得到重测信度。该信度可表示两次调查结果有无变动，反映了调查分数的稳定程度。相关系数越高，表明两次调查一致性越高，调查稳定性越好，一般信度系数应该达到 0.70 以上。评价重测信度时应注意重测间隔时间长短，若间隔时间太短则调查对象会记得上一次调查的答案；若间隔太长则可能会因为调查对象知识、态度、行为等的方面改变导致相关性降低，一般以 2 ~ 4 周为宜。

（三）评定者间信度（interrater reliability）

评定者间信度是指两个或多个调查员应用相同问卷对同一调查对象进行调查，然后分析得分的相关情况，用于描述调查者间的吻合程度。当调查的结果为项分类变量时采用 Cohen's kappa 值估计评定者间信度；当调查结果为等级资料或计量资料时用组内相关系数（intraclass correlation coefficient，ICC）估计评定者间信度。

（四）复本信度（parallel-forms reliability）

在问卷调查中，设计两套在题数、形式、内容、难度等方面尽可能相同的问卷，这两套问卷是等价的，即称为复本。调查时，对同一对象先使用两套问卷中的一套进行测量，再用另一套（即复本）进行测量，然后根据调查结果计算其相关系数，这就是复本信度。

复本的调查可连续进行调查，也可以隔一段时间再进行调查。前者可以判断两次调查内容之间是否等值，因此得到的信度系数也可称为等值系数；后者不仅可以判断两次调查间内容的等值情况，也可反映时间因素对被调查者潜在属性的影响程度，因此得到的信度系数又可称为等值稳定系数。

二、效度

效度（validity）指问卷调查结果与客观真实结果的符合程度，主要用于评价问卷的准确性、有效性和真实性，是问卷最重要的客观性指标。调查结果与客观真实结果越吻合，则效度越高；反之，则效度越低。

一个满意的调查问卷应具有较好的信度和效度，信度是保证效应的前提，但信度高并不意味着效度一定好。效度不同于信度，它取决于对所要测量指标概念的认识程度。理想的效度检验方法是将测量结果与公认的金标准进行比较，但在风险调查中这种金标准往往不存在，实际上是与现有的相对满意的调查问卷进行比较。

常用的效度指标如下：

1. 内容效度（content validity）　内容效度指问卷调查的项目与欲调查的内容或行为之间的匹配程度，即调查内容的适当性和相符性。调查问卷的内容效度取决于选择题目的代表性。在设计测量问卷时应注意尽量列出与欲调查内容有关的所有题目；再从中抽取代表性的题目，如果有题目对测量指标至关重要可以多抽取；最后确定题目构成调查问卷。内容效度的评估常用的方法有专家咨询法和经验法。专家咨询法或专家判断法是一种定性分析方法，由有关专家对问卷条目与所涉及的内容范围进行符合性判断。经验法则主要是通过实践检查测验，看能否检测出研究者想要测试的内容，来评估问卷是否合理、被调查者是否理解量表题项，再根据结果来修订问卷。

2. 校标效度（criterion validity）　校标效度，也称准则效度、校标关联效度、预测效度。即用一个公认有效的量表作为标准，检验新问卷与标准量表测试结果的相关性。所测得的相关系数为当前问卷的效度，相关系数越大表示该问卷的校标效度就越好。所谓效标指的是衡量测验有效性的外在标准，可是计量的（如分数），也可以是分类的。效标应可靠客观，最好是该领域内公认的金标准。根据效标与测量实施时间关系分为回顾性、同时性和预测性效标效度。当测量指标为计量资料时效标效度用相关强度来表示，为二项分布资料时采用四格表法进行估计。

3. 结构效度（construct validity）　结构效度，也称建构效度、构想效度，指测验能够测量到理论上的构想或特质的程度，即测验的结果是否能证实或解释某一理论的假设、术语或构想，以及解释的程度如何。结构效度的检验主要是考察量表的内部结构与编制量表时依据的理论假设是否相符，具体来说，即是评估量表的题项与测量维度（测量方向）是否一致。

根据分析目的不同，可以通过探索性因子分析和验证性因子分析来检验量表或整个问卷的结构效度。

探索性因子分析是在未知影响因子的基础上，依据样本资料数据，通过统计分析得出因子的过程。探索性因子分析主要是为了找出影响观测变量的因子个数，以及各个因子和各个观测变量之间的相关程度，从而初步探索出问卷的潜在结构。在探索性因子分析的结果中，用于评价结构效度的主要指标有累积贡献率、共同度和因子负荷。累积贡献率反映公因子对量表或问卷的累积有效程度，共同度反映由公因子解释原变量的有效程度，因子负荷反映原变量与某个公因子的相关程度。对应关系与预期不一致或归类不当的题、共同度和因子负荷值较低的题、交叉负荷值较大的题应考虑删除。

验证性因子分析是在已知因子的情况下，检验所搜集的数据资料是否按事先预定的结构方式产生作用。与探索性因子分析相比，验证性因子分析建立在研究者已经对所研究的因子和内在结构有了完整研究的假设基础上，试图通过这种方法对相应的模型假设进行检验，确认数据是否符合所做的模型假设。因此，验证性因子分析常用于验证成熟量表的结构效度。用于评价模型拟合效果的主要指标有：$X^2/df < 5$；近似误差均方根（RMSEA）< 0.08，均方根残值（RMR）< 0.1；拟合优度指数（GFI）$\geqslant 0.90$，调整的拟合优度指数（AGFI）$\geqslant 0.80$；比较拟合指数（CFI）、增量拟合指数（IFI）、规范拟合指数（NFI）均 $\geqslant 0.90$。

三、问卷信度和效度的提升

在健康风险评估中，采用信度和效度越好的调查问卷，将更有助于风险评估获得更为准确可靠的结果。

问卷信度的提升可以从以下方面入手：

在问卷设计时，做到测量的概念定义清楚不含糊，提高测量层次来测量概念或变量；使用多重指标来测量一个变量，但要注意问卷题项数量适当，不宜过多；问卷题项清楚易理解，不产生歧义。

正式调查前，对调查人员进行统一培训，确保调查人员的操作规范；同时开展预调查，提前发现问题。

调查时尽量给被调查者安排或营造一个良好的调查环境，避免受到他人或外界因素的干扰。

对于问卷效度的提升，可从以下方面进行：调查目的要明确，问卷内容的设计需紧紧围绕调查目的；问卷设计要做到问题清楚易理解，题目数量适中，问卷设计规范标准；调查在安静良好的环境中进行；确保样本具备代表性，即受调查者是风险评估期望评估的研究人群；保证问卷样本回收的质量和数量，题目数量与受调查者样本数量之比最好是 1 ： 5。

此外，如有广泛应用的成熟问卷量表，可直接使用，或根据研究目的稍调整后应用。

第七章

密闭环境作业人员疲劳与作业
能力评估方法

密闭环境作业的工作者在进行工作时，面临着诸多潜在的危险和压力，如缺氧、高温、高压、噪声和振动等，这些因素都可能对工作者的身体和精神健康造成不良影响。密闭环境作业人员的疲劳与作业能力评估的目的是确保他们在高压低温、低氧等特殊环境下的作业能力和安全。具体来说，疲劳评估的目的是识别潜在的疲劳因素，帮助制订合理的工作计划和时间表，从而减少疲劳引起的工作失误和事故的风险；而作业能力评估则是为了评估作业人员在特殊环境下的身体状况和适应性，识别潜在的风险和问题，并采取相应的措施保障其作业能力和安全。

为了评估密闭环境作业人员的疲劳和作业能力，许多方法都已经被广泛采用，包括问卷调查法、行为学监测分析评估方法、生理指标监测分析评估方法等。其中最常用的方法是使用生理指标进行监测分析，例如心率变异性、皮肤温度、血压、氧饱和度等。这些方法可以帮助工作人员和管理者了解工人的工作负荷和疲劳程度，以及他们在密闭环境中的作业能力。

本章将详细介绍密闭环境作业人员疲劳和作业能力评估的意义和方法，探讨不同的评估方法的适用性以及应用，并提供一些模拟应用的案例，以便读者更好地理解这些方法在实际应用中的作用和效果。

第一节　问卷调查法

问卷调查法是一种收集数据的方法通过向被调查者分发调查问卷来获取信息。这种方法通常用于收集大量数据，并且可以应用于不同类型的研究，包括社会科学、商业研究和市场调查等。问卷调查可以采用不同类型的问卷，例如结构化、半结构化或非结构化问卷，并且可以以不同的方式进行分发，包括邮寄、在线或面对面等。

对于进行长时间在密闭环境下工作的作业人员，进行疲劳和作业能力的评估非常重要。问卷调查是一种常用的评估工具，可以用于评估作业人员的疲劳和作业能力。问卷调查法可以通过设计相关的问卷，询问作业人员关于自身疲劳和作业能力方面的情况，从而获取一些有价值的信息。这些信息可以用于识别作业人员的疲劳和作业能力状况，及时发现和解决问题，从而提高作业人员的工作效率和安全性。

一、问卷调查法的步骤

1. 明确研究目的 确定调查的目标，明确要研究的问题和目标受众，确定调查的范围和深度。

2. 设计问卷 设计问卷是问卷调查的核心。设计问卷需要注意问题的表述顺序、语言的简练易懂，同时应该避免提问过程中的主观性、歧义性和误导性。问卷设计应该根据研究目的选择合适的问卷。

3. 确定调查样本 确定调查样本需要考虑人群的特征、大小和分布，选择适当的抽样方法和抽样比例。

4. 进行问卷调查 问卷调查可以通过在线调查、邮寄、面对面等方式进行，调查者应该遵循问卷的填写规则，确保数据的准确性和完整性。

5. 数据整理与分析 数据整理包括数据录入、数据清洗、数据校验等过程。数据分析可以采用统计学方法，如描述性统计、方差分析、回归分析等。

6. 结果呈现 将调查结果进行可视化处理，以图表、表格、报告等方式呈现。同时需要对调查结果进行解释和说明，将研究目的和结论表述清晰。

7. 总结与讨论 对研究结果进行总结和讨论，阐明研究的价值、局限性和未来研究的方向。

二、问卷调查法的优缺点

（一）优点

（1）高效性：问卷调查能够同时调查多个受访者，且数据收集的时间相对较短，能够快速地获取大量的数据。

（2）成本低廉：相比于其他数据收集方法，问卷调查的成本较低，尤其是在网络时代，电子问卷的出现更进一步降低了成本。

（3）客观性：问卷调查的结果基本上反映了受访者真实的想法和观点，有利于提高数据的客观性。

（4）易分析：问卷调查的数据是以数字形式呈现的，容易被计算机处理和分析，使得分析结果更加精确。

（5）数据量大：通过问卷调查可以获得大量的数据，这些数据可以为后续研究提供丰富的信息和数据支持。

（6）数据质量高：问卷调查的数据可以得到一定程度的标准化和规范化、数据质量相对较高。

（二）缺点

（1）自我报告偏差：受访者在填写问卷时可能存在一定的主观倾向或者遗漏信息的情况，因此数据的准确性可能受到一定的影响。

（2）样本偏差：问卷调查的样本往往只是从整个受众中随机选取，无法代表整个受众的情况，因此样本偏差会对结果的准确性产生影响。

（3）缺乏深度：问卷调查只能获取受访者的表层信息，无法深入了解受访者的动机和思想，因此其在某些领域的应用会受到限制，需要根据具体情况选择使用问卷调查法还是其他数据收集方法。

（4）信息受限：由于问卷是提前准备好的，因此调查人员无法进一步追问或深入探究被调查者的回答，可能会影响到数据的准确性。

（5）答卷量受限：由于人们的时间和精力有限，问卷调查的回收率不一定高，很难得到全部被调查者的回答。

（6）问卷设计可能存在问题：问卷设计者需要非常仔细地设计问卷，否则可能会导致回答偏差，或者无法得到有意义的数据。

三、问卷调查法的适用性

具体来说，问卷调查法可以帮助管理者评估作业人员的疲劳程度、工作效率以及发现潜在的安全隐患。通过询问作业人员有关工作时间、工作强度、睡眠时间等方面的信息，评估作业人员的疲劳程度，及时采取措施减轻作业人员的疲劳感；通过询问作业人员关于工作内容、工作流程、工作安排等方面的信息，评估作业人员的工作效率，为提高作业效率提供依据。发现潜在的安全隐患；通过询问作业人员关于工作环境、工作设备等方面的信息，发现潜在的安全隐患，及时采取措施保障作业人员的安全。

虽然这种方法可以收集大量的数据，并且可以快速、便捷地进行评估，而且相对于其他方法来说，成本较低。但是，需要注意以下几个方面：问卷设计需要注意问题的准确性和可信度，问题的表述需要清晰明确，且需要考虑到被调查者的背景和语言水平等因素，以确保获得可靠的结果；在评估疲劳和作业能力时，需要结合其他方法进行综合评估，如生理参数监测、行为观察等方法，以获取更加全面准确的结果；在评估密闭环境作业人员的疲劳和作业能力时，需要考虑到其工作环境的特殊性，如高温、高湿度等因素，以及其对被调查者心理和生理的影响，从而更好地理解调查结果。

四、调查问卷示例

以下是一份关于密闭环境作业人员疲劳与作业能力评估的调查问卷，共包含 10 个问题。请回答每个问题并根据评分标准给出相应的得分。

评分标准：

根据回答的选项，将对应的分值累加起来，得到总分。

0 ~ 5 分：工作状态良好，对密闭环境适应性强。

6 ~ 10 分：工作状态一般，需要关注身体状况，进行必要的休息。

11 ~ 15 分：工作状态不佳，需要注意身体状况，及时采取措施改善工作环境和工作方式。

16 ~ 20 分：工作状态极差，应立即采取措施调整工作环境和工作方式，以保障工作人员的身体健康和工作效率。

1. 你是否曾经在密闭环境下工作过？

A. 是（1 分）

B. 否（0 分）

2. 你是否曾经因为在密闭环境下工作而感到疲劳？

A. 是，经常感到疲劳（2 分）

B. 是，偶尔感到疲劳（1 分）

C. 否，从未感到疲劳（0 分）

3. 你是否曾经因为在密闭环境下工作而感到头晕、恶心或者呼吸困难？

A. 是，经常出现（2 分）

B. 是，偶尔出现（1 分）

C. 否，从未出现（0 分）

4. 你是否曾经因为在密闭环境下工作而感到情绪低落或者心情烦躁？

A. 是，经常出现（2 分）

B. 是，偶尔出现（1分）

C. 否，从未出现（0分）

5. 在过去的一周里，你在密闭环境下工作的总时长是多少小时？

A. 少于10小时（0分）

B. 10～20小时（1分）

C. 20～30小时（2分）

D. 30小时以上（3分）

6. 你在密闭环境下的工作强度如何？

A. 很轻松（0分）

B. 较轻松（1分）

C. 一般（2分）

D. 较重（3分）

E. 非常重（4分）

7. 在过去的一周里，你是否曾经因为在密闭环境下工作而错过了正常的休息时间？

A. 是，经常错过（2分）

B. 是，偶尔错过（1分）

C. 否，从未错过（0分）

8. 在过去的一周里，你是否曾经因为在密闭环境下工作而导致工作效率下降？

A. 是，经常下降（2分）

B. 是，偶尔下降（1分）

C. 否，从未下降（0分）

9. 你认为自己在密闭环境下的工作能力如何？

A. 非常强（0分）

B. 较强（1分）

C. 一般（2分）

D. 较弱（3分）

10. 你认为在密闭环境下工作会对你的身体健康产生什么样的影响？

A. 对身体健康影响很小（0分）

B. 对身体健康影响较小（1分）

C. 对身体健康影响一般（2分）

D. 对身体健康影响较大（3分）

E. 对身体健康影响非常大（4分）

第二节　行为学监测分析评估方法

行为学监测分析评估方法是一种可以帮助评估密闭环境作业人员疲劳和作业能力的方法。这种方法通过对工作人员的行为、生理和心理指标进行测量，来分析他们的状态和能力。行为学监测分析评估方法可以识别出工作人员在工作中可能会出现的问题和挑战，例如注意力不集中、反应能力下降、疲劳程度增加等。这些问题可以在其出现前被识别和纠正以确保工作人员的安全和工作质量。行为学检测分析评估方法包括反应时间测试、执行功能测试、记忆测试、任务负荷测试和空间感知测试等。

一、反应时间测试

反应时间是心理实验中使用最早、应用最广泛的反应变量之一。反应时也被称为"反应的潜伏期"，是指刺激施于有机体之后到明显反应开始所需要的时间。反应时包括三个时段：第一时段，刺激使感受器产生了兴奋，其冲动传递到感觉神经元的时间；第二时段，神经冲动经感觉神经传至大脑皮质的感觉中枢和运动中枢，从那里经运动中枢到效应器官的时间；第三时段，效应器官接受冲动后开始效应活动的时间，可以用于评估注意力、认知能力和反应速度等方面。

密闭环境作业人员反应时间测试是指在封闭的空间环境下，对从事该环境作业的人员进行的反应时间测试。该测试旨在评估作业人员的注意力和反应能力。在测试中，通常会使用各种刺激物，如声音、光线和震动等，来模拟可能的紧急情况，并测量作业人员的反应时间和反应质量。这种测试在许多需要高度集中和高度危险作业的场合中很常见，如矿山、核电站、化工厂等。

（一）反应时间测试的方法

1. 简单反应时间测试　简单反应时是指给参与者呈现单一的刺激，并要求他们只做出单一的反应，这时刺激－反应之间的时间间隔就是简单反应时。简单反应时试验中，特定的刺激与特定的反应间的联系是十分明确的。参与者在听到声音或看到图像后，立即做出简单的反应，例如按下按钮。这种测试可以用来评估参与者的反应时间。

2. 选择反应时间测试　选择反应时是指根据不同的刺激物，在多种反应方式中选择符合要求的反应，并执行该反应所需要的时间。参与者在听到声音或看到图像后，必须根据特定的指示作出不同的反应，例如按下特定的按钮。这种测试可以用来评估参与者的注意力和反应选择能力。

3. 前进／停止反应时间测试　参与者在听到声音或看到图像后，必须根据特定的指示作出前进或停止反应，例如按下特定的按钮或不做任何事情。在实验中，参与者通常需要在一个指定的时间内完成某项任务（如按下按钮），但同时也需要注意某些刺激，比如某个符号的出现。当该符号出现时，被试需要立即停止完成任务并给出相应的反应，如松开按键。前进／停止的主要指标是反应时间和准确性，即在何时和以多大的准确率完成反应。

（二）反应时间测试的适用性

反应时间测试是一种常用的评估个体反应速度和认知能力的方法，通常用于衡量个体在完成特定任务时的反应速度和精度。在密闭环境中，例如工厂车间或实验室等作业环境，由于环境的单调性、重复性和高强度，作业人员容易出现疲劳和注意力不集中等问题，这会对其作业能力产生负面影响。因此，反应时间测试可以作为一种有效的工具，用于评估在这种环境下的作业人员疲劳程度和作业能力。通过测量作业人员在完成特定任务时的反应时间和精度，可以了解其认知疲劳程度和工作效率，并及时采取措施以保证工作质量和安全性。但是，密闭环境下的反应时间测试可能会受到一些限制。例如，如果测试环境中有噪声或其他干扰因素，可能会影响测试的可靠性和有效性。此外，测试的频率也可能会影响测试结果。如果测试太频繁，可能会导致作业人员感到疲劳或焦虑，从而影响测试的结果。因此，在使用反应时间测试作为评估工具时，应该选择适当的测试环境和测试频率，以确保测试结果的准确性和有效性。

（三）反应时间测试的应用模拟

1. 案例背景　某公司的工人需要在密闭环境中进行操作，例如在生产车间或实验室中操作机器或化学药品。由于环境的特殊性质，工人的反应时间可能会受到影响。

2. 解决方案

（1）测试目的

测试工人在密闭环境中的反应时间，以便确定潜在的安全问题并采取适当的措施来保障工人的健康和安全。

（2）测试过程

测试人员会在一间模拟密闭环境的房间里放置一个反应时间测试仪器，并请工人在测试仪器上按下按钮来测试他们的反应时间。测试仪器会随机发出声音或闪光灯，工人需要尽快按下按钮以测试他们的反应时间。测试会进行多次，以确保结果的准确性和可重复性。

（3）测试结果

测试结果会记录在一个数据库中，包括工人的姓名、测试时间、测试次数以及每次测试的反应时间。结果将用于评估工人的平均反应时间、反应时间的变异性、反应时间的分布情况等，并根据测试结果采取适当的安全措施来确保工人的健康和安全。

（4）可能的安全措施包括

提供良好的通风系统，确保室内空气流通，以减少有害气体或蒸汽的浓度，提供适当的防护设备，例如呼吸器或化学药品防护服：限制工作时间和工作强度，以减少工人疲劳和反应时间的缩短，定期进行安全培训和测试，以确保工人了解和遵守安全规定。

二、执行功能测试

在密闭环境中进行执行功能测试是为了确保作业人员在执行任务时能够正确、安全、高效地完成工作。密闭环境通常是指一些特殊的工作场所，例如航天器、海底设施、核电站等，由于环境的特殊性，工作人员必须接受专门的训练和测试才能胜任工作。执行功能测试的主要目的是验证作业人员是否理解相关工作流程和程序以及能否正确地应用相关知识和技能。这些测试可以涵盖多个方面，例如技能测试、安全意识测试、紧急事件响应测试等等。通过这些测试，能够评估作业人员的技能水平和工作能力，发现潜在的问题和风险，提高工作效率和安全性。此外，执行功能测试还可以帮助作业人员了解相关工作的要求和注意事项，加深对工作的理解和认识，提高对工作的自信心和信心。同时，测试结果也可以为企业或机构提供重要的参考，以便更好地管理和培训作业人员，提高工作效率和质量。常用的测试包括Stroop 测试、数字回廊测试、WCST 测试、塔式测验等。这些测试可以评估个体在注意力控制、工作记忆、灵活性、抑制控制、目标设置等方面的表现。

（一）执行功能测试的方法

1. Stroop 测试　Stroop 测试是一种经典的心理学实验，用于测量反应时间和认知控制。在该测试中，参与者被要求快速报出所看到的字的颜色，但字的颜色与字面意思不符，比如"红色"用蓝色字体显示。这种不一致性会引起参与者的认知干扰，使其反应时间变长，称为"Stroop 效应"。

2. WCST（wisconsin card sorting test）测试　WCST 是一种用于评估认知灵活性的测试，该测试要求参与者根据指示改变策略。在 WCST 中，参与者被要求根据给定规则将一组卡片分成不同的类别。当参与者猜对时，测试者会告诉他们是正确的；当他们猜错时，测试者会告诉他们是错误的。然后，测试者会改变规则，而参与者必须识别并适应新的规则。这种反复改变规则的过程可以测试参与者在认知灵活性的表现。

（二）执行功能测试的适用性

在密闭环境下工作，比如在太空站潜水艇或者化工厂等场所，作业人员需要长时间进行高度集中的工作。这种工作环境下，工作人员容易疲劳，从而可能会影响他们的决策能力、反应速度和注意力等方面的能力。通过执行功能测试，可以评估工作人员的工作能力和反应速度等因素，同时监测他们的疲劳程度。这种测试可以帮助评估工作人员的认知状况和疲劳水平以及帮助管理人员确定何时需要给予工作人员休息，并确保他们在完成任务之前处于最佳状态。此外，通过监测工作人员的疲劳程度，可以确定是否需要更换工作人员以保持高效率和安全。这对于密闭环境下的长期任务非常重要。还可以使用生物指标（例如眼动追踪、脑电图和生物反馈）来量化疲劳和认知负荷水平。这些指标可以帮助提高对工作人员疲劳和认知负荷的监测和管理，以便更好地预防意外事故的发生。

综上所述，执行功能测试在密闭环境作业人员疲劳与作业能力评估中非常适用，可以提供准确的信息，帮助管理者更好地了解工作人员的状态并采取相应的措施来保证工作安全和生产效率。然而，执行功能测试也存在一些限制。首先，测试结果只是作业人员能力和疲劳情况的一部分，不能完全反映作业人员的整体情况。其次，测试环境和实际作业环境可能存在差异，测试结果可能并不能完全预测作业人员在实际作业中的表现。因此，在进行执行功能测试时，需要结合实际作业情况和作业人员个体差异进行综合评估。同时，也需要采取其他措施来保障作业人员的安全和健康，例如提供必要的培训和休息，加强监督和管理等。

（三）执行功能测试的应用模拟

1. 案例背景　某化工公司的生产车间需要操作员在密闭环境下进行操作，但是由于长时间的作业会导致操作员疲劳，从而影响作业质量和安全。因此，公司决定进行作业人员疲劳与作业能力评估并采用功能测试方法

2. 解决方案　首先，公司安排专业的医务人员对参与测试的操作员进行身体健

康状况的检查，以确保操作员能够安全地参加测试。然后，将操作员分成两组，一组进行疲劳状态下的测试，另一组在休息充足的状态下进行测试。

在测试中，操作员需要进行各种复杂的操作，例如监测和控制生产过程，处理紧急情况等。测试的过程中，记录操作员的反应时间、准确性、注意力和判断力等指标，并将数据进行分析和比较。

通过比较测试结果，可以发现在疲劳状态下操作员的反应时间和准确性等指标明显低于在休息状态下的操作员，从而证明了长时间作业对操作员的影响。同时，根据测试结果，公司可以制订相应的管理措施，例如合理安排操作员的工作时间和休息时间以提高作业安全和效率。

三、记忆测试

密闭环境作业人员的记忆测试的主要目的是评估作业人员在长期处于封闭环境中的情况下，是否存在认知能力下降或记忆力衰退等问题。由于密闭环境中通常存在着限制性的活动和缺乏外界刺激的情况，作业人员可能会面临认知和情绪压力，这可能会影响他们的工作表现和安全。通过进行记忆测试，可以帮助监测和诊断作业人员的认知状态，包括注意力、工作记忆、长期记忆和思维灵活性等方面。这样，可以及早发现潜在的认知障碍或其他问题，为作业人员提供更好的保护和支持，同时确保他们在工作中保持高水平的表现和安全。

（一）记忆测试的方法

1. 自由回忆测试　自由回忆测试是一种经典的记忆测试，用于评估个体在特定信息领域内的记忆能力。测试过程通常包括在一定时间内学习一组单词或其他信息，然后要求个体在没有提示的情况下尽可能多地回忆这些信息。通常，这些单词或信息在一开始的学习阶段都是无序的，个体需要自行组织和编排这些信息以便更好地回忆。在密闭环境中，可以通过定期进行自由回忆测试来评估作业人员的疲劳程度和作业能力。测试结果可以用于确定是否需要给作业人员休息或减轻工作强度，以保障他们的安全和健康。

2. 逻辑记忆测试　逻辑记忆测试是一种心理测试，旨在测量被试者的记忆能力。这种测试需要被试者在听到或阅读一些信息后，记住这些信息并在稍后进行回忆。在密闭环境作业中，逻辑记忆测试可以用来测试作业人员的记忆能力和集中注意力的能力。在进行逻辑记忆测试时，作业人员需要被要求记住一些关键信息，例如指示、安全协议、任务步骤等。这些信息可能非常详细和复杂，因此作业人员需要有良好的记忆和注意力才能成功完成任务。如果作业人员在测试中表现良好，可以推断其在作业中具有良好的记忆能力和集中注意力的能力，有助于提高其作业效率和安全性。

3. 数字和字母序列测试 数字和字母序列测试是一种认知能力测试，旨在评估个体的注意力、记忆、认知灵活性和信息处理速度等方面的表现。在这种测试中，参与者通常需要在短时间内记忆一个由数字和/或字母组成的序列，并在给定的时间内重复序列。测试会逐渐增加序列的长度和难度，以确定参与者的极限和表现水平。

4. 空间记忆 空间记忆测试是一种心理测量工具，用于评估个体在短期和长期记忆中的空间记忆能力。该测试通常包括一系列图像或符号的呈现，个体需要在一定时间内记住这些图像或符号的位置，并在稍后的时间里进行回忆。测试的结果可以用来评估个体的记忆能力，并可能提供有关认知功能的其他信息。

5. 长时记忆 长时记忆测试是一种心理测量工具，旨在评估一个人在一段时间内记住和保持信息的能力。这种测试通常会向被试者呈现一系列信息，例如单词、数字或图片，并在一段时间后要求他们回忆这些信息。回忆的形式可能是自由回忆（没有特定提示）或受提示回忆（提供提示以帮助记忆）。通过分析被试者的回忆表现，可以评估他们的长时记忆能力。

6. 暂存记忆测试 暂存记忆测试是一种测试人们在短时间内（通常为几秒钟至几分钟）能否有效地记忆并立即回忆出一系列信息的能力。通常，测试会要求被试在一定时间内记忆一些信息，例如数字、单词、图像等，然后再根据提示尝试回忆出这些信息。暂存记忆测试被广泛应用于认知心理学、神经科学、教育心理学和临床心理学等领域，旨在评估个体的记忆能力和认知功能。

7. 短时记忆测试 短时记忆测试是一种心理学测试，旨在评估一个人在短时间内存储和记忆信息的能力。测试通常涉及一系列简短的信息（例如数字、字母、单词或图像），测试者需要在一定时间内记住这些信息，然后在之后的一段时间内重复这些信息。测试的结果可以显示一个人的短时记忆容量、存储信息的速度和记忆信息的持久性。

8. 长时记忆测试 长时记忆测试是一种心理测量工具，用于评估个体对已经存储在记忆系统中的信息的记忆和回忆能力。长时记忆是指我们存储和保留信息的能力，这些信息可以在需要时进行检索和使用，通常会持续数小时、数天、数周、数月、数年或更长时间。长时记忆测试通常包括要求个体回忆先前学习的信息的任务，如单词、数字、事实、面孔、场景等。这些任务可以是口头的、书面的、视觉的或听觉的。测试通常包括不同类型的信息和难度级别，以便评估个体在不同条件下的记忆和回忆能力。长时记忆测试的结果可以用于评估认知功能。

9. 工作记忆测试 工作记忆测试是一种心理测量工具，用于评估个体在短期记忆和注意力方面的能力。工作记忆是指个体在进行思考和决策时，能够同时存储和操作信息的能力。这种测试通常涉及向个体展示一些信息（例如数字、字母、单词或图形），并要求其在记住这些信息的同时进行某些操作（例如反转顺序、计算、推理等）。

（二）记忆测试的适用性

记忆测试的作用是测量被试者的记忆能力和信息处理能力。在密闭环境中由于长时间处于高度专注的状态和缺乏外界刺激，可能会出现疲劳和认知衰退的现象。记忆测试可以通过评估被试者的工作记忆和短期记忆来识别这些问题，并提供对应的干预和建议。例如，在太空任务中，宇航员需要在空间舱内生活和工作数月或数年，需要面对孤独、环境限制、高强度的工作压力等多种因素，容易出现认知疲劳和精神失常等问题。为了评估宇航员的工作能力和健康状况，NASA 开发了一系列的认知测试，其中包括记忆测试。这些测试可以用来评估宇航员的工作适应性、认知健康状况以及工作效率等。例如，宇航员在完成任务前需要完成一定的记忆测试，以确保他们的工作状态处于最佳状态。类似地，在核电站和海底探测等特殊环境中，作业人员也需要经常面对高压、高温、高湿度等极端环境，容易出现认知疲劳和工作失误等问题。此时，记忆测试可以用来评估作业人员的认知能力和工作状态，以及及时发现问题并采取措施来确保工作安全和效率。

但其在密闭环境下的适用性需要考虑多种因素。首先，记忆测试需要选择适当的测试类型，以确保其能够准确地反映出作业人员的疲劳和作业能力。例如，一些记忆测试可能需要较高的语言或数学能力，这可能会影响测试结果的准确性。因此，需要选择针对具体作业任务的相应测试，以确保测试结果具有可靠性和有效性。其次，在进行记忆测试时，需要考虑测试的时间和频率。如果测试的时间间隔太短或测试频率太高，可能会导致作业人员感到疲劳和失去动力。因此，需要确定适当的测试时间和频率，以确保测试结果准确而可靠。最后，还需要考虑测试环境的安排。在密闭环境中进行记忆测试时，可能需要确保测试环境的安静和稳定，以确保测试结果的准确性。此外，还需要确保测试环境的舒适度和安全性以保证作业人员的工作效率和安全。

（三）记忆测试的应用模拟

1. 案例背景　假设某公司有一组工人需要在密闭环境中进行一项需要高度集中注意力和记忆能力的任务，例如对电子设备进行组装和测试。为了确保工作的质量和安全，公司需要定期评估这些工人的疲劳和作业能力。

2. 解决方案　公司决定使用记忆测试来评估这些工人的认知能力和疲劳程度。他们选择了一项标准的数字记忆测试，要求工人在规定的时间内记忆并重复一系列数字。测试的难度会逐渐增加，以确保它可以识别出那些在紧张和疲劳状态下可能出现认知问题的工人。

公司安排工人在每个工作日的开始和结束时进行记忆测试。测试结果被记录下来，与工人的作业表现和疲劳程度进行比较。如果某个工人的测试成绩开始下降，可能表明他们需要休息或者是他们的认知能力已经受到了损害，这将需要进一步的评估和处理。

通过使用记忆测试来评估工人的疲劳和认知能力，该公司可以及时发现潜在的问题，并采取适当的措施来确保工人的安全和作业质量。

四、任务负荷测试

任务负荷测试是一种通过对作业人员进行任务负荷量的测量和评估，以确定他们在执行特定任务时的认知和心理负荷的测试方法。任务负荷测试可以用于评估作业人员的认知负荷、情感负荷和生理负荷等方面。在密闭环境下，作业人员需要长时间保持高度专注和警觉状态，以应对复杂的工作任务和紧急情况。因此，通过任务负荷测试，可以确定作业人员在特定任务下的认知负荷水平，以评估他们的认知疲劳和疲劳对作业能力的影响。

此外，任务负荷测试还可以评估作业人员的情感负荷，如紧张、焦虑和压力等。在密闭环境下，作业人员需要处理一些突发事件和紧急情况，这可能导致他们的情感负荷水平增加，从而影响作业能力。通过任务负荷测试，可以评估作业人员在特定任务下的情感负荷水平，从而确定他们的情感疲劳和疲劳对作业能力的影响。

最后，任务负荷测试还可以评估作业人员的生理负荷水平，如心率、呼吸频率、血压等指标。在密闭环境下作业人员需要长时间保持高度警觉状态，这可能导致他们的身体出现疲劳和疲惫感。通过任务负荷测试，可以评估作业人员在特定任务下的生理负荷水平，从而确定他们的生理疲劳和疲劳对作业能力的影响。

（一）任务负荷测试的方法

1. NASA-TLX　该测试方法是由 NASA 开发的，可用于评估任务的认知负荷。具体从以下 6 项进行评估：心智要求（mental demands）、体力要求（physical demands）、时间要求（temporal demands）、个人表现（own performance）、精力（effort）及挫折感（frustration）。参与者将对这 6 项进行评分，最后得出任务的负荷评分。

2. EEG 脑电图　脑电图可以用来评估认知负荷的程度。在进行任务时参与者会佩戴头戴式 EEG 设备，该设备可以记录大脑的电信号。通过分析这些信号，可以确定大脑在完成任务时的负荷情况。

（二）任务负荷测试的适用性

任务负荷测试是一种衡量人们在执行特定任务时所承受的认知和心理负荷的方法。这种测试可以帮助评估作业人员在工作中的疲劳程度和作业能力。在密闭环境作业中，如航天飞行员、潜水员、核电站操作员等，人的任务负荷测试可以提供重要的信息以评估他们的心理状态和作业能力确保他们在高风险环境中的安全。在这些环境中，任务的高度复杂性和紧张度可能会导致作业人员疲劳，影响他们的判断力、反应速度和决策能力，从而增加了工作中发生错误的风险。因此，对于这些作业人员，对任务负荷的监测和管理是至关重要的。通过任务负荷测试，可以确定工作过程中的心理负荷水平，以及个体对工作任务的认知和心理负荷的适应能力。

任务负荷测试可以帮助评估作业人员的心理负荷水平，及时采取措施调整工作强度或安排合适的休息，以减轻疲劳、提高作业能力和保障安全。通过对任务负荷进行监测和管理，可以提高作业人员的安全性和工作效率，降低操作风险，确保任务的顺利完成。

（三）任务负荷测试的应用模拟

1. 案例背景　假设某公司负责在一座密闭的实验室中进行化学药品的制备和测试。在该实验室中，工作人员需要穿着特制的防护服，并进行长时间的工作，比如不断地进行药品调配、记录实验数据、清理实验器具等。为了确保工作人员能够承受这样的任务负荷，该公司需要进行任务负荷测试。

2. 解决方案

（1）设计任务场景：为了模拟实际的工作环境，测试人员需要设计一系列与实验室工作相关的任务场景。例如，要求测试人员穿着防护服在一定时间内完成多个药品的调配和实验数据的记录等任务。

（2）测量生理指标：测试人员需要在测试前和测试过程中对参与测试的工作人员进行生理指标的测量，如心率、血压、呼吸频率等，以便评估工作人员在任务负荷下的身体反应情况。

（3）评估认知负荷：测试人员需要采用一些标准化的认知负荷评估工具如 NASA-TLX 等，对工作人员在任务执行过程中的认知负荷进行评估。

（4）分析数据并提出建议：测试结束后，测试人员需要对收集到的数据进行分析，并提出相应的建议。例如，如果发现某些工作人员在任务执行过程中出现身体反应异常，可以建议公司对防护服的设计进行改进，以减轻工作人员的负荷。

通过这样的任务负荷测试，公司可以了解工作人员在密闭环境下的任务负荷情况，并采取相应的措施，以确保他们的安全和健康。

五、空间感知测试

密闭环境作业人员的空间感知测试在于评估他们对工作区域的空间认知能力。一些职业（如航天员、潜水员、矿工、石油工人等）的工作环境可能非常危险，因此需要进行空间感知测试以确保作业人员对环境的空间认知能力达到一定标准。空间感知测试可以评估作业人员对工作区域内的空间关系和方向感的掌握程度。这些测试可以包括诸如在受限空间中进行操作、导航、执行任务和避免碰撞等活动。测试结果可以帮助确定作业人员是否适合在特定的密闭环境下工作，并且能够保持高度警觉和应对突发状况。

通过进行空间感知测试，可以减少潜在的危险和事故发生的可能性，并提高工作效率。此外，作为一种评估工作能力的工具，空感知测试还可以帮助企业和组织确定是否需要为工作人员提供额外的培训或支持。

（一）空间感知测试的方法

1. 倒影测试　空间感知测试中的倒影测试是一种用于测试个体空间感知能力的测试方法之一。这种测试方法通常涉及向个体展示一个物体或一个图形，然后要求个体在一个镜子中观察该物体或图形的倒影，并将其准确地绘制在一张纸上。这种测试通常用于评估个体在空间感知方面的能力，包括观察物体或图形的能力、理解物体或图形的形状、尺寸和位置的能力以及绘制能力等。倒影测试通常也可以评估个体的空间记忆和图形转换能力，因为个体需要在脑海中将物体或图形从一个视角转换到另一个视角。

2. 空间导航测试　空间导航测试是空间感知测试中的一项重要测试，旨在评估个体在空间环境中进行导航和方向感知的能力。这种测试通常会给测试者展示一些虚拟或实际的空间场景，测试者需要在场景中找到特定的目标或位置，并在规定的时间内完成任务。在空间导航测试中，测试者需要注意自己的方向感和位置感，同时需要利用空间记忆和空间定向能力，以在场景中快速定位目标位置并达到目标。测试者的表现可以通过测量他们的任务完成时间、路径长度、准确度、空间定向能力和记忆能力等方面进行评估。空间导航测试通常被广泛用于评估驾驶员、飞行员、航海员等职业人员的导航能力，同时也被用于评估老年人、儿童和其他人群的空间定向和记忆能力，以及各种神经学和心理学障碍对空间导航能力的影响。

3. 空间旋转测试　空间旋转测试是空间感知测试中的一种，旨在评估个体对空间旋转能力的认知和处理能力。在该测试中，个体需要根据给定的图形或对象，在脑海中进行旋转或翻转，以确定其最终的方向或位置。一般来说空间旋转测试包括两种类型的任务：第一种任务是旋转视觉图像或对象，要求个体将其想象成一个三维物体，并在脑海中进行旋转、翻转等操作，最终确定其新的方向或位置；第二种任务是根据描述或指示在脑海中想象一个三维物体，并进行旋转或翻转，最终确定其新的方向或位置。

（二）空间感知测试的适用性

空间感知测试通常用于评估人类在三维空间中的认知和行为能力。在密闭环境中工作的人员可能需要在狭小的空间内进行操作，需要较高的空间感知能力，因此空间感知测试在这种情况下具有一定的适用性。另外，长时间的工作可能会导致疲劳，影响工作人员的作业能力。空间感知测试可以评估工作人员的注意力、反应速度和精度等能力，从而提供有关其疲劳状态和作业能力的信息。以下是该测试在适用性的一些方面：

1. 评估感知能力　空间感知测试可以帮助评估作业人员的感知能力，特别是在三维环境中。这种测试通常包括模拟三维环境的任务，例如观察并识别物体的位置和方向等。这可以帮助确定一个人是否有足够的感知能力来完成任务，或者是否需要更多的训练和指导。

2. 评估注意力和反应能力　空间感知测试还可以帮助评估作业人员的注意力和反应能力。这些测试通常包括在一定时间内完成任务，例如在限定时间内尽可能多地找到目标物体或识别物体的位置和方向。这可以帮助确定一个人是否有足够的注意力和反应能力来完成任务，或者是否需要更多的训练和指导。

3. 评估空间认知和导航能力　空间感知测试还可以帮助评估作业人员的空间认知和导航能力。这些测试通常包括模拟在复杂的三维环境中导航的任务，例如记住一个路径并在限定时间内回到起点。这可以帮助确定一个人是否有足够的空间认知和导航能力来完成任务，或者是否需要更多的训练和指导。

（三）空间感知测试的应用模拟

1. 案例背景　某家工厂的作业人员需要在一个密闭的生产车间内进行长时间的操作。这些操作需要高度的空间认知能力和快速反应能力。工厂的管理团队发现作业人员在进行长时间的操作后会出现疲劳和失误。他们希望能够使用一种评估方法来监测作业人员的疲劳和作业能力，并及时采取措施来防止事故的发生。

2.解决方案　为了解决这个问题，工厂的管理团队决定使用空间感知测试来评估作业人员的疲劳和作业能力。他们在生产车间内设置了一台空间感知测试仪器，每隔一定时间对作业人员进行测试，测试内容包括多种类型的空间感知题目，如旋转、平移、缩放等。每次测试的时间为5分钟，测试结果会被记录在一个数据库中。通过对测试结果的分析，工厂的管理团队发现，作业人员在开始工作时的空间认知能力较强，但随着时间的推移，他们的疲劳程度逐渐增加，空间认知能力也会下降。当作业人员的测试结果超过了一定的阈值时，工厂的管理团队会及时采取措施，如提供更多的休息时间或更换作业人员。

3.结论　通过使用空间感知测试，工厂的管理团队评估了作业人员的疲劳和作业能力，并及时采取了措施来保障工人的安全和生产效率。该测试方法可应用于其他需要高度空间认知能力和快速反应能力的工作环境中。

第三节　生理指标监测分析评估方法

生理指标监测分析评估方法是通过对密闭环境作业人员生理指标的监测和分析，包括测量和记录他们的生命体征，如心率、呼吸频率、血压和体温等，评估其疲劳状况、作业能力和健康状况，以及发现可能预示潜在健康风险的指标变化。监测生理指标对健康风险评估的意义在于它能够使管理者和职业健康人员识别健康问题的早期迹象，如热应激、脱水、疲劳或接触有毒物质等现象。通过及早发现这些问题，并采取适当的干预措施，可以降低相关工作人员发生工伤或疾病的概率。

评估在密闭环境中工作的人员健康风险，首先需要根据特定的工作环境，确定相关的生理指标。一旦确定了需要监测的生理指标，就可以选择合适的监测设备进行测量。其次相关工作人员在接受生理指标监测前，需要参加使用某些仪器设备的专业培训，以保证监测程序的正确运行以及所收集数据的准确性。如果发现任何异常的指标，应采取相应措施以减轻潜在的健康危害。此外，管理者还应定期评估监测方案的有效性，以确保其在识别和减轻潜在健康危害方面是有效的。

一、生理指标简介

1.心率变异性　心率变异性是指心率在不同时间的变化情况，是评估疲劳和作业能力的一种生理指标。在密闭环境作业过程中，心率变异性常常受到压力、疲劳、注意力等因素的影响，心率高可能表明员工正在经历压力、焦虑，甚至是体力消耗。通过对员工的心率变异性进行监测和分析，可以评估个体的疲劳程度和作业能力，是监测封闭环境中工作人员健康风险的常用方法。在封闭环境中监测工作人员的心率指标对他们的健康和安全至关重要。通过了解在封闭环境中工作的风险，确定合适的心率监测器，培训工作人员正确使用监测器，制订监测计划，记录分析心率数据，并采取适当的行动措施，以确保工作人员不会暴露在危险水平的压力、焦虑环境或超支的体力消耗中。这不仅有助于预防严重的疾病问题，而且还有助于提高工作人员的整体生产力。

2. 脑电波　脑电波是脑电图（EEG）可以检测到的大脑活动的电模式。这些模式是由大脑中神经元的同步活动产生的，它们在相互交流时产生电信号。不同类型的脑电波与不同的思想意识和心理活动状态有关。例如，α 波与放松的清醒意识有关，而 β 波与注意力集中和警觉性有关，θ 波与冥想和深度放松有关，而 δ 波与深度睡眠和无意识有关。脑电波的研究可以深入了解大脑的功能，并有助于神经系统疾病的诊断和治疗。

3. 眼动追踪　眼动追踪是一种用于测量和分析眼球运动和注视行为的技术，可作为一种评估个体注意力和反应能力的生理指标。在密闭环境作业过程中，眼动追踪常常受到疲劳、注意力等因素的影响，常用来分析视觉感知、注意力集中程度和认知过程等方面的健康状态，进而可以评估工作人员的疲劳程度和作业能力。

4. 体温　人体温度是衡量人体所产生和维持的热量的标准。成人的正常体温约为 98.6 华氏度（37℃），不过这可能会因个人和测量方法的差异而略有不同。体温监测是通过测量和记录体温以评估个人健康状况的过程。在封闭环境中，定期监测体温是很重要的，以防止工作人员出现中暑或体温过低的现象，可用于识别潜在的健康问题。

5. 血压　血压是衡量血液在体内流动时对动脉壁的推力的指标。它用两个数字表示，第一个数字表示心脏收缩期间的压力（收缩期），第二个数字表示心脏舒张期的压力（舒张期）。成人的正常血压应在 120/80 mmHg 左右。然而，血压会受到年龄、体力活动、压力和健康状况等因素的影响。监测血压很重要，因为高血压是心血管疾病、脑卒中和其他健康问题的主要表现。高血压通常没有明显的症状，所以定期检查血压是必要的，以便及早发现问题并治疗。此外，监测血压在管理某些健康状况时也很有用，如糖尿病和肾脏疾病，这些疾病都会影响血压。建议成年人至少每两年检查一次血压，如果有高血压的危险前兆，可以增加检查血压的频率。

6. 氧饱和度　氧饱和度是衡量血液中氧含量的指标。它以百分数表示，通常使用一种叫作脉搏血氧计的设备来测量。正常的氧饱和度在 95% ～ 100% 左右。监测氧饱和度很重要，因为低氧饱和度水平，即低氧血症，可以代表各种健康问题，包括肺部疾病、心脏病和贫血等。低氧血症可引起呼吸短促、疲劳和其他症状，如果不及时治疗可导致更严重的并发症。

7. 睡眠　睡眠是身体和大脑处于自然休息的状态。在睡眠期间，身体会经历不同阶段的各种循环，包括深度睡眠和快速眼动睡眠。这些阶段对于身体的不同功能都很重要，比如物理恢复和记忆巩固。睡眠问题，如失眠或睡眠呼吸暂停，会导致白天嗜睡、认知能力下降和事故风险增加。长期睡眠不足还会导致一系列健康问题，包括肥胖、糖尿病、心血管疾病和抑郁症等，会对整体健康产生负面影响。

8. 作业活动　工人活动是指员工在工作场所执行的任务。根据工作和行业的不同，这些活动可能有很大的不同，包括体力劳动、文书工作或客户服务等。为了根据员工的活动状态来评估健康风险，管理者可以进行工作场所评估，以确定潜在的危险，并采取措施尽量减少或消除这些危险。

二、生理指标监测方法

（一）心率监测

在封闭环境中监测工作人员心率指标，首先是要了解与这种封闭环境相关的风险。在封闭环境中工作的一些风险包括暴露在高水平二氧化碳、低水平氧气、高水平温度或湿度环境中，这些情况会导致疲劳、头晕，甚至昏厥现象。因此，监测工作人员的心率以确保他们没有出现这些症状是很重要的。其次就是要使用合适的心率监测器，目前市场上有许多不同类型的心率监测器，包括腕戴式监测器、胸带式监测器和手指传感器等，具体所选择的心率监测器类型将取决于工作场所的具体需求。

1. 可穿戴设备　智能手表、健身追踪器和心率监测器等可穿戴设备可用于实时监测工作人员的心率（图 7-1）。这些设备可以连接到一个中央监控系统，该系统将在心率不正常的情况下向监督人员或医务人员发出警报。例如，Apple Watch 内置心率监测器，可以用来监测工作人员的心率。这些可穿戴传感器可以持续跟踪工作人员的心率并提供实时反馈。在像潜艇舱这样的封闭环境中监测船员的心率可能具有一定的挑战性，但这对他们的安全和健康至关重要。

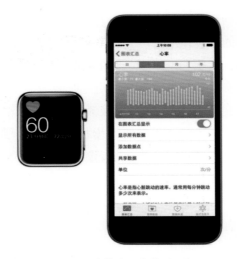

图 7-1　穿戴式心率监测设备

例如，在美国圣达菲号（USS Santa Fe）潜艇的部署过程中，艇员配备了一种名为"生命衫"（LifeShirt）的可穿戴监控设备。救生衣里面配备的传感器可以测量心率、呼吸频率和皮肤温度等生命体征。机组人员在执行日常任务时穿着救生衣，岸上的医疗人员收集和分析数据。这使医疗小组能够监测船员的健康状况，并尽早发现任何潜在的健康问题。曾有一名机组人员通过救生衣被检测到心率异常增加。医疗小组立即得到警报，诊断出该机组人员患有心脏病，并迅速地提供了适当的医疗护理。像救生衣这样的可穿戴传感器可以有效地监测潜艇舱等封闭环境中船员的心率，为他们的生命安全提供关键信息。

2. 远程监控　远程监控系统可用于从远程位置实时监控工作人员的心率。例如，可以使用无线心电图（ECG）设备来监测封闭环境下工作人员的心率，并将数据传输到远程监测站。首先需要在工作人员所在的封闭环境中安装远程监控系统，包括传感器、发射机和接收机。一旦系统安装和测试，就可以开始从远程位置实时监控工作人员的心率。远程监控系统能够连续显示心率数据，并在心率超过一定阈值时发出警报。如果系统检测到工作人员的心率超过一定阈值，就要制订应对警报的计划，这可能包括联系工作人员或派紧急救援人员到现场。此外，还需要确保远程监控系统的安全，心率数据的传输和存储安全，以保证工作人员的隐私。

3. 闭路电视摄像机　闭路电视摄像机可以间接监测工作人员的心率。通过分析工作人员的肢体语言和动作，可以识别出压力、疲劳或不适的迹象，这些迹象可能与心率变化有关。例如，如果一个工作人员大量出汗或呼吸急促，或者发生面部颜色的变化，这都可能是心率升高的迹象。例如，国外某公司开发了一种名为"SmartCap"的系统，该系统使用装有传感器的棒球帽来监测工作人员的大脑活动，还可以使用闭路电视摄像机间接监测他们的心率。这些摄像头通过分析工作人员面部颜色的变化来确定他们的心率，然后将心率传回中央监控站，并进行实时分析，有助于降低因在密闭环境中工作而发生事故的风险，并可以采取适当的措施防止进一步的并发症发生。

4. 热成像　热成像摄像机是通过测量血液流动变化引起的皮肤温度的细微变化来间接监测心率（图 7-2）。当一个人的心率增加时，身体会产生更多的热量，这可以被热成像摄像机检测到。例如，热成像摄像机可用于监测在封闭建筑环境中工作的人员心率。一些建筑公司在监测工作人员轮班的心率变化时，常使用热成像摄像机来测量皮肤温度的变化，作为心率的间接指标，以确保他们的安全和防止事故的发生。工作人员们被要求穿着反光的衣服，热成像摄像机被放置在建筑工地周围的重要位置。这些摄像头连接到一个计算机系统，该系统实时监测皮肤温度的变化，如果有任何工作人员出现心率加快的迹象，就会向安全人员发出警报。安全人员在得到警报后能够迅速做出反应，为受影响的工作人员提供援助，可以有效地预防事故发生。

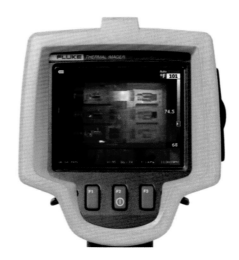

图 7-2　热成像仪

5. 心电图（ECG）监测　ECG 监测可以通过记录心脏的电活动，并在屏幕上以波形形式显示，来监测封闭环境下的心脏功能（图 7-3）。这可以使用便携式 ECG 设备来完成。便携式心电监护设备通常包括一个小型的电池供电单元，连接到患者的胸部或手腕上，记录一段时间内心脏的电活动。在工作或家庭等封闭环境中，便携式 ECG 监测设备可用于检测心率、节律和其他心脏参数的变化。此外，还可用于诊断某些心脏疾病，如心律失常，并评估药物或程序等治疗的有效性。它们可用于急性和慢性护理环境，即使患者不处在医院环境。总体而言，便携式 ECG 监测设备提供了一种方便的方式来监测封闭环境中的心率变化，提供的有价值信息，可以帮助医疗保健提供者做出相关的护理措施决定。

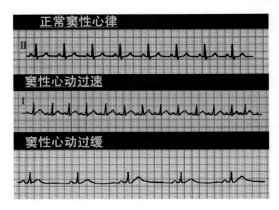

图7-3 心电图

在使用上述的心率监测器之前，培训相关工作人员正确使用这些设备是至关重要的。工作人员需要正确使用仪器并获得准确的读数，在封闭环境中正确使用心率监测器涉及几个关键步骤：首先，应使相关工作人员明确正确和持续使用心率监测器的重要性，并详细了解心率监测器的工作原理、解释显示器的各种功能；其次，在练习使用心率监测器的过程中，应使工作人员掌握正确佩戴心率监测器的方法，并能够获得监测器的心率读数；最后，相关管理者需要定期检查心率数据，以确保员工正确使用监控器，并识别任何潜在的隐患问题。

（二）脑电图监测方法

脑电图（EEG）是一种用来记录和测量脑电波的技术。它通过在头皮上放置电极来检测大脑产生的电脉冲，可以实时提供有关大脑功能状态的信息，成为评估个体认知能力和注意力的一种生理指标，进而用来评估个体的疲劳状况和作业能力。脑电图是监测密闭环境中工作人员健康状态的有价值工具。在密闭环境作业过程中，工作人员可能由于暴露在低氧水平、高二氧化碳水平或有毒化学物质等环境中而引起认知障碍，而轮班工作和睡眠不足也会对认知功能产生重大影响，包括注意力、记忆力和决策能力受损，而这些损伤会增加在密闭环境中发生事故和受伤的风险。因此，在密闭环境中监测工作人员的脑电图可以提供有关他们认知功能的有价值的信息，并有助于识别潜在的健康风险。

脑电图信号通常采用时频分析技术进行分析。时频分析技术可以揭示脑电信号频率和振幅随时间的变化情况。这些变化可以提供有关大脑功能状态的信息。例如，脑电图信号的频率和振幅的变化可以表明认知过程、注意力和警觉性的变化。利用脑电图分析封闭环境中工作人员的健康状况，包括以下步骤。

1. 设备设置　脑电图是一种测量大脑电活动的非侵入性方法，通常在封闭、安静舒适的空间环境中设置EEG设备（图7-4），需要将设备进行校准并确保能够正确运行。

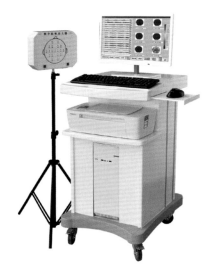

图7-4　脑电仪器

2. 测试准备　征求工作人员使用脑电图设备进行监测的意见，并说明操作程序。确保员工在测试前具有充足的休息时间，并尽量在测试前不要摄入咖啡因或酒精。

3. 监测记录　用导电凝胶将脑电图电极置于工作人员的头皮上。电极将记录大脑的电活动，记录可以在工作人员休息或执行任务时进行，监测时间通常持续几分钟，也可以长达1小时。

4. 数据分析　使用专用软件对脑电图数据进行分析。该软件可以提供大脑活动的各种测量方法，如频段、功率谱密度、相干性和事件相关电位等。接下来需要解读脑电图数据，判断工作人员的健康状况。当脑电图数据出现异常时，可能预示着潜在的健康问题，如睡眠障碍、脑损伤或神经系统疾病等。

5. 信息反馈　将所监测获得的脑电图数据分析结果向工作人员提供反馈。如果有任何有关的发现，需要将工作人员转送到专业医疗处，进行进一步的评估和治疗。通过使用脑电图分析封闭环境中工作人员的健康状况，可以及早发现潜在的健康问题，并采取措施防止引起其他并发症。然而，重要的是要确保工作人员的隐私可以得到保护，并确保设备的使用是合乎道德和规范的。在一些封闭环境（如舱室）中使用的脑电图分析设备通常包括：

（1）脑电图放大器：脑电图放大器用于放大从头皮记录的电信号，并可以过滤掉噪声和伪影。它们对于获得高质量的脑电图数据至关重要。

（2）电极：脑电图电极被放置在头皮上，以测量大脑的电活动。它们通常由金属或银制成，并使用导电凝胶或糊状物附着在头皮上。

（3）头帽：头帽用于将电极固定在头皮上。它们由可拉伸的材料制成，有不同的尺寸来适应不同的头部形状。

（4）脑电图记录软件：脑电图记录软件用于采集、存储和分析脑电图数据。它提供了脑电图信号的实时可视化，并允许选择各种技术进行分析。

（5）电源：需要电池或电源来为脑电图放大器和其他设备供电。

（6）计算机或平板电脑：需要一台计算机或平板电脑来运行脑电图记录软件，并存储和分析脑电图数据。

（7）降噪环境：安静、降噪的环境是获得高质量脑电图数据的必要条件。这可以通过使用隔音材料和尽量减少外部噪声源来实现。

通过使用这些设备，可以在舱室等封闭环境下获得准确可靠的脑电图数据。确保设备的正确设置，并由合格的专业人员分析数据是保证数据质量的关键。在密闭环境中监测工作人员的脑电图也可以帮助识别可能影响工作表现的认知功能的个体差异。例如，有些人可能更容易受到环境因素或轮班工作对认知功能的影响，识别这些个体差异可以帮助制订策略来优化工作安排和安全机制。

（三）眼动追踪监测方法

眼球追踪包括使用专门的设备来跟踪和记录眼睛的位置和运动，利用眼动追踪来判断封闭环境中工作人员的健康状况，主要涉及以下步骤：

1. 设备设置　眼动跟踪设备包括眼动跟踪设备和用于记录和分析眼球运动的软件。设备应设置在封闭、安静和光照良好的环境中。

2. 测试准备　获得工作人员使用眼动追踪设备的同意，并说明操作程序。确保工作人员在测试前状态良好，无咖啡因或酒精摄入。

3. 眼球追踪记录　使用眼球追踪设备记录工作人员在执行任务或在屏幕上查看刺激时的眼球运动。眼球追踪可以使用或不使用头戴式设备，这取决于不同的眼球追踪器类型。

4. 数据分析　使用专业软件对眼动数据进行分析。软件可以提供眼球运动的各种测量方法，如注视时间、扫视幅度和瞳孔大小等。通过解读眼动数据来判断工作人员的健康状况，眼动异常可能预示着潜在的健康问题，如患有视力障碍、认知能力下降或神经系统疾病等。

5. 信息反馈　向工作人员提供关于眼动分析结果的反馈，如有异常，需要保证工作人员能及时获得医疗救助。通过使用眼动跟踪来判断封闭环境中工作人员的健康状况，可以及早发现潜在的健康问题，并提前采取措施。

一些最常用的眼球追踪设备可以供工作人员在封闭环境中使用，主要包括以下几种：

（1）远程眼球追踪器：使用红外摄像机从远处跟踪眼睛的位置和运动，通常安装在电脑屏幕上或桌子上，与工作人员的身体接触很少。

（2）头戴式眼动追踪器：通过在头部佩戴，可以实时跟踪眼睛的位置和运动，提供更准确和详细的眼球运动分析，但对某些工作人员来说可能更具有一定的侵入性，或许会造成身体的不适（图7-5）。

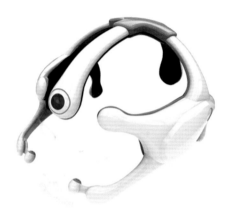

图7-5 头戴式眼动仪

（3）移动眼球追踪器：是便携式的，可用于跟踪现实环境中的眼球运动，通常佩戴在头部，可用于研究驾驶、运动或其他日常活动期间的眼球运动。

（四）体温监测方法

要监测在密闭环境中工作人员的体温，可采取以下步骤：

（1）设备设置：应选择合适的温度监测设备，并在密闭环境内的指定区域进行测量。

（2）监测准备：在征得工作人员的同意后，开始监测他们的体温，并说明监测流程。测量前要确保员工处于放松的状态，尽量减少从事可能影响体温的活动，如体育锻炼等。

（3）体温记录：使用所选设备来记录工作人员的体温。根据所使用的方法，可能涉及物理接触或非接触测量。

（4）数据分析：通过分析温度数据以确定是否出现异常或变化。体温升高或降低都可能预示着潜在的健康问题，如发热或体温过低。

（5）信息反馈：将温度监测结果向工作人员提供反馈。如果有任何有关的发现，需要将工作人员转移到专业医疗处，以获得进一步的评估和治疗。

在封闭环境中，可以使用不同方法和设备进行工作人员的体温监测，主要包括以下几种：

（1）非接触式红外体温计：利用红外技术在一定距离外测量体温，不需要与工作人员进行身体接触（图7-6）。

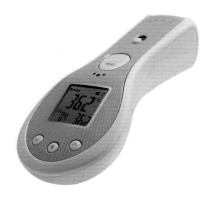

图7-6　非接触式红外体温计

（2）数字体温计：用于口腔、直肠或腋下测量体温。

（3）可穿戴温度传感器：可以附着在皮肤或衣服上，随着时间的推移可持续监测体温（图7-7）。

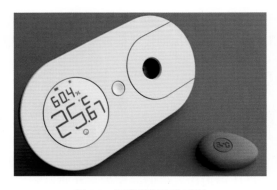

图7-7　可穿戴温度传感器

（五）血压监测方法

血压监测是测量血液泵入全身时对动脉壁的压力的过程。这种测量用于评估心血管系统（包括心脏和血管）的健康状况，血压高或低可能表明存在潜在的健康问题。

在封闭环境下，可以使用各种类型的血压监测仪监测血压，包括手动血压计、自动血压计或连续血压监测装置。所使用的设备类型将取决于监测情况的具体要求。手动血压袖带需要训练有素的医疗保健人员在上臂上放置一个袖带，将袖带充气到一定的压力，然后在压力慢慢释放时用听诊器听脉搏。自动血压监测仪使用电子传感器检测脉搏并自动测量血压。连续血压监测设备通常用于更先进的医疗环境，使用侵入式传感器实时监测血压（图 7-8）。

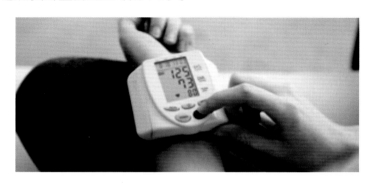

图 7-8　连续血压监测设备

（六）氧饱和度监测

氧饱和度监测是通过采用非侵入性的方法来测量血液中血红蛋白所携带的氧的百分比。这种测量对于评估人体呼吸功能，以及确定身体是否处于氧气充足的环境是很重要的，以确保能够满足身体代谢需求。在封闭环境中，氧饱和度监测可用于监测可能暴露于低氧水平或其他呼吸危害环境的工作人员的健康状况。当出现低氧水平时，表明可能存在一定的健康问题，可能需要就医。

在封闭环境中监测氧饱和度有几种方法，包括脉搏血氧仪、动脉血气分析和经皮氧监测。脉搏血氧仪是监测氧饱和度最常用的方法，需要在人的指尖或耳垂上放置一个小传感器（图 7-9）。该传感器利用光吸收来测量血液中血红蛋白携带的氧气百分比。动脉血气分析包括抽取动脉血液样本，并使用专门的设备分析其氧含量。经皮氧气监测则是通过在皮肤上放置一个传感器，以测量在皮肤表面扩散的氧气量。

用于氧饱和度监测的设备包括用于脉搏血氧测定的脉搏血氧计、用于动脉血气分析的专用设备和用于经皮氧监测的经皮氧监测仪。这些设备是便携式的，可以在封闭的环境中使用，以实时监测氧饱和度水平。当在封闭环境中进行氧饱和度监测时，重要的是要遵循适当的程序和指南来监测和解释结果，主要包括定期监测有呼吸危险的工作人员，以及相应的行动措施的准备。

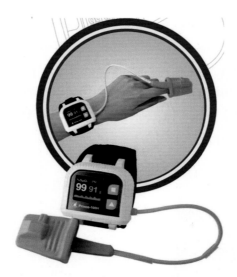

图 7-9　脉搏血氧饱和度仪

（七）睡眠监测

睡眠监测是跟踪和分析个人睡眠模式的过程，包括监测睡眠的持续时间、质量和睡眠的阶段，以及是否存在任何中断或干扰。睡眠监测通过监测个体的睡眠质量和时长来评估其疲劳状况和作业能力。睡眠质量和时长是密闭环境作业人员疲劳和作业能力的重要影响因素之一，因此睡眠监测也被广泛应用于评估密闭环境作业人员的疲劳和作业能力。在一个封闭的环境中，如工作场所或生活区，可以通过使用专门的设备来实现睡眠监控，如睡眠跟踪设备、可穿戴传感器或视频监控等（图7-10）。这些设备可以记录和分析个人的睡眠模式，提供有价值的睡眠或健康数据。

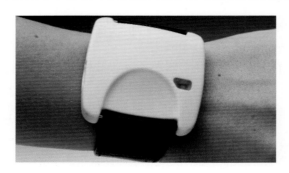

图 7-10　睡眠监测仪

（八）活动监测

活动监测是跟踪和分析一个人全天的身体活动水平的过程，主要包括运动的持续时间和强度、消耗的热量以及营养水平等。活动监测可用于监测工作人员的身体活动水平，常常被用于评估个体的整体健康和体能，以及确定潜在的健康问题或需要改进的领域。在工作场所的封闭环境中，活动监测可以通过跟踪活动的可穿戴设备来实现。工作人员可以使用可穿戴健身追踪器、计步器或其他传感器监控自己的活动水平。这些设备可以跟踪运动并提供身体活动水平的反馈，帮助人员保持良好的健康。

三、不同监测方法的适用性

（一）心率监测的适用性

对于在密闭环境中开展工作的人员，进行心率监测可以帮助发现健康问题的早期迹象，如中暑、脱水或心血管等方面问题。这可以使工作人员及早就医，防止出现更为严重的疾病问题。此外，在密闭环境中工作的人员还面临着一系列风险，如暴露于有害气体和缺氧环境中。通过监测他们的心率，可以确保工作人员没有超过他们的身体负荷极限，一直处于健康安全的范围内工作。

然而，心率监测技术可能并不总是可靠的，特别是在无线信号可能很弱或不存在的密闭环境中，这就可能导致不准确的读数和一些错误的警报。心率监测需要适当的培训和维护，以确保正确和准确地使用该技术，而这些培训可能需要额外的资源和时间。此外，心率监测技术的实施一般需要专门的设备或软件，可能具有相对较高的成本。在监测工作人员的心率时，还需注意软件的安全性，提前公开监测方案，防止工作人员的隐私受到侵犯。

在封闭环境中工作人员的健康和安全应该是工作开展过程中的首要任务。通过监测心率指标，并在必要时采取适当行动，可以确保工作人员不会承受危险程度的压力或体力消耗。通过实施全面的健康和安全计划，努力创造一个安全和健康的工作环境。

（二）脑电图监测的适用性

在封闭环境中监测工作人员的脑电图存在几个相关的挑战。其中一个挑战是需要配备专门的设备和由训练有素的人员来收集和分析脑电图数据。另一个挑战是需要确保脑电图记录期间工作人员的安全和舒适。进行脑电图记录可能会引起身体的不适，尽量使用专门的电极和黏合剂材料以提高舒适度。

尽管存在这些挑战，但在封闭环境中监测工作人员的脑电图可以提供有关认知功能的有价值的信息，并有助于识别潜在的健康风险。总的来说，脑电图监测是保障密闭工作场所工作人员健康和安全的宝贵工具。

（三）眼动追踪的适用性

通过眼动追踪方式来监测人员的健康状况具有一定的优势，主要是因为眼球追踪是一种非侵入性的健康监测方法，不需要与工作人员进行任何身体接触，并且能够提供关于眼球运动的客观数据，有助于识别潜在的健康问题。此外，眼动追踪监测十分灵敏，甚至在症状出现之前，就可以检测到眼球运动的细微变化，提供及时的健康状态反馈。但使用眼动追踪监测也存在一定的局限，比如它只能提供眼球运动的信息，不能提供其他方面健康因素的信息。此外，使用眼动追踪的成本较高，因为其设备价格昂贵，并且一些眼动追踪设备可能会干扰工作进行或让工作人员感到不舒服，这可能会影响数据收集的准确性。

总的来说，眼动跟踪是监测封闭环境中工作人员健康状况的有用工具，但考虑到该技术的局限性和潜在缺陷，最好与其他健康监测方法结合使用。

（四）体温监测适用性

通过温度监测评估密闭环境中工作人员的健康状况的优点主要在于这是一种非侵入性的健康监测方法，不需要与工作人员进行任何身体接触，并且监测过程十分快速简便，是评估密闭环境中工作人员健康状况的有效方法。此外，体温是人体的基础监测指标，可以发现潜在健康问题的早期迹象，从而进行早期干预和治疗。但仅通过体温监测获得的健康信息十分有限，并且可能会出现假阳性的情况，因为体温升高也可能是由疾病以外的因素引起的，如运动或压力等。而且温度监测设备的准确性会受到距离和环境温度等因素的影响，这些因素会影响数据收集的准确性。

总的来说，温度监测是评估密闭环境中工作人员健康状况的有效方法，成本相对较低，但考虑到该技术的局限性和潜在缺陷，最好可以与其他健康监测方法结合使用来综合评估健康风险状况。

（五）血压监测适用性

利用血压监测来评估密闭环境中工作人员的健康状况能够及早发现潜在的健康问题，从而可及时治疗和改善结果。血压监测也是非侵入性的，成本相对较低，可以快速和容易地进行。然而，在某些情况下使用血压监测也有一些缺点。例如，血压测量可能受到各种因素的影响，如压力、焦虑、咖啡因摄入和体育活动等，这可能导致测量结果的不准确。此外，血压监测可能不能有效地识别某些类型的心血管问题，如心律失常或瓣膜疾病，这可能需要更专业的测试。最后，血压监测可能不适合所有人，特别是有某些疾病或妊娠妇女。

（六）氧饱和度监测适用性

利用氧饱和度监测评估密闭环境中工作人员的健康状况能够及早发现呼吸问题并及时提供治疗。氧饱和度监测也是非侵入性的，相对便宜，可以快速和便捷地进行相应监测过程。这使得它成为一个有用的工具，定期监测工作人员受到呼吸危害的风险。

然而，在某些情况下使用氧饱和度监测也有一些缺点。例如，在低灌注或循环不畅等特定情况下，脉搏血氧测量可能不准确。而动脉血气分析是侵入性的，可引起工作人员身体不适或疼痛。经皮氧监测则可能受到皮肤温度、灌注或其他因素的影响。此外，氧饱和度监测可能不能有效地识别某些类型的呼吸问题，如肺纤维化或肺癌，这可能需要更专业的测试。最后，氧饱和度监测可能不适合所有人，特别是那些有某些疾病或妊娠妇女。

总的来说，氧饱和度监测是评估密闭环境中工作人员健康状况的有用工具，但应与其他类型的监测和评价结合使用，以确保对健康状况进行全面评估。其他呼吸监测方法，如肺功能测试和胸部 X 线片可能是必要的。

（七）睡眠监测适用性

睡眠监测被用来评估工作人员健康状况较为常见，如美国宇航局的"睡眠研究"。该研究监测了在国际空间站（ISS）工作的宇航员的睡眠模式。这项研究使用了专门的设备，包括手表记录仪和多导睡眠描记仪，在几个月的时间里跟踪宇航员的睡眠模式。所收集的数据被用于识别潜在的睡眠问题，并制订提高睡眠质量和持续时间的策略，这对于在密闭环境中工作的宇航员来说很重要，因为睡眠障碍会影响他们的工作表现和身体健康。

在密闭环境中使用睡眠监测，可以有效监测是否存在睡眠障碍。通过识别和解决睡眠问题，可以帮助工作人员保持健康和警觉，降低事故发生或受伤的风险。但睡眠监测的缺点主要是对隐私的担忧以及监测可能具有侵入性。一些个体可能会对睡眠过程中被监控感到不舒服，他们可能会觉得自己的隐私受到了侵犯。

（八）活动监测适用性

在密闭环境中进行活动监测，比如医疗保健行业中健身追踪器和其他可穿戴设备的使用。护士和医师等医务工作者经常长时间工作，从事体力要求高的工作，通过跟踪他们的活动水平，医护人员可以监测他们的身体健康和体能，有助于降低受伤的风险。此外，一些医院和医疗机构已经实施了健康计划，使用活动监测来激励健康行为，促进员工提高整体健康水平。

在密闭环境中使用活动监测，可以帮助个人更加意识到他们的生活习惯，积极地对自己的生活习惯做出改变，识别潜在的健康问题，例如久坐行为或缺乏锻炼，这些行为可能导致肥胖、糖尿病或心脏病等健康问题。通过监测活动水平，有助于工作人员在潜在风险变得更严重之前发现它们，可以通过早期采取措施来改善健康状况，降低患慢性疾病的风险。但活动监控可能会使一些工作人员对收集和使用个人数据感到不安。此外，可穿戴设备可能并不总是提供准确的数据，这导致对健康风险的评估不准确，并且这些活动监测设备可能具有较高的成本。

通过监测前述的一些生理指标对于保证密闭环境工作人员的健康具有重要意义，可以直接监测个体的生理状态，评估结果与疲劳和作业能力的相关性也较强。但仅依靠生理监测存在一定的局限性。例如，生理监测可能不够敏感，无法发现一些没有明显生理症状的健康问题，如精神健康问题或一些慢性疾病等。生理监测并不能提供有关生命体征变化原因的信息，这些变化也可能是由工作环境之外的因素造成的，如药物使用或原有的健康状况。此外，对于暴露在多种风险因素或长期暴露于低水平有害物质，生理监测不能提供其累积影响的信息，这些有害物质可能随着时间的推移导致慢性健康问题。此外，生理指标监测需要专业设备进行监测，操作复杂，且不同个体的生理指标变化可能存在差异，因此需要考虑个体差异性，结合其他评估方法进行综合评估。因此，生理监测应作为综合职业健康和安全计划的一部分，该计划还包括其他策略，如危害评估、暴露监测、医疗监测以及员工培训和教育等。

第四节　心理指标监测分析评估方法

在封闭的环境中，如潜艇、宇宙飞船和南极洲的科考站，工作人员面临着独特的挑战，隔离、禁闭和缺乏户外活动都可能导致心理压力，进而可能会影响他们的心理健康。为了减轻这些风险，监测工作人员的心理指标变得越来越重要。心理指标监测分析评估方法是通过对密闭环境作业人员心理状态的监测和分析，来评估其疲劳状况和作业能力。

监测心理指标最常用的方法之一是调查测试。使用这些调查测试问卷的目的是找出可能有心理困扰风险的员工，比如抑郁或焦虑。它们通常是用来评估一系列可能影响心理状态的因素，包括情绪、压力水平和人际关系等。通过这些调查与测试的结果，可以帮助确定可能需要额外心理疏导的员工。监测心理指标的另一个方法是使用可穿戴设备。智能手表和健身追踪器等设备可以为员工的情绪、睡眠模式和活动水平提供有价值的见解。这些信息可以用来确定心理压力风险增加的模式和趋势。除了这些方法，定期安排心理健康专业人员进行检查也很重要。这些专业人士可以为员工提供缓解压力、焦虑和其他心理健康问题所需的帮助。下面介绍常用的心理指标监测分析方法。

一、主观疲劳评估量表

主观疲劳评估量表（SFAS）是通过让被评估者主观地描述自己的疲劳感受，来评估其疲劳程度和作业能力。主观疲劳评估量表是一种用来衡量个人主观疲劳水平的方法。这是一份自我报告的问卷，要求参与者在 0 到 10 的范围内评估他们目前的疲劳程度，0 代表"不疲劳"，10 代表"极度疲劳"。

在使用主观疲劳评估量表评估封闭环境中工作人员的心理状态时，要求个人在工作日的特定时间范围内完成问卷调查，例如在轮班开始和结束时或在一天中的某个预定时间。随着时间的推移，通过收集这些数据，管理者可以跟踪疲劳水平的模式，并识别导致疲劳的潜在因素，如工作时间表、工作量或环境因素。

使用主观疲劳评估量表来评估封闭环境中工作人员的心理状态时，首先，它允许识别疲劳模式和可能导致疲劳的因素，这可以帮助管理者对工作时间表和工作量做出合适的调整。其次，它可以帮助识别哪些员工可能有倦怠或其他与疲劳相关的负面健康结果的风险。最后，通过解决导致疲劳的因素，相关管理者可以为员工创造一个更健康、更安全的工作环境，从而提高工作效率和工作满意度。

常用的主观疲劳评估量表有疲劳自我评定量表（FS）、疲劳严重程度量表（FSS）以及较为常用的健康问卷（GHQ）的自我报告方法。

（一）疲劳严重程度量表

疲劳严重程度量表（FSS）是一份自我报告的问卷，用来衡量个人主观疲劳的严重程度及其对日常功能的影响。它由 9 个项目组成，评估疲劳的不同方面，如身体疲劳、精神疲劳等，受访者对每个陈述的同意程度在 7 分制范围内，从 1（完全不同意）到 7（完全同意）。9 个项目的得分平均后得到一个总分，处于 1 ~ 7 分，分数越高表明疲劳程度越严重。

在工作场所等封闭环境中，疲劳严重程度量表可以通过定期（如在每个工作日或每周的开始和结束）进行问卷调查来监测工作人员的心理健康。这使得管理者可以跟踪疲劳严重程度随时间的变化情况，并识别出可能正在经历高度疲劳和存在心理健康问题风险的员工。

管理疲劳严重程度量表不需要专门的设备。它可以以纸笔问卷的形式进行，也可以通过电脑或移动设备以电子方式完成。在一个封闭的环境中，如工作场所或军事基地，员工可以通过疲劳严重程度量表定期对自己进行疲劳自我评估。在研究过程中，工作人员被要求完成一份每日自我评估问卷，其中包括与他们的睡眠质量、疲劳程度和整体健康状况有关的问题。问卷还包括与他们的工作活动有关的问题，例如他们执行的任务类型、轮班的时间，以及他们在轮班期间参与的体育活动量等。除了每日的自我评估问卷，工作人员还使用可穿戴设备跟踪他们的活动水平和睡眠模式，从可穿戴设备中收集的数据用于验证自我评估问卷的结果。研究发现，自我评估问卷是一种有效的工具，问卷调查的结果与可穿戴设备的数据基本一致。研究结果显示，当工作人员轮班时间更长或从事体力要求更高的任务时，他们会感到更疲劳。根据研究结果，研究人员建议公司将疲劳自我评估工具纳入其安全计划，以帮助预防事故，提高整体工作人员的安全水平。

使用疲劳严重程度量表监测密闭环境中工作人员的健康状况十分简单易用，能够有效识别可能存在心理健康问题风险的工作人员。然而，一些潜在的缺点，包括问卷的自我报告性质，这可能会受到一些偏见和不准确的影响，以及由于担心失业或其他负面后果，工作人员可能会少报他们的疲劳严重程度，导致个人报告的疲劳水平低于他们实际经历的水平，或者他们可能没有意识到自己的心理精神状态。此外，疲劳严重程度量表可能无法捕捉疲劳的所有方面及其对日常功能的影响，因此可能需要其他措施的补充，以提供更全面的工作人员心理健康状况。

（二）健康问卷

健康问卷是一种用来收集个人病史、生活方式和当前健康状况信息的工具。它通常以调查的形式由个人完成。问卷可能涵盖广泛的主题，包括身体健康、心理健康和生活习惯，如吸烟、饮酒和锻炼等，可用于识别常见的心理精神健康障碍，如抑郁和焦虑。健康问卷由一系列评估受访者过去几周心理状态的问题组成。在任何工作场所，员工的健康和安全都是至关重要的。因此，管理者经常使用健康问卷来评估封闭环境中员工的心理健康状况。

在封闭环境中的工作场所，工作人员可能会遇到一系列身心健康问题。这些可能是接触有害物质、缺乏新鲜空气或自然光、长时间工作以及与家人和朋友隔离等因素造成的。在封闭环境中监测工作人员的心理健康可能具有挑战性，但健康问卷可能是一种有效的工具，问卷可能涵盖情绪、焦虑、压力、睡眠质量等方面。通过健康问卷监测封闭环境中工作人员的心理健康，管理者可以使用各种设备。这可能包括以数字方式管理问卷，使用电脑或平板电脑可以更容易地收集和分析数据。此外，还需要保证数据库的访问安全，可以存储和分析收集的数据。采矿业是员工在密闭环境中工作并面临身体和心理健康问题风险较大的部门。采矿业以其具有挑战性的工作条件而闻名，包括长时间工作、密闭隔离和接触有害物质等。为了解决这些问题，矿业公司经常使用健康问卷来监测员工的心理健康状况。澳大利亚采矿业使用 K10 调查表就是一个案例。K10 问卷是一种广泛用于测量一般人群心理困扰的问卷。K10 问卷由 10 个问题组成，用于评估个人的焦虑和抑郁水平。问卷的设计很容易管理，可以在几分钟内完成。问卷可以通过亲自填写、在线填写或通过移动应用程序等方式填写。在澳大利亚采矿业，K10 问卷被用于评估一家大型矿业公司工作人员的心理健康状况。该问卷调查了 1500 多名员工，结果显示 27% 的员工经历了高度的心理困扰。该公司利用问卷调查的结果实施了一系列心理健康举措，包括咨询服务、对主管进行心理健康培训，以及推广健康的生活方式习惯，如锻炼和健康饮食。

使用健康问卷监测密闭环境中工作人员的心理健康状况既有优点也有缺点。其优点主要是健康问卷易于管理，可以快速、轻松地向大量人群发放，是监测工作人员心理健康的一种成本较低的方式。此外，健康调查问卷的设计可以确保保密性和匿名性，这可能会鼓励员工提供诚实的答案，使管理者全面了解其员工的心理健康状况。但这种方式会存在自我报告偏差，健康问卷依赖于个人准确地报告他们的心理健康状况，但情况并不总是如此。有些员工可能没有意识到自己的心理健康问题。尽管管理者可能会定期进行健康调查问卷发现问题，但可能缺乏后续行动，需要确保心理健康问题得到充分解决。尽管存在这些局限性，但健康调查问卷已成功地用于许多行业，以确定和解决员工的心理健康问题。

二、心理量表

心理量表是通过对被评估者心理状态的监测和分析，评估其疲劳程度和作业能力的一种方法。常用的心理量表有焦虑状态量表（STAI）和抑郁症状自评量表（SDS）等。通过对心理量表的分析，可以评估个体的心理状态，进而评估其疲劳程度和作业能力。另一种流行的自我报告方法是感知压力量表（PSS），它衡量员工感受到的压力程度。

（一）焦虑状态量表

焦虑是一种正常且健康的情绪。然而，当一个人经常感到不成比例的焦虑时，它可能会成为一种障碍。在工作场所，焦虑是一个重要的问题，尤其是在密闭的环境中，如地下矿井、潜艇和石油钻井平台。在这些环境中工作的工作人员面临极端的工作条件、与世隔绝和发生事故的风险。焦虑会对他们的身心健康和工作效率产生严重影响，导致效率降低、高旷工率和高员工流动率等。

如表 7-1 所示，焦虑状态量表是一种广泛使用的心理测量工具，旨在评估个人的焦虑水平。这是一份自我报告问卷，涵盖从正常到病理水平的连续焦虑测量。该量表由 20 个项目组成，受访者用李克特 4 分制对每个项目进行评分。得分在 20 ~ 80 分之间，分数越高则表示焦虑程度越高。监测密闭环境中工作人员的心理健康对于确保他们的健康和生产力至关重要，该方法已在各种环境下进行了验证，并显示出良好的信度和效度。

表 7-1　焦虑状态量表

请仔细阅读每一条，把意思弄明白，然后根据最近一周的实际感觉，在适当的数字上画"√"表示，不要漏评一个项目，也不要对一个项目重复评定

序号	项目	没有或很少时间	少部分时间	相当多时间	绝大部分或全部时间
1	我觉得比平常容易紧张和着急	1	2	3	4
2	我无缘无故地感到害怕	1	2	3	4
3	我容易烦乱或觉得惊恐	1	2	3	4
4	我觉得我可能将要发疯	1	2	3	4
5	我觉得一切都很好，也不会发生什么不幸	1	2	3	4
6	我手脚发抖	1	2	3	4
7	我因为头疼、头颈疼和悲痛而苦恼	1	2	3	4
8	我感到容易衰弱和疲乏	1	2	3	4
9	我觉得心平气和，并且容易安静坐着	1	2	3	4
10	我觉得心跳得很快	1	2	3	4
11	我因为一阵阵头晕而苦恼	1	2	3	4
12	有晕倒发作或觉得要晕倒似的	1	2	3	4
13	我呼气、吸气都感到很容易	1	2	3	4
14	我手脚麻木和刺痛	1	2	3	4
15	我因为胃痛和消化不良而苦恼	1	2	3	4
16	我常常要小便	1	2	3	4
17	我的手脚常常是干燥温暖的	1	2	3	4
18	我脸红发热	1	2	3	4
19	我容易入睡，并且一夜睡得很好	1	2	3	4
20	我做噩梦	1	2	3	4

为监测密闭环境中工作人员的心理健康状况，可要求工作人员定期填写焦虑状态量表。理想情况下，这应该在轮班前后进行，以捕捉由与工作有关的压力引起的焦虑水平的变化。员工可以用笔和纸，也可以通过在线调查等电子方式完成问卷。进行焦虑状态评估不需要特殊设备。但是，必须确保员工有一个安静和私人的空间来完成问卷，以确保准确的报告。员工可能还需要一些指导或培训，以确保他们正确理解问题并提供准确的回答。

焦虑状态量表是一种简单易用的工具，可以快速完成，并且该量表对焦虑水平的变化敏感，使其成为监测密闭环境中工作人员心理健康的实用选择，是衡量各种环境下焦虑水平的可靠工具。此外，通过焦虑状态量表进行评估的成本是相对较低的，并且不需要特殊的设备来管理它，使其成为一个较好的选择。但使用焦虑状态量表来监测密闭环境中工作人员的心理健康有一些局限性，主要包括员工可能不能准确地报告他们的焦虑水平，这可能会影响结果的准确性。此外，这种方法的评估范围有限，该量表仅测量焦虑水平，可能无法捕捉在密闭环境中工作的员工可能遇到的其他心理健康问题。该量表可能不适合在密闭环境中的所有工作人员。例如，识字或语言技能有限的员工可能很难准确地完成问卷。

总之，焦虑状态量表是促进密闭环境中心理健康的积极步骤。它提供了焦虑水平的客观衡量，并可以帮助确定哪些员工可能存在心理健康问题的风险，并且它易于管理，具有很好的成本效益，目前已被广泛验证。然而，必须承认其局限性，如自我报告偏见和范围有限，建议与其他方法和策略一起使用，以有效监测员工的心理健康。这可能包括定期与心理健康专业人员进行检查，为压力管理和应对提供措施。

（二）抑郁自评量表

监测心理健康对于个人保持最佳的健康和工作状态至关重要。抑郁症是一种常见的心理健康障碍，可以影响所有年龄、性别和职业的人。抑郁自评量表是一种用于监测和评估个体抑郁症状的方式。如表 7-2 所示，抑郁自评量表包括 20 个项目，用于评估悲伤、绝望、无价值感等各种抑郁症症状，以及睡眠障碍、食欲不振等身体症状。每个项目的评分范围都是 0 ~ 4，0 表示症状不存在，4 则表示症状严重。抑郁自评量表的总分 0 ~ 60 分，得分越高，抑郁的症状越严重。

要使用抑郁自评量表监测工作人员的心理健康状况，可以采取以下步骤：

（1）管理抑郁自评量表：抑郁自评量表可以以书面形式或电子形式进行管理。员工可以用母语或他们熟悉的语言完成抑郁症状自评量表。

（2）抑郁自评量表评分：一旦员工完成了抑郁自评量表，分数就可以通过对 20 个项目中的每一个回答求和来计算。然后，总分可用于对工作人员的抑郁症状水平进行分类。

表7-2　抑郁自评量表

请仔细阅读每一条，把意思弄明白，然后根据最近一周的实际感觉，在适当的数字上画"√"表示，不要漏评一个项目，也不要对一个项目重复评定

序号	项目	没有或很少时间	少部分时间	相当多时间	绝大部分或全部时间
1	我觉得闷闷不乐，情绪低沉	1	2	3	4
2	我觉得一天中早晨最好	1	2	3	4
3	一阵阵哭出来或觉得想哭	1	2	3	4
4	我晚上睡眠不好	1	2	3	4
5	我吃得跟平常一样多	1	2	3	4
6	我与异性密切接触时和以往一样感到愉快	1	2	3	4
7	我发觉我的体重在下降	1	2	3	4
8	我有便秘的苦恼	1	2	3	4
9	心跳比平常快	1	2	3	4
10	我无缘无故地感到疲乏	1	2	3	4
11	我的头脑和平常一样清楚	1	2	3	4
12	我觉得经常做的事情并没有困难	1	2	3	4
13	我觉得不安而平静不下来	1	2	3	4
14	我对未来抱有希望	1	2	3	4
15	我比平常容易生气激动	1	2	3	4
16	我觉得做出决定是容易的	1	2	3	4
17	我觉得自己是个有用的人，有人需要我	1	2	3	4
18	我的生活过得有意思	1	2	3	4
19	我认为如果我死了，别人会生活得更好	1	2	3	4
20	平常感兴趣的事我仍然感兴趣	1	2	3	4

（3）信息反馈：抑郁自评量表的结果可以与员工及其主管共享。如果分数表明员工有抑郁症状，可以采取适当的行动来提供帮助和支持，如咨询或心理健康治疗。

（4）重复自评：抑郁自评量表可以定期重复进行，以监测工作人员心理健康状况随时间的变化情况。

使用抑郁自评量表监测工作人员心理健康所需的设备很少。它可以以书面形式或电子形式进行管理。如果采用电子方式进行管理，则需要一台可连接互联网的计算机或移动设备即可。抑郁自评量表也十分易于管理，可以在相对较短的时间内完成。这使得它成为工作场所使用的较为方便的方法。此外，抑郁自评量表在检测抑郁症状方面具有很高的敏感性和特异性，成本相对较低，可用于广泛的工作场所设置。与前面几种评估量表方法相似，抑郁自评量表基于自我报告，可能会有偏差，

并且抑郁症状自评量表仅限于评估抑郁症状，并不提供心理健康的全面评估，也不能作为一种诊断工具，它仅用于筛选和监测目的。

总之，抑郁自评量表易于管理，检测抑郁症状具有较高的敏感性和特异性，且成本相对较低。值得注意的是，抑郁自评量表并不是用来作为一种诊断工具，也不应该被用作诊断抑郁的唯一依据。此外，自我报告偏差和语言障碍可能会影响结果的准确性。抑郁自评量表应被谨慎使用，并可与其他评估相结合。

（三）感知压力量表

压力是一种常见的经历，会以不同的方式影响每个人。在某些情况下，压力可以激励个人表现得更好，实现他们的目标。然而，过度或长期的压力会对个人的身心健康产生负面影响。感知压力量表是一种广泛使用的工具，用于评估个人对压力的主观体验。它由 10 个项目组成，旨在评估个人如何看待他们生活中的压力，如不知所措、不可预测和无法控制的感觉。每一项都按照李克特量表进行评分，从 0（从不）到 4（经常）。总分为 0 ~ 40 分，分数越高，表示感受到的压力越大。

使用感知压力量表监测在密闭环境中工作人员的心理健康状况，通常可以采取以下步骤：

1. 执行感知压力量表　感知压力量表可以以纸张形式或电子形式进行管理。员工可以用母语或他们熟悉的语言完成评估。

2. 感知压力量表评分　一旦员工完成感知压力量表评估，就可以通过对 10 个项目回答的分数总和来计算。然后，总分可以用来划分工作人员所感受到的压力水平。

3. 信息反馈　评估结果可以与工作人员和他们的主管共享。如果得分表明该员工正在经历高水平的感知压力，可以采取适当的行动措施，如心理咨询或压力管理培训。

4. 重复感知压力量表评估　感知压力量表评估可以定期进行，以监测工作人员心理健康状况的变化。

感知压力量表评估易于管理，可以在相对较短的时间内完成。它在检测感知压力方面具有很高的敏感性和特异性，成本相对较低。但感知压力量表仅限于评估感知压力，不提供心理健康的全面评估。此外，感知压力量表最初是用英语开发的，可能具有一定的文化差异，对于来自不同文化背景的人来说可能在文化上不合适或不敏感。因此，它可能无法准确测量在密闭环境中所有个体的感知压力。虽然感知压力量表提供了个人感知压力的信息，但它可能无法提供造成压力的具体压力源的相关信息。因此，在制订有针对性的干预措施来解决压力问题方面可能具有挑战性。

三、表现测试

（一）认知表现测试

认知能力测试是一种用来评估个人认知能力的工具，如记忆力、注意力、处理速度和解决问题的能力。这些测试可用于监测在密闭环境中工作的工作人员的心理健康，通过评估他们的认知功能随时间的变化情况，可以为他们的精神状态提供有价值的信息。有许多可用的认知能力测试，如 Stroop 测试（图 7-11）、痕迹制作测试、数字跨度测试和威斯康星卡片分类测试等。这些测试可以手动进行，也可以通过基于计算机的评估进行，将结果随着时间的推移进行分析和比较，以监测认知功能的变化，提供有关员工认知表现的客观数据。

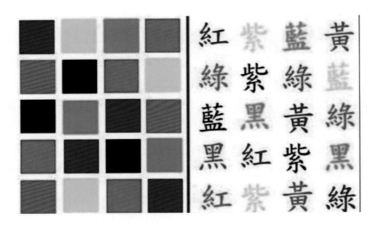

图 7-11 Stroop 测试表

比如，在密闭环境中进行认知表现测试的一种具体方法名为 CogState Brief Battery，这是一种基于计算机的评估，衡量注意力、处理速度、工作记忆和视觉学习这 4 个领域的认知功能。该测试已用于对在密闭环境中工作的个人的研究，如潜艇员和宇航员，以评估长期隔离对认知功能的影响。采用该测试方法需要一台具有适当软件和硬件的计算机，以及用于音频指令的耳机。该测试大约需要 20 分钟完成，包括几个子测试，如检测任务、识别任务、一张卡片学习任务和连续配对关联学习任务。测试结果是自动评分的，分数可以与标准数据进行比较，以确定个人的认知表现。苏黎世大学的研究人员曾进行了一项研究，评估了在密闭环境中工作的个体的认知功能，比如潜艇水手，他们使用了一种计算机化的认知性能测试。研究发现，长时间处于密闭环境中的人，其认知功能会下降，尤其是注意力和工作记忆。该研究强调了使用认知表现测试等客观测量方法来评估密闭空间对心理健康的影响，以及制订针对性的干预措施的重要性。

认知功能测试提供了认知功能的客观测量，有助于识别认知功能的变化或下降，这些变化或下降可能表明存在一定的心理健康问题。此外，不同于前面的几种评估方法，认知能力测试是标准化的评估，它们以一致的方式进行，这意味着减少了结果中可能存在的偏差。但这种测试可能无法提供工作人员心理状态的完整图景。例如，一名存在心理问题的员工可能在认知表现测试中表现良好，仍然具有很高的认知水平。一些认知能力测试，如 CogState Brief Battery，可能需要专门的设备和软件，而这些设备和软件的获取和维护成本很高。进行认知能力测试需要特定的培训和专业知识，这可能不适用于所有情况。

总之，认知表现测试可以提供认知功能的客观测量，并允许随着时间的推移跟踪变化，这些测试可用于监测密闭环境中工作人员的心理健康状况。然而，认知能力测试的范围可能有限，需要专门的设备和专业知识。必须考虑使用认知性能测试的优点和缺点，并制订适当的干预措施来解决问题。

（二）任务表现测试

任务表现测试是一种评估个人执行其工作或与日常生活相关的特定任务或职责的能力的方法。在密闭环境中，通过对其中作业人员完成任务的表现进行监测和分析，任务表现测试可用于监测工作人员的心理健康状况，常用的任务表现指标有任务完成时间、任务正确率和任务失误率等。通过对任务表现的分析，可以评估个体的作业能力和疲劳程度，确定表明出现心理健康问题的指标变化情况。

通过任务表现测试密闭环境中工作人员的心理健康，可以确定与工作环境相关的具体任务，并将其用作绩效衡量标准。例如，在潜艇环境中，监测设备、执行维护任务和响应紧急情况等任务都可以作为性能指标。在密闭环境中进行任务表现测试所需的设备将根据所评估的具体任务而有所不同。对于物理性能测试，可能需要诸如重量、运动和计时器等设备。威斯康星大学麦迪逊分校的研究人员进行了一项研究，通过基于计算机的模拟任务表现测试，评估了在南极洲工作的个人的任务表现。研究发现，长时间在南极洲生活的人完成与工作环境相关的特定任务的能力有所降低。这项研究强调了使用任务表现测试来评估处于封闭环境对心理健康的影响，需要制订有针对性的措施来保证工作人员的心理健康。

任务表现测试为个体执行特定任务的能力提供了客观的衡量标准，有助于识别可能造成心理健康问题的因素。可以为员工及其主管提供即时反馈，以便在必要时采取有效措施。但这种测试方法可能对其他心理健康问题不敏感，如情绪障碍或焦虑。此外，如果被评估的任务不标准化或评估人员没有经过适当的培训，任务表现测试可能会存在偏差。除了任务表现测试的潜在优点和缺点外，考虑在密闭环境中使用这种评估方法的伦理影响也很重要。任务绩效测试可能会给员工带来压力，尤其是当他们觉得自己的表现被密切监控或评估时。在采取这种测试方法时，必须获得工作人员的知情同意，并确保他们了解测试的目的和范围。

四、生理参数间接监测

可穿戴设备可用于封闭环境下的心理健康监测，它提供了一种非侵入性、连续的监测，通过监测反映个人心理状态的生理参数，提供有关工作人员压力水平和情绪状态的有价值信息。目前，可穿戴设备在监测员工心理状态方面越来越受欢迎。这些设备包括测量心率变异性、皮肤电导和其他参数的生理传感器，以及使用脑电图测量大脑活动的耳机等。

有几种类型的可穿戴设备可用于心理健康监测，如 Spire Stone 和 Muse。如图 7-12 所示，Spire Stone 是一种小型可穿戴设备，可以安装在腰带上，通过生理传感器来测量工作人员的呼吸模式和活动水平。该设备可以检测到用户何时经历压力或焦虑，并通过移动应用程序提供实时反馈，帮助用户管理他们的压力水平。Muse 耳机使用脑电图测量大脑活动，并提供实时反馈，帮助用户提高注意力和放松水平。

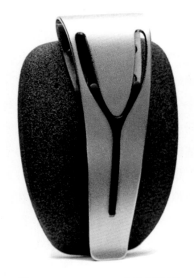

图 7-12　Spire Stone 压力追踪器

可穿戴设备，与自我报告问卷或访谈不同，可穿戴设备可以实时测量个人对压力或其他心理健康问题的生理反应。使用可穿戴设备进行心理健康监测的另一个优点是，它们是非侵入性的，不需要任何特殊培训或专业知识即可使用。像 Spire Stone 和 Muse 耳机这样的设备都是用户认可的，可以很容易地在日常生活中使用。它们可以为员工提供有关心理和精神状态的实时反馈。然而，可穿戴设备可能并不适合所有的员工，一些员工可能会觉得戴着它们不舒服。使用生理参数间接监测封闭环境中工作人员的健康状况也有一些缺点，某些生理参数并不总是与心理健康直接相关。例如，心率变异性可能受到身体活动或其他因素的影响，而这些因素可能与个人的心理状态无关。此外，可穿戴设备可能很昂贵，会限制某些人群或工作场所使用这些设备。尽管存在这些限制，可穿戴设备仍然可以成为封闭环境中心理健康监测的有用工具，特别是在与其他评估方法结合使用时。

五、定期调查

定期调查有助于长期监测员工的心理健康状况。调查可以每隔几周或几个月进行一次，这取决于工作环境的性质和工作人员的需要。

定期调查密闭环境中工作人员的心理健康至关重要。访谈是评估心理健康状况的另一种方法，可以由训练有素的心理健康专业人员或研究人员进行。面谈的好处是，可以更深入地探索个人的经历，并能更全面地了解他们的心理健康状况，从而提供有价值的见解。然而，面试可能会很耗时，而且可能会受到面试官偏见的影响。

首先，对密闭环境中工作人员的心理健康状况进行定期调查，提供了一种定期和系统的方法来监测心理健康状况，以便及早发现潜在的问题。其次，定期调查可结合多种评估方法，包括自我报告问卷和访谈等方式，提供心理健康状况的全面情况。再次，定期调查可以帮助确定工作场所心理健康政策的不断改进。然而，定期进行心理健康状况调查也有一些缺点。首先，调查可能很耗时，而且可能会让员工偏离日常工作，这可能是压力的来源所致。其次，调查可能被认为是侵入性的，这可能导致参与率降低或结果不准确。

为了尽量减少定期心理健康状况调查的弊端，必须确保让工作人员了解调查的目的，并确保他们是自愿参加调查的。使用可靠的评估工具并做好保密和匿名工作也很重要，利用调查结果切实改善工作环境。根据数据分析结果，可以为有心理困难的员工提供帮助，包括提供心理健康服务、咨询或其他形式的帮助。如果数据分析揭示了员工心理指标持续存在问题，那么改变工作环境或工作实践可能是必要的，如改变轮班模式、工作量或物理环境等。

第五节 其他监测分析评估方法

除了以上介绍的监测心理和生理指标外，还有一些其他监测方法可以用于评估密闭环境作业人员的疲劳和作业能力，如环境指标、社会指标等。这些方法各有其特点，可以根据具体情况选择合适的方法进行评估。

一、社会指标监测

社会指标是指影响员工幸福感的社会和心理因素，包括他们与同事的关系、工作满意度、压力水平和整体心理健康等，可以提供可获得的有关工作人员的社会联系水平信息。例如，监测来自同事或家庭成员的社会联系水平，可以帮助确定工作人员是否可能存在更高的心理健康风险。通过社会指标监测密闭环境中工作人员的健康风险，可创造安全和健康的工作环境。

社会指标的一种监测方法是定期对工人进行调查或访谈，以评估他们对工作环境的看法。这些问题包括工作满意度、与同事和主管的关系以及总体压力水平。在此方法中，确保员工愿意提供诚实的反馈十分重要，鼓励进行开放和诚实的沟通。另一种方法是观察员工的行为和相互之间的互动能力。这包括评估员工的沟通能力、协作水平，以及他们如何处理冲突或挑战。通过观察员工的行为，管理者可以发现潜在的健康问题，并采取一定行动解决这些问题。

企业或机构帮助员工来管理压力并保持他们的心理健康也很重要。这包括提供咨询服务、压力管理技巧的培训、鼓励他们养成健康的习惯。管理者还可以提供灵活的工作安排，从而促进员工个人工作与生活的平衡。此外，培养一种积极的、优先考虑员工利益的工作文化也很重要。这包括认可和奖励优秀的工作人员，鼓励团队合作，为个人和职业发展提供机会。积极的工作文化可以提高员工的工作满意度、生产力和整体幸福感。

二、环境指标监测

在工作场所等封闭环境中，监测和评估工人的健康状况至关重要，以确保他们的生命安全。环境指标可以提供有关工作场所环境状况及其对工人健康构成潜在风险的宝贵信息，例如环境噪声、空气质量、温湿度、照明水平、化学物质暴露、辐射暴露等。

声音监测是通过监测密闭环境作业人员周围的噪声和声音水平，评估其疲劳状况和作业能力的一种方法。声音水平对密闭环境作业人员的疲劳和作业能力有着重要的影响，因此声音监测也被广泛应用于评估密闭环境作业人员的健康水平。通常可以使用噪声计测量分贝监测噪声水平，对于暴露在高噪声环境中工作人员，可以为他们提供耳塞或耳罩。

空气质量是封闭环境中需要监测的重要环境指标。糟糕的空气质量会导致呼吸系统疾病、过敏和其他健康问题。在监测空气质量时，可以选择测量某些空气污染物的水平，如一氧化碳、氮氧化物和颗粒物等，当这些污染物水平超过可接受的浓度阈值时，需要采取一定的行动，如开启通风系统等，以保证作业人员的生命健康。在封闭环境中，温度和湿度也是必须监测的环境指标。高温会导致热应激、脱水和其他健康问题。相反，低温会导致体温过低和其他健康问题。高湿度会让工人感到不舒服，降低他们的工作效率。因此，可以使用温度计和湿度计等仪表监测温度和湿度，并在必要时采取措施。

在封闭环境中，照明也是一项必不可少的环境监测指标。光线不好会导致眼疲劳、头痛和其他健康问题。在监测照明水平时，通常采用光度计测量环境照度，在工人需要执行精确任务的区域需要保证一定的照明水平。

化学物质暴露是封闭环境中需要监测的重要环境指标。接触化学物质会导致皮肤刺激、呼吸系统问题等。为了监测化学物质的暴露，需要测量空气或表面的化学物质水平。辐射暴露是在封闭环境中监测的重要环境指标。暴露在辐射中会导致癌症、基因损伤等重大健康问题。对于相关的工作环境，需要监测环境的辐射暴露情况，并确保工作人员遵循适当的安全协议。

这些环境指标监测可以使用传感器和监测系统来持续测量。这可以提供工作场所环境状态的实时数据，并允许在水平超过可接受的限制时立即采取行动。例如，当传感器检测到某种特定化学物质含量过高时，它可以触发警报或关闭生产该化学物质的设备，直到浓度恢复至正常水平。总之，通过环境指标监测和评估封闭环境中工人的健康状况对于确保他们的安全至关重要。通过定期的环境检查和评估，结合传感器和监测系统，都有助于创造一个安全健康的工作环境。

参考文献

［1］Ahsan H, Chen Y, Faruque P, et al. Health Effects of Arsenic Longitudinal Study (HEALS): Description of a Multidisciplinary Epidemiologic Investigation[J]. Journal of Exposure Science & Environmental Epidemiology, 2006, 16 (2): 191-205.

［2］Berry JD, Lloyd-Jones DM, Garside DB, et al. Framingham Risk Score and Prediction of Coronary Heart Disease Death in Young Men[J]. American Heart Journal, 2007, 154 (1): 80-86.

［3］Zhao B, Zhu WX, Hao SF, et al. Prediction Heavy Metals Accumulation Risk in Rice Using Machine Learning and Mapping Pollution Risk[J]. Journal of Hazardous Materials, 2023, 448: 130879.

［4］DeCaprio, Anthony P. Biomarkers: Coming of Age for Environmental Health and Risk Assessment[J]. Environmental Science & Technology, 1997, 31 (7): 1837-1848.

［5］Doll R, Richard P, Keith W, et al. Mortality In Relation To Smoking: 40 Years' Observations On Male British Doctors[J]. British Medical Journal, 1994, 309(6959): 901-911.

［6］Estoque RC, Ooba M, Seposo XT, et al. Heat Health Risk Assessment in Philippine Cities Using Remotely Sensed Data and Social-Ecological Indicators[J]. Nature Communications, 2020, 11 (1): 1581.

［7］Eubank S, Guclu H, Anil Kumar VS, et al. Modelling Disease Outbreaks in Realistic Urban Social Networks[J]. Nature, 2004, 429 (6988): 180-184.

［8］Framework for Human Health Risk Assessment to Inform Decision Making. US EPA, 2014. https://www.epa.gov/sites/default/files/2014-12/documents/hhra-framework-final-2014.pdf.

［9］Gnonsoro UP, Ake Assi YED, Sangare NS, et al. Health Risk Assessment of Heavy Metals (Pb, Cd, Hg) in Hydroalcoholic Gels of Abidjan, Côte d'Ivoire[J]. Biological Trace Element Research, 2022, 200 (5): 2510-2518.

［10］Guidelines for Carcinogen Risk Assessment. US EPA, 2005. https://www.epa.

gov/sites/default/files/2013-09/documents/cancer_guidelines_final_3-25-05.pdf.

［11］Hong J, Shi J, Qi L, et al. Genetic Susceptibility, Birth Weight and Obesity Risk in Young Chinese[J]. International Journal of Obesity, 2013, 37 (5): 673-677.

［12］Hrelia P, Maffei F, Angelini, S, et al. A Molecular Epidemiological Approach to Health Risk Assessment of Urban Air Pollution[J]. Toxicology Letters, 2004, 149 (1-3): 261-267.

［13］Kasim SS, Ibrahim N, Malek S, et al. Validation of the General Framingham Risk Score (FRS), SCORE2, Revised PCE and WHO CVD Risk Scores in an Asian Population[J]. The Lancet Regional Health – Western Pacific, 2023, 2023, 35: 100742.

［14］Li YY, Wang HB, Wang HJ, et al. Heavy Metal Pollution in Vegetables Grown in the Vicinity of a Multi-Metal Mining Area in Gejiu, China: Total Concentrations, Speciation Analysis, and Health Risk[J]. Environ Sci Pollut Res Int, 2014,21 (21): 12569-12582.

［15］Masih A, Anurag S. L, Ajay T, et al. Exposure Levels and Health Risk Assessment of Ambient BTX at Urban and Rural Environments of a Terai Region of Northern India[J]. Environmental Pollution, 2018, 242(Pt B): 1678-1683.

［16］Miyittah M K, Boatemaa A, Moses K, et al. Assessment of Pesticide Exposure Risks among Cocoa Farmers in Western Region of Ghana. International Journal of Pest Management, 2022, 0 (0): 1-19.

［17］Mu HY, Zhang JC, Yang XM, et al. Pesticide Screening and Health Risk Assessment of Residential Dust in a Rural Region of the North China Plain[J]. Chemosphere, 2022, 303(Pt 2): 135115.

［18］Needleman HL, Bellinger D. The Health Effects of Low Level Exposure to Lead[J]. Annual Review of Public Health, 1991, 12: 111-140.

［19］Omeje JS, Asegbeloyin JN, Ihedioha JN, et al. Monitoring of Pesticide Residues in Fresh Fruits and Vegetables Available in Nigerian Markets and Assessment of Their Associated Health Risks[J]. Environmental Monitoring and Assessment, 2022, 194 (7): 516.

［20］Perera FP, Weinstein IB. Molecular Epidemiology: Recent Advances and Future Directions[J]. Carcinogenesis, 2000, 21 (3): 517-524.

［21］Zahran S , Mielke HW, McElmurry SP, et al. Determining the Relative Importance of Soil Sample Locations to Predict Risk of Child Lead Exposure[J]. Environment International, 2013, 60: 7-14.

［22］Reefhuis J, Gilboa SM, Anderka M, et al. The National Birth Defects revention Study: A Review of the Methods[J]. Birth Defects Res A Clin Mol Teratol, 2015, 103(8): 656-669.

［23］Yang X, Leslie G, Gentry-Maharaj A, et al. 2018. Evaluation of Polygenic Risk Scores for Ovarian Cancer Risk Prediction in a Prospective Cohort Study[J]. Journal of Medical Genetics, 2018, 55 (8): 546-554.

［24］Sun J, Zhou TC. Health Risk Assessment of China's Main Air Pollutants[J]. BMC Public Health, 2017, 17 (1): 212.

［25］Tan YF, Peng B, Wu YL, et al. Human Health Risk Assessment of Toxic Heavy Metal and Metalloid Intake via Consumption of Red Swamp Crayfish (Procambarus Clarkii) from Rice-Crayfish Co-Culture Fields in China[J]. Food Control, 2021, 128: 108181.

［26］Yang SY, Zhao J, Chang SX, et al. Status Assessment and Probabilistic Health Risk Modeling of Metals Accumulation in Agriculture Soils across China: A Synthesis[J]. Environment International, 2019, 128: 165-174.

［27］Weinmeyer R, Norling A, Kawarski M, et al. The Safe Drinking Water Act of 1974 and Its Role in Providing Access to Safe Drinking Water in the United States[J]. AMA Journal of Ethics, 2017, 19 (10): 1018-1026.

［28］Xia ZH, Duan XL, Qiu WX, et al. Health Risk Assessment on Dietary Exposure to Polycyclic Aromatic Hydrocarbons (PAHs) in Taiyuan, China[J]. Science of The Total Environment, 2010, 408 (22): 5331-5337.

［29］Xie YX, Li JP, Guo X, et al. Health Status among Greenhouse Workers Exposed to Different Levels of Pesticides: A Genetic Matching Analysis[J]. Scientific Reports, 2020, 10 (1): 8714.

［30］马强，陈学伟，徐传香，等 . 某部密闭舱室军事作业环境和人员健康调查评价 [J]. 解放军预防医学杂志 , 2011, 29 (6): 394-397.

［31］顾晓婕，张智，邓小岚，等 . 疲劳严重程度评估量表在 2 型糖尿病患者中应用的信效度分析 [J]. 护士进修杂志 , 2021, 36 (10): 876-880.

［32］陶赛达，甘欢欢，邱玲玲 . 脑电图对急性脑卒中患者认知功能障碍的预测价值 [J]. 现代实用医学 , 2023, 35 (3): 329-331.

［33］顾俊俊，陈向东，丁星，等 . 一种快速响应的红外实时体温监测系统 [J]. 物联网技术 , 2023, 13 (1): 19-23.

［34］崔九思 . 室内环境检测仪器及应用技术 [M]. 北京：化学工业出版社，

2004.

［35］GB/T 18883—2022.《室内空气质量标准》[S]. 北京：中国标准出版社，2022.

［36］徐威毅，丁臻敏，金红芳. 对《民用建筑工程室内环境污染控制规范》(GB/T50325—2001)2006 版修订条款的释解 [J]. 上海计量测试，2007,35 (1): 23-25.

［37］GBZ/T 155—2002. 空气中氡浓度的闪烁瓶测定方法 [S]. 北京：法律出版社，2002.

［38］HJ 1212—2021. 环境空气中氡的监测方法 [S]. 北京：中国环境科学出版社，2021.

［39］GB/T 18204.2—2014. 公共场所卫生检验方法 第 2 部分：化学污染物 [S]. 北京：中国标准出版社，2014.

［40］HJ 482—2009. 环境空气 二氧化硫的测定 甲醛吸收 - 副玫瑰苯胺分光光度法 [S]. 北京：中国环境科学出版社，2009.

［41］HJ 533—2009. 环境空气和废气 氨的测定纳氏试剂分光光度法 [S]. 北京：中国环境科学出版社，2009.

［42］HJ 534—2009 环境空气 氨的测定 次氯酸钠 - 水杨酸分光光度法 [S]. 北京：中国环境科学出版社，2009.

［43］HJ 590—2010. 环境空气 臭氧的测定 紫外光度法 [S]. 北京：中国环境科学出版社，2009.

［44］HJ 504—2009. 环境空气 臭氧的测定 靛蓝二磺酸钠分光光度法 [S]. 北京：中国环境科学出版社，2009.

［45］HJ 479—2009. 环境空气 氮氧化物（一氧化氮和二氧化氮）的测定 盐酸萘乙二胺分光光度法 [S]. 北京：中国环境科学出版社，2009.

［46］白月华. 室内空气中挥发性有机污染物治理对策 [J]. 环境科学技术，2011,34（6G）：334-339.

［47］Gaudig M, Richarz U, Han J, et al. Effects of Galantamine in Alzheimer's Disease: Double-blind Withdrawal Studies Evaluating Sustained versus Interrupted Treatment. Current Alzheimer Research, 2011, 8 (7): 771-780.

［48］董小艳，徐东群. 室内空气中挥发性有机化合物的污染现状及监测和评价方法 [J]. 国外医学（卫生学分册），2007, 34 (3): 148-153.

［49］李健，杨建东，徐国鑫，等. 航天远洋测控作业环境 VOCs 污染特征及健康风险评价 [J]. 航天医学与医学工程，2019, 32 (6): 484-489.

［50］周中平，赵寿堂，朱立，等 室内污染检测与控制 [M]. 北京：化学工业出

版社 , 2002.

［51］HJ 539—2015. 环境空气 铅的测定 石墨炉原子吸收分光光度法 [S]. 北京 : 中国环境科学出版社 , 2015.

［52］HJ 910—2017. 环境空气 气态汞的测定 金膜富集 / 冷原子吸收分光光度法 [S]. 北京 : 中国环境科学出版社 , 2017.

［53］HJ 542—2009. 环境空气 汞的测定 巯基棉富集 - 冷原子荧光分光光度法 [S]. 北京 : 中国环境科学出版社 , 2009.

［54］HJ 779—2015. 环境空气 六价铬的测定 柱后衍生离子色谱法 [S]. 北京 : 中国环境科学出版社 , 2015.

［55］Tapiero H, Nguyen Ba G, Tew KD. Estrogens and Environmental Estrogens[J]. Biomed Pharmacother, 2002, 56(1): 36-44.

［56］Ashby J. The First Synthetic Estrogen[J]. Environmental Health Perspectives, 1998, 106: A221.

［57］艾鑫宇 , 田洪钰 , 岳鹏 , 等 . 大气环境中微塑料的检测技术研究进展 [J]. 应用化工 , 2023, 52 (4): 1276-1282.

［58］Dris R, Gasperi J, Saad M, et al. Synthetic Fibers in Atmospheric Fallout: A Source of Microplastics in the Environment?[J]. Marine Pollution Bulletin, 2016, 104 (1): 290-293.

［59］Allen S, Allen D, Phonex VR, et al. Author Correction: Atmospheric Transport and Deposition of Microplastics in a Remote Mountain Catchment[J]. Nature Geoscience, 2019, 12 (8): 679.

［60］Chen G, Fu Z, Yang H, et al. An Overview of Analytical Methods for Detecting Microplastics in the Atmosphere[J]. TrAC Trends in Analytical Chemistry, 2020, 130: 115981.

［61］Dris R, Gasperi J, Mirande C, et al. A First Overview of Textile Fibers, Including Microplastics, in Indoor and Outdoor Environments[J]. Environmental Pollution, 2017, 221: 453-458.

［62］Abbasi S, Keshavarzi B, Moore F, et al. Distribution and Potential Health Impacts of Microplastics and Microrubbers in Air and Street Dusts from Asaluyeh County, Iran[J]. Environmental Pollution, 2019, 244: 153-164.

［63］Liu K, Wang X, Fang T, et al. Source and Potential Risk Assessment of Suspended Atmospheric Microplastics in Shanghai. Science of The Total Environment, 2019, 675: 462-471.

［64］Vianello A, Jensen RL, Liu L, et al. Simulating Human Exposure to Indoor Airborne Microplastics Using a Breathing Thermal Manikin[J]. Scientific Reports, 2019, 9 (1): 8670.

［65］王昆, 林坤德, 袁东星. 环境样品中微塑料的分析方法研究进展 [J]. 环境化学, 2017, 36 (1): 27-36.

［66］蔡宏道. 现代环境卫生学 [M]. 北京：人民卫生出版社, 1995.

［67］郭新彪. 环境健康危险评定 [J]. 毒理学杂志, 2000, 14 (1): 16-18.

［68］Knudsen HN, Valbjφrn O, Nielsen PV. Determination of Exposure-response Relationships for Emissions from Building Products[J]. Indoor Air,1998, 8: 264-275.

［69］王军, 张旭. 建筑室内人员污染暴露量及其特征性分析 [J]. 环境科学与技术, 2012, 35 (1): 13-16.

［70］蔡浩, 龙惟定, 程宝义. 空气传播的生化袭击与建筑环境安全（4）：计算室内人员暴露剂量的暴露单元及其分层模型 [J]. 暖通空调, 2007, 37 (2): 42-45.

［71］Sánchez-Monedero MA, Stentiford EI. Generation and Dispersion of Airborne Microorganisms from Composting Facilities. Process Safety and Environmental Protection, 2003, 81(3): 166-170.

［72］Kulkarni P, Baron P A, Sorensen C M, et al. Nonspherical Particle Measurement: Shape Factor, Fractals, and Fibers. In: Kulkarni P, Baron PA, Willeke K, eds. Aerosol Measurement: Principles, Techniques, and Applications[M]. 3rd ed. Hoboken, NJ: John Wiley & Sons, Inc, 2011.

［73］Wang Z, Reponen T, Grinshpun SA, et al. Effect of Sampling Time and Air Humidity on the Bioefficiency of Filter Samplers for Bioaerosol Collection[J]. Journal Of Aerosol Science, 2001, 32: 661-674.

［74］Muyzer G, de Waal EC, Uitterlinden AG,Profiling of Complex Microbial Population by denaturing gradient gel electrophoresis Analysis of Polymerase Chain Reaction Amplified Genes Encoding for 16S rRNA[J]. Appl Environ Microbiol. 1993, 59(3): 695-700.

［75］Lecours PB, Veillette M, Marsolais D, et al. Characterization of Bioaerosols from Dairy Barns: Reconstructing the Puzzle of Occupational Respiratory Diseases by Using Molecular Approaches[J]. Applied and Environmental Microbiology, 2012, 78: 3242-3248.

［76］Weiss DJ, Lunte CE. Detection of a Urinary Biomaker for Oxidative DNA Damage 8-hydroxydeoxyguanosine by Capillary Electrophoresis with Electrochemical

Detection[J]. Electrophoresis, 2015, 21: 2080-2085.

［77］Lu SM, Li GL, Lv ZX, et al. Facile and Ultrasensitive Fluorescence Sensor Platform for Tumor Invasive Biomaker β-glucuronidase Detection and Inhibitor Evaluation with Carbon Quantum Dots Based on Inner-filter Effect[J]. Biosens Bioelectron, 2016, 85: 358-362.

［78］Chen WC, Tserng HP. Real-Time Individual Workload Management at Tunnel Worksite Using Wearable Heart Rate Measurement Devices[J]. Automation in Construction, 2022, 134 (February): 104051.

［79］Burcu C, Christian V, Bert A, et al. Implementation and Evaluation of Wearable Reaction Time Tests. Pervasive and Mobile Computing[J]. Special Issue on Pervasive Healthcare, 2012, 8 (6): 813-821.

［80］Pijush D, Shobhandeb P, Korhan C, ei al. A Predictive Method for Emotional Sentiment Analysis by Deep Learning from EEG of Brainwave Dataset. Artificial Intelligence for Neurological Disorders, 2023: 25-48.

［81］Ferreira S, Raimundo A, Pozo-Cruz JD, et al. Psychometric Properties of a Computerized and Hand-Reaction Time Tests in Older Adults Using Long-Term Facilities with and without Mild Cognitive Impairment[J]. Exp Gerontol, 2021, 147: 111271.

［82］Phan DT, Phan TTV, Huynh TC, et al. Noninvasive, Wearable Multi Biosensors for Continuous, Long-Term Monitoring of Blood Pressure via Internet of Things Applications. Computers and Electrical Engineering, 2022, 102 (September): 108187.

［83］Sanchez-Lastra MA, Varela S, Martínez-Aldao D, et al. Questionnaires for Assessing Self-Perceived Physical Fitness: A Systematic Review[J]. Exp Gerontol, 2021, 152: 111463.

［84］Marcello T, Asimakopoulou E, Nik B. An Investigation on Human Dynamics in Enclosed Spaces[J]. Computers & Electrical Engineering, 2018, 67 (April): 195-209.

［85］Yang S, Yin Z, Wang YG, et al. Assessing Cognitive Mental Workload via EEG Signals and an Ensemble Deep Learning Classifier Based on Denoising Autoencoders[J]. Comput Biol Med, 2019, 109: 159-170.

［86］何瑜瑛, 夏晓萍, 李杏荪. 手术室噪声水平与工作人员焦虑和任务负荷的相关性研究 [J]. 健康研究, 2022, 42 (2): 216-219.

［87］傅嘉豪, 焦学军, 曹勇, 等. 基于 EEG 的多因素认知任务脑力负荷研究 [J]. 航天医学与医学工程, 2020, 33 (1): 35-44.

［88］刘德磊，武晓静．问卷调查法的创新探索 [J]．创新创业理论研究与实践，2018, 1 (20): 96-98.

［89］安改红，范利君，李超，陈学伟，余涛，袭著革，马强，王静．某密闭环境长期作业军人环境适应性变化特征．军事医学，2020, 44 (12): 881-888.

［90］尤佳璐，惠延年，张乐．眼球运动及眼动追踪技术的临床应用进展 [J]．国际眼科杂志，2023, 23 (1): 90-95.

［91］尤建军，马丁·马切特．密闭空间作业对策 [J]．消防技术与产品信息，2017, 30 (11): 81-82.

［92］崔玉洁．基于脑电技术的密闭空间作业脑力疲劳识别方法 [D．天津：天津体育学院，2020.

［93］张永良，郑世英，智强，等．地下半密闭环境对作业人员健康影响的调查 [J]．环境与职业医学，2007, 24(1): 113-115.

［94］方晓萍，徐健能，唐锦津，等．抑郁症初诊患者症状自评量表及其相关因素调查分析 [J]．山西医药杂志，2021, 50 (1): 11-14.

［95］曹佳．陆军军用密闭舱室作业环境危害评估与健康效应的研究进展 [J]．第三军医大学学报，2013, 35 (3): 185-188.

［96］李云云，游永豪．青年男子空间感知觉评价指标体系的构建 [J]．南京体育学院学报（自然科学版），2016, 15 (4): 36-41.

［97］李博宸，丁喜波，蔡庆瑶．密闭环境空气质量监测系统及评价方法研究 [J]．哈尔滨理工大学学报，2019, 24 (1): 60-65.

［98］林晓飞，沈凡，侯正波，等．地铁乘客火灾应激焦虑状态调查与分析 [J]．中国安全生产科学技术，2020, 16 (S1): 152-157.

［99］武涧松，原杰，王国治，等．密闭驻训军人认知功能评价与相关因素 [J]．中国健康心理学杂志，2019, 27 (5): 741-749.

［100］王静，李超，王景峰，等．某密闭环境高温舱室作业人员作业能力评估 [J]．解放军预防医学杂志，2016, 34 (3): 312-313+31.

［101］田深芃，李柯霆，张逸彬．密闭舱室环境及身体状况监测可通信报警系统设计研究 [J]．电子产品世界，2022, 29 (6): 18-20.

［102］谢喜强．潜艇密闭作业环境艇员健康评价 [D．重庆：第三军医大学，2013.

［103］邓娟，叶旭春，梁丽玲．上海市部分医院护士工作心理负荷现状及其影响因素分析 [J]．护理研究，2019, 33 (3): 399-403.

［104］郑世英，张永良，郑铁钢，等．半密闭地下环境的健康影响 [J]．环境与健

康杂志 , 2005， 21 (4): 271-273.

［105］郭静利 , 郝永建 , 张阳东 , 等 . 某部 317 名全封闭环境驻训官兵心理健康状况调查 [J]. 解放军预防医学杂志 , 2020, 38 (2): 78-80.